PHILOSOPHIE DES SCIENCES MÉDICALES

ŒUVRES CHOISIES

DU DOCTEUR

LOUIS CRUVEILHIER

AVEC UNE PRÉFACE

PAR

FRÉDÉRIC MORIN

PARIS

PAGNERRE, LIBRAIRE-ÉDITEUR

18, RUE DE SEINE, 18

1862

ŒUVRES CHOISIES

DU DOCTEUR

LOUIS CRUVEILHIER

PARIS. — IMPRIMERIE DE DUBUISSON ET Cᵉ, 5, RUE COQ-HÉRON.

PHILOSOPHIE DES SCIENCES MÉDICALES

ŒUVRES CHOISIES

DU DOCTEUR

LOUIS CRUVEILHIER

AVEC UNE PRÉFACE

PAR

FRÉDÉRIC MORIN

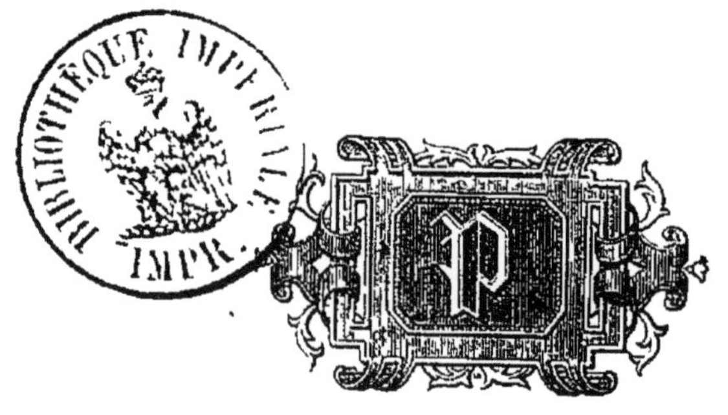

PARIS

PAGNERRE, LIBRAIRE-ÉDITEUR

18, RUE DE SEINE, 18

1862

INTRODUCTION

Louis Cruveilhier fut sans contredit l'un des hommes les plus distingués de cette génération malheureuse qui arriva à la vie intellectuelle, il y a dix ans, et que l'on connaît peu encore parce qu'elle n'a pas eu assez de marge pour prendre pleine possession de la vie sociale et d'elle-même. Ses débuts, si vite interrompus, dans la carrière des lettres sérieuses, n'ont eu de comparables que ceux de M. Littré. Il commença à écrire en 1855, il mourut en 1860, emporté, dans la force de l'age, par les tristesses présentes; et dans ce court espace de temps, il publia à la *Revue de Paris*, à la *Libre recherche*, au *Siecle*, dans diverses *Encyclopédies*, une série d'études à la fois philosophiques, historiques, scientifiques qui le classèrent d'emblée au premier rang des esprits d'élite parmi les connaisseurs.

Ce sont ces études que nous publions aujourd'hui et qui forment, par l'unité même de leur but, de leurs principes, de leur méthode, un véritable livre. Elles offriront un sérieux intérêt aux médecins, parce qu'elles jettent un jour très vif sur l'histoire des sciences de la vie, et aux philosophes, parce que cette histoire y est constamment rattachée aux révolutions profondes de la pensée humaine et de la métaphysique. Mais nous les recommandons surtout à tous les hommes jeunes qui sentent vaguement une œuvre de rénovation à à accomplir, et qui sont encore isolés et impuissants, parce qu'ils se préoccupent trop des théories recommandées par des noms anciens, pas assez des idées nouvelles qui germent au sein de leur propre génération.

I

Lorsque Louis Cruveilhier arriva à Paris, vers 1841, pour faire ses études médicales, la jeunesse des écoles, sans avoir conservé les nobles fièvres de 1830, présentait encore, grâce à la double liberté de la tribune et de la presse, le spectacle d'une ardeur politique et intellectuelle un peu incertaine dans sa direction, mais universelle Comme beaucoup de ses condisciples, il alla de cercles en cercles, cherchant partout, avec un esprit de maturite précoce, le groupe d'esprits qui lui paraîtrait le plus capable de satisfaire ses deux grandes passions : — la liberté et la vérité.

Une étoile heureuse et aussi un instinct sûr des doctrines élevées le mirent en rapport avec M. Buchez. Ce puissant chercheur, qui n'eut que le tort de ne pas savoir se vanter lui-même, exerçait alors, sur une partie de la jeunesse savante et sur plusieurs groupes d'ouvriers, une influence active et féconde.

Il leur donnait d'abord la plus efficace des leçons par l'exemple même de sa vie, faite tout entiere d'abnegation. Au lieu d'employer ses rares facultés à la conquête de la fortune et d'une gloire bruyante, il avait commencé par consacrer tout son patrimoine à une propagande politique toujours dangereuse, et depuis vingt ans on le voyait accepter une vie pauvre et la reputation toujours modeste des grands travaux philosophiques, pour être plus complétement utile à ses semblables. Du reste, ce sacrifice de tous les jours, ce sacrifice sans éclat et absolu etait si bien dans l'elan de sa forte nature qu'il l'accomplissait sans efforts, avec une bonhomie touchante, et que la male verdeur de ses conseils à la jeunesse se tempérait naturellement sur ses levres par un accent de paternite aimable et irrésistible.

Ce n'est pas tout : ce heros, sans se douter de l'abnegation complete, était un grand méditatif, pensant en toute chose avec sa pensee personnelle, incessamment active, capable surtout d'esquisser de larges ebauches de systemes, revenant peu sur ses idees pour les analyser, les eclaircir et les verifier, mais admirablement propre à les grouper, sentant d'une façon profonde les harmonies de la vie sociale et de la vie scientifique et possédé d'une sorte de besoin de tout comparer pour tout feconder, qui en faisait un esprit véritablement encyclopedique et par là même véritablement créateur. En politique, bien qu'il n'ait pas toujours échappé à certains principes ultra autoritaires accrédités par l'influence de M. Guizot et de Saint-Simon, il peut être regardé, avec Benjamin Constant, Armand Carrel et Alexis de Tocqueville, comme l'un des peres de la démocratie libérale. En économie sociale, il émit le premier l'idée la plus féconde qu'elle ait produite au dix-neuvième siecle, celle de l'***Association ouvriere***. En philosophie, il creusa plus que personne l'idée de ***progres***; peut-être même en aurait-il donné la véritable formule, encore cherchée par la génération actuelle, s'il n'avait éte trompé par quelques préjugés d'origine semi-matérialiste, semi-traditionnaliste, contre la puissance métaphysique de la pensee humaine.

On comprend combien la parole de M. Buchez dut profiter à Louis Cruveilhier. C'est dans ses entretiens avec un maître si éminent que le jeune étudiant en médecine dut puiser la premiere idee de determiner les ***desiderata*** des sciences médicales et naturelles, et de les déterminer en refaisant leur histoire philosophique et comme conclusion de cette histoire. Les progres à accomplir dans une série d'idées sont enveloppés pour ainsi dire dans la loi de leur progrès déjà accomplis. Découvrir cette loi, c'est donc la question suprême, celle qu'il faut résoudre avant tout pour entrevoir les innovations utiles, les hypothèses fécondes. Louis Cruveilhier le comprit avec cette plénitude énergique d'intelligence qui détermine une vocation, et dès lors le but de sa vie intellectuelle lui apparut clairement.

II

Cependant les événements politiques se précipitaient; la liberté, conquise en juillet 1830, allait produire sa conséquence légitime, la démocratie; et le disciple intelligent de M. Buchez, devenu interne des hôpitaux à la suite d'un brillant concours, prenait sa part à ce pénible et glorieux enfantement. D'abord secrétaire actif du comité électoral présidé par l'honorable M. Garnier-Pagès, il eut son rôle, modeste mais utile, pendant les journées républicaines de février 1848. Un peu plus tard, M. Buchez, devenu président de la seconde Constituante, l'appela auprès de lui. Un peu plus tard encore, le gouvernement du général Cavaignac, qui avait besoin d'un républicain à la fois très ferme et très réfléchi pour l'importante sous-préfecture de Saint-Denis, lui donna ce poste de confiance. L'étudiant de la veille, improvisé administrateur, sut le remplir avec un tact parfait et s'attira l'estime de tous les partis en servant le sien sans âpreté comme sans mollesse. Aussi lorsque le coup d'État devint une des possibilités de l'avenir prochain, on sentit bien dans les régions officielles que le jeune fonctionnaire ne s'y associerait point, et comme on ne voulait pas se priver de sa rare intelligence, on lui offrit une fonction non politique lucrative. Mais Louis Cruveilhier entendait ne servir que le gouvernement de ses préférences; il refusa, bien qu'il eût déjà les charges d'une famille, et il reprit courageusement, avec son indépendance, ses études médicales interrompues.

Une fois docteur, il aurait pu, comme tant d'autres, se vouer exclusivement à la conquête d'une clientèle. Mais il avait appris le dévouement à une trop noble école pour ne pas en faire la loi souveraine de sa vie.

Il en revint donc au grand projet que la fréquentation de M. Buchez lui avait inspiré, et il se prit à chercher avec un labeur assidu tout ce qui pouvait l'éclairer sur une histoire vraiment philosophique des sciences naturelles.

Malheureusement les idées de M. Buchez, qui l'avaient mis dans une si bonne voie, lui servaient très incomplétement pour s'y avancer; elles lui montraient le but, elles ne lui fournissaient pas le moyen de l'atteindre.

L'éminent philosophe n'avait guère écrit sur les lois intimes du progrès dans les sciences naturelles qu'une page doctrinale, page très ingénieuse, très profonde même, ou une opinion de saint Thomas. sur les *universaux*. était donnée comme ayant été le point de départ primitif des méthodes modernes : or, il se trouvait précisément que cette opinion, attribuée à saint Thomas, n'était mise à son compte que sur la foi d'un texte interprété à contre-sens. Louis Cruveilhier avait un jugement très sûr pour vérifier avec rigueur les idées qu'on proposait à son initiative. Il s'aperçut assez vite que la doctrine de son maître ne rendait qu'un compte très vague des faits historiques. ou même qu'elle n'en rendait compte qu'en les altérant. Il comprenait déjà qu'elle était une excellente préface. mais qu'elle n'était pas le livre lui-même. Il sentait qu'établir un lien intime, direct, entre la réforme morale opérée par le christianisme et la réforme scientifique opérée par la renaissance, c'était une simple hypothèse. et une hypothèse qui avait le triple inconvénient de diminuer le rôle de la raison, de consacrer les tendances théocratiques et de ne pouvoir aboutir à des formules précises et régulières.

Donc. au milieu de tant de difficultés, il cherchait une issue, lorsque le désir qui nous animait tous les deux de travailler à l'œuvre de la démocratie libérale, nous conduisit à des relations affectueuses, et par ces relations à des confidences intellectuelles que je considérai dès l'origine comme une des rares compensations de la douleur de vivre aujourd'hui.

J'avais rencontré dans l'ordre des sciences morales les mêmes doutes, les mêmes questions obscures que Louis Cruveilhier dans l'ordre des sciences naturelles : et, m'étant trouvé quelque loisir de plus que lui pour méditer et pour chercher, j'avais entrevu ou cru entrevoir une méthode qui me semblait en résoudre plusieurs. Après avoir lu et relu les études encore manuscrites qui en esquissaient les lignes générales : après avoir beaucoup comparé, vérifié, controversé, Cruveilhier arriva à cette persuasion, qu'elle était exacte, et il en fit désormais le principe de ses recherches historiques. Qu'on me permette donc de la résumer ici afin que l'on puisse saisir dans leur ensemble et dans leur unité les travaux recueillis dans ce livre.

III

Lorsque je commençai à réfléchir, deux grands faits frappèrent vivement mon attention.

Le premier était de l'ordre philosophique. Les cartésiens croyaient qu'il y a dans l'esprit humain trois grandes notions innées, d'étendue. de pensée, d'infini, qui nous représentent l'essence de la matière, de l'âme et de Dieu ; ils rattachaient à ces trois idées innées un certain nombre de principes purement rationnels et, à ce titre, universels et immuables, qui n'étaient que l'expression analytique de ces idées et qu'ils admettaient comme les axiomes, comme les principes générateurs et *à priori* de toute science.

Depuis Kant, une pareille opinion ne peut se maintenir que grâce à des équivoques trop facilement accueillies par la philosophie officielle. Quand on veut être rigoureux, on arrive bien vite par l'analyse à cette conviction, que le rôle de la raison pure est non pas de nous montrer telle substance ou telle qualité, non pas de nous livrer des types, des catégories, des idées définies, mais tout simplement d'établir certains rapports nécessaires et absolus entre certaines notions dont l'origine est dans notre conscience et qui sont éminemment variables. Or, le rapport vivant de deux termes qui varient ne saurait être toujours identique à lui-même. Les jugements qu'on rapporte à la raison, les principes nécessaires, les lois de l'entendement, les axiomes, ont donc leurs révolutions comme toutes les autres idées : ils sont absolus, mais ils ne sont pas immobiles.

C'est là tout simplement un fait, mais ce fait, quand on ne se borne pas à l'entrevoir, quand on l'examine sous son vrai jour, c'est-à-dire dans ses relations avec l'ensemble de nos idées, semble conduire de lui-même à de vastes conséquences.

Si les notions fondamentales de la raison pure sont soumises à des révolutions, ces révolutions sont évidemment l'objet capital de la philosophie, et de plus ce sont elles que l'on doit considérer comme la cause première de toutes les révolutions scientifiques et sociales du genre humain.

Donc, au point de vue du fait psychologique que nous avons constaté, il n'y a pas lieu simplement d'ajouter un petit chapitre à la philosophie ou de la modifier en quelques détails ; il devient possible et même nécessaire de changer du tout au tout le cadre même de cette science, l'ensemble de ses problèmes, et, par une suite nécessaire, sa méthode générale et la plupart de ses théories particulières, ainsi que ses rapports avec les sciences physiques et morales, et tout spécialement avec l'histoire.

La philosophie française, j'entends la philosophie officielle, se résume aujourd'hui dans une théorie vague de la raison pure. A son tour, cette théorie se résume dans l'analyse assez incomplète de deux ou trois formules, comme le principe de causalité, que l'on se garde bien de préciser, mais que l'on déclare, au nom de l'expérience psychologique, supérieures à toute expérience et qui deviennent une occasion à des développements plutôt poétiques que scientifiques. Tout cela passerait encore et n'aurait pas de conséquences trop mauvaises : mais, comme l'on déclare que les formules en question sont éternelles et toujours identiques à elles-mêmes, la philosophie que l'on bâtit sur cette base peut être fort élevée, fort symétrique, fort noble d'aspect, mais elle est impropre à rendre compte par ses idées immobiles du mouvement de l'humanité, soit dans l'ordre intellectuel, soit dans l'ordre pratique et social. Elle se relègue donc elle-même dans je ne sais quel isolement misérable qui rapetisse arbitrairement son œuvre et la détache des nobles soucis du grand labeur humain, qui est un labeur de transformations incessantes et universelles. Au lieu d'être le lien électrique, j'allais dire le grand excitateur des idées et la vie même du progrès, elle n'est plus qu'une dissection morte de trois à quatre petits faits psychologiques, accompagnée tout au plus de la contemplation inerte d'un idéal immobile qui ne se détermine jamais et reste toujours l'incertain et platonique objet d'un stérile amour.

Le premier effort de notre génération intellectuelle doit donc être, ce me semble, d'arracher la philosophie à ses tendances trop spéciales et d'en faire la théorie suprême du progrès universel. Et comment opérerons-nous cette transformation ? — En lui donnant pour objet propre non plus seulement quelques principes indéfinis, qui ne sont immuables que parce qu'on les prend dans leur lettre morte, mais ces axiomes vivants et générateurs qui sont tout à la fois nécessaires et fils du Temps, absolus et doués d'une histoire : axiomes que l'on trouve au fond de la science moderne, qu'on ne trouvait pas au fond de la science antique, et qui, après avoir gouverné et fécondé la science, doivent enfin être dégagés, analysés par les philosophes, et qui seuls lui permettront, si elle sait les comprendre, de ressaisir son légitime empire sur les âmes.

IV

Cette considération, à laquelle j'étais arrivé en étudiant la raison pure, me fut bientôt confirmée par une seconde série de faits, par des faits historiques.

La révolution française est pour nous le grand sphinx à deviner, chacun le sait, mais on se contente trop de l'interroger avec des élans de cœur, là où toutes les ressources de la dialectique la plus rigoureuse ne seraient pas inutiles. Établir tout simplement, comme on le fait d'ordinaire, un lien de filiation entre l'œuvre de 1789 et celle de Descartes, puis entre Descartes et la Réforme, c'est se condamner à bien des équivoques. D'ailleurs, les esprits un peu éclairés savent bien aujourd'hui que Descartes a été simplement l'organisateur d'une révolution intellectuelle qui lui est très antérieure et dont la Réforme elle-même n'est qu'un accident mystique. C'est donc de cette révolution intellectuelle ou de la Renaissance qu'il faudrait avant tout découvrir la merveilleuse genèse pour avoir le secret de notre siècle et de notre œuvre...

Mais la Renaissance, dont le côté littéraire et artistique restera une énigme indéchiffrée tant qu'on le considérera exclusivement en lui-même, la Renaissance, c'est avant tout la transformation qui s'opère dans les sciences à partir du quinzième siècle. Quelle est donc l'origine de cette transformation ?

Ici encore, je me trouvais en face d'un préjugé.

On répète chaque matin que les sciences sont restées jusqu'au quinzième siècle dans un chaos stérile, parce que, perdues par la manie du mysticisme et de la métaphysique quand même, elles ne tenaient aucun compte avant cette époque des faits sensibles et matériels. On ajoute qu'elles prirent ensuite un essor rapide, parce qu'elles avaient compris, à la voix de Bacon, qu'il leur fallait avant toute chose observer et induire.

Cette double explication, si banale qu'elle fût, et bien qu'elle paraisse presque une donnée du bon sens en histoire, ne pouvait me suffire. Pour comprendre la Renaissance, j'avais lu les philosophes et les savants du moyen age : je ne les avais pas seulement lus aux pages qu'indique M. Cousin, mais en furetant un peu partout. Il m'était donc matériellement démontré que leurs erreurs ne tiennent nullement à un prétendu dédain pour les faits sensibles qui resta toujours étranger à leur pensée ; elles proviennent au contraire d'une trop grande importance qu'ils attachaient à chacun d'eux pris isolément et de la fausse manière de les interpréter, qui était la conséquence de ce respect trop absolu pour les données de la sensation. Il m'était également démontré que les novateurs de la Renaissance, dont on parle sans les connaître, n'ont point reagi contre la scolastique au nom d'une part plus large à faire à l'élément empirique de la connaissance humaine, mais au nom de principes profondément rationnels et spiritualistes.

J'étais donc obligé de renoncer aux idées généralement reçues sur la grande question qui me préoccupait ; j'étais obligé d'aborder directement, par une étude personnelle, les monuments de la philosophie et des sciences, soit dans l'antiquité, soit dans le moyen age, soit pendant la Renaissance, et de les éclairer les uns par les autres dans une comparaison perpétuelle, pour en extraire quelques lois historiques, précises et positives.

V

A la suite de cette investigation, j'arrivai aux resultats suivants :

1° La science antique n'est point un pêle-mêle incohérent d'hypothèses arbitraires créées par une imagination sans règle ou par le besoin de se placer *à priori* dans la région des causes invisibles ; — c'est, au contraire, un ensemble fortement coordonné d'observations, d'analyses et d'inductions d'un genre spécial déterminées dans leur méthode, dans leur but, dans leurs principes généraux, dans leurs détails même, par une certaine notion de l'Etre, considéré comme un composé de matiere et de forme. — Cette notion constitue, pour ainsi dire, la dominante de la pensée hellénique ; elle en est d'abord l'instinct directeur, quoique vague et indéfini, puis elle se cherche à travers les écoles socratiques, enfin elle prend conscience d'elle-même dans Aristote qui l'érige en métaphysique complète. — Si l'histoire a peu vu cette vérité de fait, c'est qu'Aristote et ses prédécesseurs n'ont pas été compris, et ils n'ont pas été compris parce qu'on a voulu considérer leur métaphysique à part des applications scientifiques qu'ils en ont faites eux-mêmes. — La science des anciens, isolée facticement de leur métaphysique de la *matière* et de la *forme*, n'est qu'un rêve inexplicable ; leur métaphysique, isolée de leur science, n'est à son tour qu'un reflet anticipé de notre philosophie contemporaine. — Rapprochées l'une de l'autre dans une perpétuelle comparaison, elles laissent pénétrer leur secret intime. — Toutes les deux sont filles d'un état donné de la raison humaine, état qui a disparu et que nous ne pouvons reconstituer qu'en rapprochant tous ses débris, comme nous reconstituons les jours génésiaques. — En dehors de cet état particulier de la raison, on ne peut rien expliquer chez les anciens, ni leur conception cosmologique d'une série d'intermédiaires entre l'absolu et le relatif, ni leur polythéisme, qui est la forme religieuse de cette conception, ni le rôle qu'ils attribuent aux astres ou aux idées, qui en est la conséquence, ni leur éloignement pour les lois universelles, ni leur méthode scientifique, qui cherche toujours la région des essences à travers les faits sensibles, ni leur méthode morale, qui, par un procédé analogue, cherche l'éternelle justice au fond des faits sociaux, et renferme la loi de l'homme dans la conservation de son essence, ou de sa nature, ni leur génie artistique, qui consiste dans le sentiment vif du type spécifique des objets et surtout de l'homme, ni le caractère divin qu'ils confèrent à la cité ainsi qu'à ses éléments constitutifs, caractère divin qui limite la liberté de conscience, consacre tous les assujettissements de fait de l'homme à l'homme, interdit enfin aux idées philosophiques et morales d'intervenir dans le développement de la vie politique. — Il n'y a pas chez les anciens jusqu'au mode particulier de sentir et d'aimer, jusqu'à la forme du cœur qui ne soit un résultat de la forme particulière de leur raison, que nous avons indiquée plus haut. — Bref, nous ne différons pas seulement de l'antiquité par la conquête d'une multitude de faits nouveaux et par des théories en rapport avec ces faits, nous en différons par la logique naturelle de notre âme, par les principes premiers, par les axiomes constitutifs de notre science et de notre conscience.

2° La philosophie du moyen âge n'est point, comme l'ont prétendu la plupart de nos historiens, la simple répétition de la philosophie antique rééditant la doctrine de Platon sous le nom de réalisme et celle d'Aristote sous le nom de nominalisme. — La lutte du réalisme et du nominalisme n'est qu'un détail important, un épisode de la scolastique ; ce n'en est point le drame vivant, et l'antithèse de ces deux doctrines n'a rien de commun avec celle de l'Académie et du Lycée. — Ce qui constitue le mouvement des écoles à partir du XIe siècle, c'est d'abord l'assimilation par la pensée européenne des résultats généraux acquis par la pensée antique, et spécialement de la métaphysique péripatéticienne, puis la destruction successive de tous les éléments essentiels de cette métaphysique. — Ce travail d'assimilation s'opère de saint Anselme à Albert le Grand : saint Thomas et sa doctrine en sont le dernier terme ; — le thomisme est comme un vaste creuset où la notion fondamentale de la raison antique se trouve mêlée à diverses autres notions par une sorte de synthèse très artificielle : — après saint Thomas, ces éléments disparates réagissent les uns sur les autres, et cette série de réactions produit une série d'écoles qui se succèdent, et qui, sous prétexte de commenter la métaphysique ancienne pour l'accommoder aux nécessités du dogme chrétien, l'altèrent, puis la détruisent partie par partie. — Les trois grandes phases de cette œuvre de destruction sont marquées par les noms de Scot, d'Ockam et de Cusa, dont les doctrines n'ont de sens que par elles, et sont restées incompréhensibles jusqu'ici, parce qu'après avoir voulu se représenter la philosophie antique à travers la philosophie contemporaine, on s'est servi de cette fausse image de la philosophie antique pour y encadrer la philosophie du moyen age. — Si la scolastique n'est pas purement et simplement la résurrection de Platon et d'Aristote, elle est encore bien moins la philosophie propre du christianisme. — Le christianisme, au moyen age, a produit des sentiments nouveaux et quelques aperçus politiques en rapport avec ces sentiments; il n'a produit aucune idée philosophique. — Ce n'est point que, dans l'ordre métaphysique lui-même, il ait été dépourvu absolument de toute action, mais cette action fut toute négative; il a été entre les mains de la pensée humaine le réactif intellectuel qui lui a permis de dissoudre cette combinaison spéciale d'idées premières qui constitue le fonds de la raison antique. — Le moyen age philosophique peut donc être défini en deux mots : l'exégèse et la destruction de la doctrine de la *matière* et de la *forme*, c'est-à-dire de la science et de la conscience helléniques.

3° Au point de vue des formules historiques qui précèdent, on comprend le rôle propre de la Renaissance, du cartésianisme, de Leibnitz, de toute la philosophie moderne. — Etudiée dans ses formes extérieures et artistiques, la Renaissance n'apparaît guère que comme une réédition de la lumineuse et vivante antiquité après les ténèbres mornes du moyen age. — Etudiée en elle-même et dans son travail révolutionnaire, elle consiste principalement dans la substitution d'une science toute nouvelle à la science ancienne, et les vraies origines de cette science nouvelle sont tout le secret des mouvements puissants qui agitèrent alors la pensée humaine. — L'astronomie de Cusa et de Copernic, ainsi que les essais de mécanique et de physique générales qui correspondent à cette astronomie, n'ont été possibles aux XVe et XVIe siècles que parce que la métaphysique ancienne, base de la physique d'Aristote et de l'astronomie de Ptolémée, avait été détruite par Scot, Ockam et Cusa lui-même, c'est-à-dire par les deux derniers siècles de la scolastique. — Mais la métaphysique ancienne n'a point disparu devant un parti pris de faire à la sensation une plus large part et de ne consulter que les faits expérimentaux (un tel parti pris n'a jamais existé); elle a disparu devant une métaphysique nouvelle, cette métaphysique nouvelle a d'abord agi comme un instinct vague, puis elle a pris conscience d'elle-même, et elle est devenue une législation philosophique dans Descartes, puis elle a donné un premier résultat positif, grâce à Leibnitz. — Aux différentes phases de cette évolution métaphysique qui se continue encore aujourd'hui, ont correspondu des transformations successives, mais radicales, d'abord dans l'astronomie et dans la mécanique générale, puis dans la physique, puis dans la chimie, l'histoire naturelle, l'histoire et les sciences politiques. — La création des grandes théories scientifiques apparues depuis quatre siècles a donc été mal expliquée jusqu'ici, et elle restera inexplicable tant qu'on voudra l'étudier en dehors du mouvement de la métaphysique et de la notion moderne de l'Être ou de la notion de la Force. — A son tour, la philosophie de la Renaissance, celle de Descartes et celle de Leibnitz, ne ressemblent, la première, qu'à un plagiat enthousiaste de Platon, les autres qu'à un vague sermon de libre examen dans les limites du sens commun spiritualiste, quand on les détache des grandes rénovations scientifiques qu'elles ont produites et qui leur donnent à leur tour leur physionomie spéciale. — Voilà pourquoi toutes les écoles philosophiques, tronquées ou interprétées à faux dans l'ensemble de leurs doctrines et dans chacune de leurs idées particulières, nous apparaissent aujourd'hui à travers le nuage d'analogies trompeuses comme la pâle copie les unes des autres, depuis Platon jusqu'à Kant et Hegel ; ce qui nous trompe sur les lois intimes des transformations de la pensée, et nous fait perdre le fruit de la dernière révolution commencée par la *Critique de la raison pure*. Nous ne la poursuivons pas ou nous la poursuivons mal, parce que nous ne la comprenons pas.

4° A chacune des périodes où une science se renouvelle d'une façon intime, on voit apparaître un certain nombre de principes qui ne dérivent point de l'expérience, mais au contraire la dominent, l'interprètent et la motivent, principes absolus, véritables axiomes et qui cependant n'ont pas toujours existé dans la pensée humaine et qui ont une date fixe d'apparition. — Ces axiomes, nous les appellerons *axiomes moyens*, pour les distinguer des principes immuables, qui n'expliquent rien dans les progrès de la pensée humaine, puisqu'ils ne se transforment pas. — Les *axiomes moyens* sont toujours en relation intime avec la notion de l'Être, et se développent comme elle. — Par exemple, dans l'antiquité, alors que l'Être était considéré comme composé de *matière* et de forme c'est-à-dire d'un élément indéterminé et virtuel et d'un autre élément qui était à la fois son principe spécifique et son principe actif, son *essence* et sa *force*, le mouvement était considéré dans chaque corps comme l'expression de son essence : de là le principe général qui explique la mécanique ancienne : *tout corps a un mouvement naturel* (ou qui révèle sa nature spécifique), c'est au nom de ce principe qu'on justifiait logiquement l'astronomie de Ptolémée, la physique des quatre éléments et la médecine des quatre humeurs. — Quand la théorie de la *matière* et de la *forme* eut succombé devant celle de la *force*, on substitua au principe du mouvement naturel cet axiome tout contraire : *la matière est indifférente au mouvement*. — Tous les axiomes qui président à la mécanique moderne ne sont que des formes diverses de ce principe ou du principe de contradiction. — Les sciences naturelles et les sciences politiques ont leurs axiomes moyens comme celles qui sont relatives à la matière brute. — Ces axiomes, d'après ce qui précède, ne sont point éternels dans l'esprit humain, mais il y a plus, ils se présentent d'abord sous une forme peu explicite et entachée de diverses erreurs. — Ils se dégagent successivement des éléments étrangers qui les décrient dans l'opinion publique, et ils s'en dégagent à mesure que l'idée nouvelle de *l'Etre* à laquelle ils correspondent, se détermine, passe de l'état d'instinct à l'état de notion, et prend conscience d'elle-même. — Leur apparition a toujours pour effet de renverser violemment des doctrines et des méthodes qui passaient pour l'expression exacte des faits et du sens commun ; en d'autres termes, elle constitue un phénomène révolutionnaire. — Les révolutions ne sont donc pas seulement un accident nécessaire des formes politiques et sociales, elles se produisent aussi dans les intimités de la raison pure et constituent la loi la plus profonde de sa vie.

Je n'ai pas besoin, sans doute, d'insister sur la dernière de ces lois historiques et de montrer comment, une fois admise, elle conduirait les esprits actifs à modifier les théories présentes de la philosophie, de l'histoire, de la politique et de l'économie politique. Je ne démontrerai pas non plus qu'elle est contenue implicitement dans les aspirations de la nouvelle génération intellectuelle. Il me suffira de remarquer qu'elle me prouvait historiquement ce que m'avait déjà prouvé l'analyse psycologique de la raison, à savoir qu'il est urgent d'étudier aujourd'hui la pensée humaine autrement qu'on ne l'a fait jusqu'ici, et qu'il faut la considérer dans les conditions et les lois de son mouvement interne, dans ses axiomes moyens, au lieu de l'étudier dans la simple anatomie descriptive de trois ou quatre principes immuables. Louis Cruveilhier admit cette conclusion, qui lui parut justifiée, soit par les faits, soit par l'état présent des connaissances humaines, et il résolut de s'en servir pour éclairer ce progrès mystérieux des sciences naturelles, qui était la constante préoccupation de son esprit.

VI

Son premier soin fut de se rendre un compte rigoureux de la thèse historique dont il acceptait les généralités, et à laquelle ses recherches particulières lui avaient permis d'ajouter des considérations nouvelles, et surtout plusieurs faits importants et analyses sur le vif. Une occasion devait bientôt lui être offerte de la résumer dans un remarquable mémoire, qu'on trouvera en tête de ce volume, et qui fut son premier travail de quelque étendue (1).

(1) Il avait déjà collaboré à la *Revue nationale* de 1847, fondée par MM. Buchez et Bastide.

Des médecins s'étaient réunis pour discuter un certain nombre de questions spéciales, et le jeune docteur, dont on connaissait le mérite avait été convoqué. Il voulut généraliser le débat afin de le féconder, et, pour le généraliser, il montra, dans une large esquisse, le rapport intime des révolutions de l'ordre métaphysique et des révolutions de l'ordre scientifique.

Si ce rapport est réel, s'il est attesté par toute l'histoire, il y a lieu, ce semble, d'en tirer une conséquence d'une certaine valeur, en ce qui concerne les sciences de la vie. Louis Cruveilhier pensait, non sans quelque raison, que l'organicisme et le vitalisme ne correspondent ni l'un ni l'autre aux nécessités logiques de la science contemporaine ; il estimait donc que les divers essais d'éclectisme tentés par plusieurs entre ces deux doctrines n'aboutiraient qu'à augmenter les difficultés de chacune. D'autre part, les théories animistes que plusieurs préconisent aujourd'hui ne lui semblaient qu'un retour profondément regrettable aux principes et aux méthodes du moyen âge. Il concluait de là que les discussions présentes roulent dans un cercle vicieux, qu'il est urgent de s'élever à un point de vue supérieur, et qu'il faut recommencer les recherches sur ces graves problèmes, en prenant pour point de départ l'analyse des origines psychologiques des idées de *force* et de *vie*, que l'on confond trop souvent. Mais ces origines psychologiques sont aussi des origines historiques, puisque les deux notions dont il s'agit ont subi dans l'humanité plusieurs transformations radicales. Par conséquent, il faut tout d'abord suivre ces transformations et leurs lois pour se rendre compte de la définition qu'on peut donner de la *force* et de la *vie*, en se plaçant au point de vue de l'état actuel de la raison humaine. Cela fait, il y a lieu de considérer si les théories physiologiques acceptées, soit par les organicistes, soit par les vitalistes, soit par les animistes, sont en harmonie avec cette définition. Que si cette harmonie n'existe point, il importerait de voir par quelle hypothèse on rétablirait l'accord, sauf, bien entendu, à vérifier cette hypothèse par une observation rigoureuse. Si, au contraire, elle existe, et que, cependant, les faits connus débordent les théories acceptées, il faut reviser les définitions elles-mêmes, en abordant de front la question métaphysique, mais en l'abordant par le côté précis où les difficultés déjà vaincues semblent l'éclairer d'un certain jour.

Cette conclusion, que je voudrais pouvoir développer davantage, est à peine indiquée dans le *Discours* de M. Louis Cruveilhier ; il s'était préoccupé surtout de mettre en pleine lumière les prémisses historiques qui la justifient. Ces prémisses étant le résumé de mon travail, je ne saurais ni les apprécier, ni même leur ajouter de nouveaux arguments, mais il me sera permis de remarquer le talent d'exposition déployé par le jeune écrivain dès son premier début. Il avait à faire passer devant son auditoire mille formules abstraites, les unes métaphysiques, les autres scientifiques, à reconstituer dans leur ensemble des doctrines qui ne sont plus que les débris épars et fossiles d'un passé sans rapport avec nous, à extraire des lois nouvelles, et par là même difficiles à comprendre, d'une longue série de faits ou inconnus ou obscurcis par des entassements de préjugés

Non-seulement il fit descendre la clarté dans ce chaos de systèmes de toute date et de toute nature, mais ce difficile exposé, qui paraissait fatalement aride, puisqu'il n'était qu'une sorte d'algèbre historique condensée, sembla s'animer sous sa main et se revêtir d'un charme sévère, grâce à des exemples judicieusement choisis, à une méthode sûre d'elle-même et à un style d'une rare limpidité.

Il n'y a guère qu'une remarque que je regrette de ne point trouver dans le *Discours* de Louis Cruveilhier ; elle était du moins dans son esprit, car on peut la considérer comme une des conséquences les plus importantes, quoique peu entrevue jusqu'ici, d'une distinction pressentie par Bacon, par Leibnitz, par Turgot et Condorcet, par Saint-Simon enfin, mais surtout mise en pleine lumière par M. Buchez : je veux parler de la distinction entre les méthodes d'invention ou d'hypothèse et les méthodes de vérification, c'est-à-dire d'induction et de déduction.

Quand l'on considère de près l'abîme qui sépare ces deux méthodes, on est conduit à affirmer que la science constituée, vérifiée, établie, est complètement indépendante de la métaphysique et généralement de toute philosophie : elle pose ses lois ou ses théorèmes en vertu de procédés inductifs ou déductifs qui lui sont spéciaux et qui ne relèvent que d'eux-mêmes dans leurs diverses applications, bien qu'ils aient été et puissent encore être perfectionnés et même transformés par les philosophes.

La métaphysique, on ne saurait trop le remarquer, ne joue donc un rôle essentiel que dans l'*invention scientifique*, et c'est pourquoi les savants qui inventent peu ou n'inventent pas sont très excusables de ne point reconnaître sa nécessité. Les vastes régions idéales que la philosophie de l'*Etre* ouvre à l'esprit humain sont, pour ainsi dire, le domaine supérieur où il lui faut monter, monter toujours, non pour obtenir la certitude, mais pour cueillir ces grandes et splendides hypothèses, ces hypothèses premières, ces soupçons sublimes qui provoquent les rénovations radicales de la science et de l'humanité. Parmi ces hypothèses, plusieurs peuvent être fausses, car rien ne les garantit encore, mais dans le nombre de celles que la raison découvre à l'écart, sur ces hauts et périlleux sommets, il y en a que l'expérience et le calcul vérifient, qui deviennent, une fois prouvées, des théories certaines, qui prennent ainsi leur place dans la science régulière, et qui, en la prenant, brisent plus ou moins ses cadres anciens pour leur en substituer de plus larges et de plus lumineux.

L'histoire atteste que les grandes théories scientifiques les plus incontestées ont commencé par être des pressentiments, des soupçons, des hypothèses ; elle démontre également que si elles se justifient aujourd'hui par des faits concluants, elles n'ont pas été à l'origine une simple généralisation de ces faits, puisqu'ils n'étaient pas encore connus, et qu'elles ont invariablement pour origine un certain travail philosophique.

Ainsi, la philosophie, et, pour spécialiser davantage, la métaphysique, sans être fort utile à la *science faite*, est indispensable à la *science qui se fait*.

Sa fonction essentielle n'est donc point d'asseoir l'esprit humain dans des principes scientifiques inébranlables, mais, au contraire, de l'empêcher de s'arrêter dans les formules admises. Elle n'est point, comme le prétend une vieille métaphore, la base des connaissances humaines, c'est-à-dire leur règle, leur criterium, leur principe de légitimité ; elle est, au contraire, leur principe de liberté, d'innovation. Elle ne joue pas le rôle superbe et restrictif d'une reine immobile dans la cite des intelligences, car cette cité est une république, mais elle y est la metteuse en œuvre des progrès radicaux, et chacun de ses maîtres illustres passe à travers la pensée humaine comme un tribun révolutionnaire qui ne la domine et ne l'arrête jamais, parce qu'il la transforme toujours.

De là, ce semble, la vraie notion des rapports vivants de la science et de la métaphysique, qui doivent aujourd'hui se transformer, comme bien d'autres choses intellectuelles ou sociales.

Dans l'antiquité et au moyen age, la metaphysique et la science ont sans cesse été confondues, non parce qu'à ces deux époques la métaphysique etait regardée comme un ensemble de principes purement rationnels, mais, au contraire, parce qu'elle n'etait qu'une sorte de physique abstraite et quintessenciée. — Les savants contemporains ont mille fois raison de ne plus vouloir de ce melange adultère.

Dans le cartésianisme, la métaphysique est séparée de la science, ce qui est déjà un progrès considérable ; mais elle lui sert de base immuable, puisque, suivant Descartes, toutes les sciences physiques, morales et divines, ne sont que l'analyse des trois idées soi-disant innées de l'Etendue, de la Pensée, de l'Infini. — Cette conception est encore inexacte, quoique moins fausse que la précédente. Elle s'oppose tout ensemble et à l'indépendance nécessaire et à l'harmonie intime des diverses spécialites scientifiques. Au point de vue de l'état actuel de la raison, il ne faut ni absolument nier les relations de la métaphysique et de la science, ni les ramener à un rapport de sujétion de celle-ci vis-à-vis de celle-là. La métaphysique et la science, ayant leurs procédés propres de vérification, sont en elles-mêmes indépendantes l'une de l'autre, elles doivent se dégager de plus en plus de leur mutuelle confusion et vivre dans leur autonomie reciproque ; mais, parce qu'elles sont toutes les deux filles de l'esprit humain, elles se coordonnent, par leurs transformations parallèles, à un même plan de progres. La métaphysique represente, dans le monde intellectuel, le pouvoir d'initiative : elle crée, elle propose. La science proprement dite represente le pouvoir d'acceptation : elle ratifie, elle prouve, elle change en législation fixe, reguliere, certaine, ce qui n'etait qu'une ébauche entrevue, grace à la metaphysique, dans les pressentiments revolutionnaires de l'esprit humain. Elles se relient l'une à l'autre, non par un rapport logique, mais par un rapport historique.

VII

Le second travail de Louis Cruveilhier se rattache à l'étude que nous venons de résumer par les liens les plus visibles ; c'est une analyse approfondie et vivante, j'allais dire c'est une exhumation des travaux de Paracelse.

Elle est destinée à mettre en lumière la loi qui ramène à quelques principes communs la révolution médicale et la révolution métaphysique du XVIe siècle, c'est-à-dire d'une des périodes les plus créatrices de la pensée moderne.

Lorsqu'une doctrine scientifique, mise à l'épreuve d'idées métaphysiques nouvelles, se dissout de toutes parts sans être remplacée, les novateurs s'emparent, faute de mieux, de quelques-uns de ses éléments, qu'ils groupent à leur façon et dont ils changent les rapports et les proportions pour en tirer un système, système nouveau par je ne sais quel esprit qui l'agite, par plusieurs faits mieux observés, par mille pressentiments heureux, enfin par son incohérence même et par ses arguties, mais qui, en dernière analyse, est constitué dans son ensemble avec les débris de l'ancienne théorie et reste impuissant à sortir du cercle connu. Les saint-simoniens nous représentent assez bien aujourd'hui ces révolutionnaires inquiets et actifs, mais à moitié stériles, qui reconstruisent l'avenir avec la poussière du passé. Paracelse en fut le type dans la première moitié du XVIe siècle. Sous ce rapport, rien n'est plus intéressant, mais rien n'est plus complexe, plus flottant, plus difficile à fouiller que l'ensemble bizarre de ses théories : tout le chaos fécond de la Renaissance y remue dans un vague crépuscule, d'où s'échappent parfois de larges et fugitifs éclairs !

C'est ce chaos que Louis Cruveilhier tenta de comprendre, afin de saisir la loi vivante des grandes créations, ou, si l'on veut, des grandes révolutions du XVIe siècle. Création et révolution sont, au fond, deux mots synonymes.

Lorsque Paracelse parut, la révolution intellectuelle qui constitue la Renaissance était commencée depuis deux générations, mais elle était loin d'avoir conscience d'elle-même : elle était inspirée par certaines idées métaphysiques, mais par des idées qui se présentaient encore sous forme de sentiments, et non à l'état de lumière. Héritier des longs efforts de Scot, de Mayronis, d'Ockam, de Pierre d'Ailly, de Gerson, Cusa avait détruit les bases de la métaphysique et de la physique péripatéticiennes. N'acceptant point la théorie de l'Être d'Aristote, il avait été conduit à nier sa théorie du mouvement naturel et des quatre éléments. La médecine galénienne, fondée sur la théorie des quatre humeurs, fille de la théorie des quatre éléments n'avait donc plus de base. C'est contre elle que Paracelse concentra toutes ses colères et ses puissants sarcasmes, au risque d'être pourchassé comme un représentant abominable de l'anarchie des âmes. Voilà, en définitive, la partie la plus légitime de son entreprise : je note qu'elle a pour préface la métaphysique de Cusa, et j'avoue qu'elle se résume dans une œuvre de destruction et de ruine, mais cette œuvre mérite toute notre sympathie ; elle aura une place considérable dans l'histoire vraie de la pensée humaine. Que serait une révolution qui ne détruirait rien, ni dans les idées, ni dans les choses ?

Malheureusement, quand il s'agit de passer à des affirmations doctrinales, Paracelse n'avait à substituer à la théorie péripatéticienne de l'Être, — à la théorie des *formes substantielles*, — qu'une notion d'un vague désespérant. Suivant lui, l'*Être*, au lieu de se composer de *forme* et de *matière*, est composée de *matière* et d'*esprit*, opinion qu'il emprunte aux enseignements de la kabbale. Mais qu'est-ce que cet esprit dont il parle incessamment sans le définir jamais ? Il déclare que ce n'est pas l'âme elle-même, l'âme raisonnable. Par cette déclaration, il se distingue assez nettement des péripatéticiens et poursuit une thèse féconde, par laquelle Scot avait brisé leur système tout en croyant l'interpréter (1). Ce n'est pas l'âme, donc, les phénomènes de la vie organique que l'école expliquait physiologiquement, devaient, d'après lui, recevoir une explication toute différente. Mais quel genre d'explication ?

C'est ici qu'apparaît l'inconsistance du point de vue général de Paracelse. Comme il n'avait aucune idée nette de ce vague principe qui devint plus tard l'*archée* de Van Helmont, et qu'il le considérait tout simplement comme une sorte d'émanation des astres partout répandue dans l'univers, il remplaça les explications stérilement physiologiques des galénistes par des explications follement astronomiques. Les fonctions de nos organes, au lieu de se rattacher à l'âme nutritive et végétative, furent rapportées aux influences du Soleil, de Mars, de Vénus, de Mercure.

Remarquons bien ici que les explications astronomiques des phénomènes de la vie n'étaient point complètement étrangères à la tradition péripatéticienne. *Sol et homo generant hominem*, disait l'école. De là les superstitions astrologiques si répandues au moyen âge, et qui n'ont point leur origine comme le rêve la naïveté contemporaine, dans les idées religieuses de cette époque, mais dans les théories scientifiques qu'elle empruntait au rationalisme antique. Seulement, dans la science officielle du moyen âge, les explications astronomiques sont en nombre assez limité, parce que l'âme, suivant Aristote, rendait compte de beaucoup de faits et des plus importants.

(1) Les thomistes disaient que c'est l'âme raisonnable qui *informe* les éléments physiques du corps humain pour en faire le corps humain lui-même, dont elle est l'essence propre. Les scotistes prétendaient, au contraire, que, entre l'âme et le corps, il y a une forme spéciale qu'ils ne définissent point et qui est l'antécédent logique de l'*esprit* de Paracelse et de l'*archée* de Van Helmont.

elles devinrent prépondérantes dans le système de Paracelse et déterminèrent la curieuse thérapeutique des *signatures*, si bien décrite par Louis Cruveilhier. Sous ce rapport, le médecin de Zurich ne détruit donc le système d'Aristote que pour en reprendre les principes essentiels et les coordonner d'une façon différente, en faisant prédominer quelques-uns d'entre eux qu'Aristote subordonnait dans une certaine mesure.

De même pour la théorie des éléments, des humeurs et des tempéraments. La différence entre Paracelse et les conservateurs du XVIe siècle consiste, à cet égard, en ce que ces derniers reconnaissent les quatre éléments de l'école, et que le premier, les voyant ruinés autour de lui par la métaphysique de Cusa, n'en veut que trois : le mercure, le soufre et le sel des alchimistes. Mais ces trois éléments jouent absolument le même rôle dans son système que le fameux quaternaire d'Aristote jouait dans le galénisme. C'est donc bien plutôt un amendement qu'une vraie révolution que Paracelse introduit ici dans les sciences médicales. La physiologie comme science *sui generis* n'existe pas plus pour lui que pour ses adversaires. Chez ceux-ci, elle est une physique surmontée d'un mélange de psychologie et d'astronomie; pour lui, elle est une alchimie couronnée de considérations astronomiques, où une vague idée de l'*archée* apparaît parfois comme un fantôme confus de l'avenir.

Que conclure de là ? Louis Cruveilhier l'a très bien vu : c'est que si le galénisme repose sur une conception métaphysique, la doctrine qui le remplace, et qui commence à poindre du temps de Paracelse, a pour point de départ une conception opposée à la première, mais également métaphysique, et ce qui démontre qu'elle avait besoin d'une conception de cette nature, c'est que d'abord inconsciente comme elle, elle s'éclaircit avec elle et dans la même mesure qu'elle. Tant que la théorie métaphysique de la *force* ne se fut point nettement dégagée de celles des *formes substantielles*, la rénovation des sciences de la vie ne fut qu'un besoin, un instinct, un pressentiment : pressentiment admirable sans aucun doute, qui impliquait déjà beaucoup de vues ingénieuses, quoique vagues, mais enfin qui n'aurait jamais abouti à un corps régulier de théories, si la révolution métaphysique, commencée par le XVe siècle, régularisée et synthétisée par Descartes, n'avait produit, après bien des essais, la grande doctrine leibnitzienne, qui est le premier mot de la métaphysique moderne, enfin maîtresse d'elle-même et devenue lumière.

VIII

Le succès obtenu par l'étude sur Paracelse ne pouvait évidemment dépasser le petit monde des savants, des politiques et des philosophes ; mais rarement j'en ai vu de plus complet et de plus legitime. Louis Cruveilhier était désormais classé. La *Revue de Paris*, qui comptait dans son personnel les hommes les plus éminents, lui confia la rédaction de sa partie scientifique ; elle comprenait bien que l'histoire des sciences telle que l'entendait son nouveau collaborateur se rattachait par des liens intimes à l'œuvre de la Révolution française et de la démocratie libérale, et chacun eut les yeux fixés sur les travaux impatiemment attendus du médecin philosophe.

Celui-ci songeait cependant à poursuivre la démonstration qu'il avait commencée d'une façon si lucide. Paracelse, c'est la renaissance, et la renaissance a détruit les vieilles théories médicales du galénisme ; elle a même opéré cette destruction au moyen de certaines idées très heureuses, mais inconsistantes, et qui étaient plutôt en harmonie avec les vérités logiques des sciences physiques qu'avec celles des sciences physiologiques. On peut en dire autant de Descartes : Descartes organisa la grande révolution intellectuelle commencée par Cusa au point de vue d'une théorie générale et encore d'une théorie incomplète de la matiere brute. Sa métaphysique ne pouvait présider à la création des sciences naturelles telle que les entend la raison moderne, et ainsi c'est la métaphysique de Leibnitz qui était l'antécédent nécessaire de cette création.

Dans le cartésianisme. toute explication des phénomènes de la vie doit être exclusivement mécanique ; c'est la configuration de l'organe qui explique sa fonction : la physiologie se ramene à l'anatomie. Au contraire, si l'on admet avec Newton et avec Leibnitz des forces véritables dans la nature, le mécanisme ne rend compte que d'une partie des phénomènes, la fonction existe en soi et par soi, bien qu'elle s'opere par des organes, et l'on comprend même qu'une fonction identique soit opérée par des organes dont la forme differe profondément.

On comprend dès lors aussi comment l'idée métaphysique de la *force*, en se dégageant dans les profondeurs de l'esprit humain, le conduisit à constituer l'anatomie et la physiologie comparées, qui reposent précisément sur l'idée d'une même fonction physiologique accomplie par des organes plus ou moins rudimentaires, plus ou moins complets. Cette science, dont la création est une des gloires du XVIIIe siecle, est déjà en germe dans les essais un peu vagues de Charles Bonnet, ce disciple observateur de Leibnitz, elle fut constituée sur ses bases véritables par Vicq-d'Azyr ; puis, une fois constituée, elle servit de support soit aux classifications naturelles de Cuvier et de Jussieu, qui n'auraient eu aucune raison d'être au point de vue de la métaphysique ancienne et même de la métaphysique cartésienne, soit aux premiers essais de la science géologique, soit aux hardies prémisses de Geoffroy Saint-Hilaire sur l'*unité de composition*, soit enfin aux pressentiments de Gœthe et aux travaux de M. de Candolle, qui ne sont autre chose que la théorie de Vicq-d'Azyr transportée du domaine de la physiologie zoologique dans celui de la physiologie botanique.

Ainsi, toutes les hypothèses, toutes les découvertes des sciences naturelles dans la seconde moitié du XVIIIe siècle et dans les premieres années du XIXe siècle s'expliquent par la philosophie leibnitzienne.

Telle est la vérité que j'avais indiquée déjà, mais que Louis Cruveilhier a mise en pleine lumière par une série de faits historiques admirablement analysés, et je ne pense pas que désormais elle puisse être révoquée en doute par un esprit sérieux.

Sa démonstration a, en effet, un caractère expérimental et analytique qui la rend irréfutable. et il me semble, sauf erreur, qu'elle a sous ce rapport un mérite auquel les historiens ordinaires de la science nous ont peu habitués.

Remarquez comment ils procèdent : ils savent très bien à qui attribuer les grandes découvertes de la physique, de l'histoire naturelle, de la médecine ; mais ils prennent ces découvertes sous la forme qu'elles revêtent de nos jours dans l'enseignement scientifique, et ils s'imaginent naïvement que le procédé qui préside maintenant à leur vérification a présidé à leur invention. Aussi ne se donnent-ils que rarement la peine de lire et de méditer les ouvrages où elles ont apparu pour la première fois. Je mets en fait qu'il n'y a pas dix savants à Paris qui aient une connaissance tant soit peu exacte des immortels écrits qui ont renouvelé les connaissances humaines, qui aient étudié un peu à fond l'histoire intellectuelle des Cusa, des Copernic, des Kepler, des Galilée, des Newton, des Leibnitz, des Charles Bonnet, des Vicq-d'Azyr. On se borne à feuilleter Descartes et Bacon, qui, ainsi séparés violemment de la série lumineuse à laquelle ils appartiennent, restent des énigmes obscures sous lesquelles on met un lieu commun suranné. Et encore si cette négligence bizarre nous rendait modestes dans nos affirmations ! Mais non : on n'a pas lu une page de Copernic, cela n'empêche pas de dire qu'il est arrivé à son système par tel aperçu, par telle méthode ; on n'a pas médité une ligne d'Harvey : raison de plus pour que l'on déclare de très haut que c'est la route de l'expérience qu'il a suivie pour arriver à la théorie de la circulation du sang. Et pourquoi se gênerait-on davantage avec les autres ? Moins on connaît la marche de leur esprit, que l'analyse seule de leurs écrits pourrait nettement révéler, plus on est à l'aise pour leur inventer un petit procédé (c'est toujours le même : observation et induction) qu'on leur impose au nom de quelques formules *à priori*.

C'est ainsi qu'on nous construit de toute pièce une histoire des sciences : œuvre de fantaisie, qui n'a pas même le mérite d'être ingénieuse; et précisément parce que cette histoire ne nous met jamais en présence des documents et des faits, personne n'éprouve le besoin de réfuter ses vagues formules. Elle reste debout et respectée, à cause même de sa méthode vicieuse, comme certaines théories scolastiques qui, se mouvant dans les nuages de l'abstraction, n'y rencontraient jamais d'obstacles et profitaient de leur vide pompeux pour s'assurer une sorte d'éternité bizarre.

Les réflexions que j'ai développées plus haut m'avaient conduit à révoquer en doute les formules officielles par lesquelles les savants contemporains expliquent la genèse merveilleuse des découvertes de leurs devanciers. Louis Cruveilhier, sur quelques indications rapides que j'avais esquissées, en proposa nettement de nouvelles; et il ne les proposa point au gré de son imagination. Il les fit sortir d'une étude analytique des faits et des livres. Une pareille étude n'était ni courte ni facile, il fallait s'assimiler une quantité énorme d'ouvrages, les uns philosophiques, les autres scientifiques, suivre les idées les plus délicates à travers les formes diverses qui les dérobent, ne jamais se laisser séduire par la fausse identité des expressions générales: car souvent les mots restent, alors que les théories se sont déjà évanouies. Aucune difficulté n'arrêta l'intrépide chercheur. Il avait une sorte d'instinct pour discerner tout de suite dans un in-folio le texte important et décisif. Cet instinct le conduisit plus d'une fois à des rapprochements ingénieux et nouveaux, et il s'en servait avec cette réserve délicate qui donne aux bons esprits l'habitude des méthodes rigoureuses. Je n'ai pas l'intention de reproduire ici les formules historiques que vérifia le jeune novateur, et de reconstruire la série d'idées qu'on trouvera dans son beau et limpide travail. Il me suffira de dire qu'il a dès aujourd'hui exercé sa part d'influence: que d'excellents esprits, notamment MM. Henri Martin et Lemonnier, ont accepté plusieurs de ses conclusions. Je crois que plus la génération nouvelle prendra conscience d'elle-même, plus elle s'habituera à chercher le point de départ des travaux physiologiques du XVIIIe siècle, non plus dans Bacon, mais dans Leibnitz. C'est là, sans doute, un simple changement de point de vue. Mais si l'on a compris un peu ce qui précède, on conviendra que ce changement de point de vue conduira à de nombreuses et importantes conséquences, soit dans l'appréciation de l'état actuel de la science, soit dans la doctrine générale du progrès.

IX

L'etude de Louis Cruveilhier sur les *Sciences naturelles au dix-huitieme siecle* était destinée à la *Revue de Paris*. Mais

Quand ils ont trop d'esprit, les recueils vivent peu.

Notre chère revue, si bien dirigee par MM. Laurent Pichat et Maxime Du Camp, fut supprimee en 1858 par M. Billault, et nous dumes chercher une nouvelle patrie litteraire. La *Libre recherche*, fondee à Bruxelles par les plus illustres de nos proscrits, offrit à l'historien nouveau de la science une honorable hospitalite. Quelque temps apres, le *Siecle* suivit l'exemple de la *Libre recherche*, et la réputation de Louis Cruveilhier dans le monde de la litterature democratique etait si bien établie, que lorsque M. Leneveux entreprit sa belle collection de la *Bibliotheque utile* (la collection la plus remarquable de ces dernieres annees), le savant collaborateur de la *Revue de Paris* fut un des premiers de ceux auxquels il s'adressa. Cruveilhier ecrivit pour cette publication son petit livre, aujourd'hui populaire, *Traité d'hygiene*.

Cet ouvrage, par son mode de publicité, était forcé de se sevrer de toute theorie abstraite: il devait moins se proposer des innovations deplacees dans la *Bibliotheque utile* qu'enseigner à tous ce qui est accepte par les hommes speciaux. Cependant l'auteur trouva le moyen d'être original, tout en restant populaire: il ajouta aux theories communement reçues par les hygienistes les plus eclaires une vue tres neuve et tres juste sur les rapports des institutions politiques plus ou moins libérales et de la sante publique. Les economistes ont dejà etabli que, plus une nation est libre, plus elle a la puissance de produire et de capitaliser; il fit voir que la liberte, qui est une des conditions de la richesse, est, par le développement même qu'elle donne aux fonctions cerebrales, une condition de sante et de force physique pour les peuples.

Hippocrate, qui, à defaut de nos méthodes, possédait déjà nos instincts modernes, avait pressenti et indiqué cette verite. Mais ce n'était qu'une vue rapide, un eclair dans son esprit. Le jeune naturaliste de la *Revue de Paris* croyait, au contraire, que le milieu politique et social ou vivent les populations exerce sur leur developpement physiologique une influence *sui generis* qui devrait etre etudiee avec le soin le plus analytique et devenir ainsi un des chapitres importants de la science. En effet, les climats et toutes les circonstances atmosphériques agissent d'une façon incontestable et incontestee sur la constitution physiologique des hommes. La societe n'est-elle pas comme une sorte d'atmosphère au sein de laquelle nous nous mouvons et qui nous pénètre de toutes parts de ses effluves inévitables?

Nous n'avons pas pu réimprimer dans ce petit volume le *Traité d'hygiène*, mais nous publions du moins un article remarquable qui a paru dans le *Siècle* et où notre savant ami avait résumé la pensée politique, l'idée originale de son travail.

On comprendrait mal, en effet, les tendances scientifiques, non-seulement de Louis Cruveilhier, mais de sa génération intellectuelle, si on les séparait de leurs convictions politiques. Oui, nous tâchons de vivre doublement sur le *Forum* et dans notre cabinet solitaire : nous tâchons de développer en nous deux esprits, celui de la méditation et celui de l'action sociale; mais c'est que ces deux vies sont solidaires; c'est que ces deux esprits concourent à une même œuvre. Je l'ai déjà dit, mais je ne saurais trop le répéter, si quelques-uns d'entre nous ont un si grand souci de fouiller, couche par couche, les révolutions intellectuelles opérées depuis le XVe siècle, si nous déterrons les systèmes fossiles pour créer la genèse méthodique de la raison moderne, ce n'est point seulement pour nous donner le spectacle des cataclysmes et des créations successives de l'ordre idéal, c'est que nous voulons parvenir au secret le plus intime de la révolution sociale commencée en 1789, interrompue après le 18 brumaire, reprise en 1814, en 1830, en 1848, c'est que nous avons décrété en notre cœur de la continuer en dépit de tous les obstacles, dussions-nous mourir à la peine!

Or, on n'achève une œuvre qu'à la condition de posséder son esprit; et d'ailleurs nous ne sortirons de nos incertitudes que le jour où les théories générales qui ont présidé à la première moitié du XIXe siècle et qui sont aujourd'hui épuisées auront été reléguées dans la nécropole de l'histoire et remplacées par d'autres. Pour que nous ayons la force de continuer nos pères, il faut que nous soyons nous-mêmes, et, si je ne me trompe, la génération actuelle a un très vif sentiment de cette nécessité de se dégager et de se poser dans son indépendance, afin que son action sociale soit féconde.

Dans l'ordre politique, la plupart des esprits jeunes se rallient à un programme vague encore, qui, sous le nom de *démocratie libérale*, diffère singulièrement de tous les programmes connus, bien que la date de 1848 lui soit particulièrement sympathique. Sur beaucoup de questions de détail, ils ont proposé des solutions ou, du moins, accusé des tendances très nouvelles; ils arriveront plus tard à une solution d'ensemble sur le vrai mécanisme ou plutôt sur les fonctions essentielles des sociétés modernes, très imparfaitement définies par Montesquieu et par Rousseau. Si la liberté a éprouvé tant de défaites, c'est que jamais elle n'a été franchement essayée dans sa vérité complète, c'est que l'on a confondu le pouvoir exécutif et l'initiative sociale; par là même, on s'est fait une idée inexacte des rouages essentiels à toute société libre; l'on a toujours oublié le principal, celui qui seul peut donner le branle à tous les autres et faire résulter l'ordre de l'harmonie des mouvements, et non pas de je ne sais quel engin factice destiné à arrêter tantôt un ressort, tantôt un autre. On a reconnu la liberté, c'est-à-dire la puissance de l'initiative dans l'individu, sans la reconnaître, sans l'organiser dans le corps politique lui-même. Voilà pourquoi l'Individu et l'Etat ont été jusqu'ici posés comme deux termes antinomiques et se sont perpétuellement brisés l'un contre l'autre. le jour où la liberté deviendra chose sociale, c'est-à-dire le jour où l'initiative sociale sera régulièrement constituée, d'après une conception nette du progrès, cette antinomie disparaîtra, la liberté produira l'ordre, parce qu'elle sera complète, et, du même coup, les grandes questions économiques s'élucideront, car une véritable constitution politique n'est qu'une sorte de formule vivante, où toutes les données sociales sont posées tour à tour, pour que toutes les inconnues soient dégagées par des équations successives.

Dans l'ordre intellectuel, les écoles ne présentent pas moins de symptômes significatifs de rénovation que les partis.

Voyez, en effet, quels sont les philosophes qui ont acquis le plus de popularité dans ces derniers temps. Ce sont — qui le contestera? — ceux qui ont étudié soit les rapports de la métaphysique et de la science, comme MM. Vacherot et Littré, soit les rapports de la morale et des institutions politiques, comme M. Jules Simon. Donc, la philosophie tend visiblement à sortir de ce petit sanctuaire des phénomenes psychologiques où l'avaient emprisonnée les disciples de M. Cousin. Elle se décide à ne pas prendre pour dernier mot de ses recherches quelques dissections arides et à trouver au fond de l'ame bien moins des motifs rationnels pour conserver les dogmes nécessaires, mais mediocrement productifs, du sens commun spiritualiste, que des indications vivantes pour renouveler les idées, les hommes et les choses. Son ambition intime est de deviner autant que possible le secret de l'avenir en déterminant les lois du mouvement intellectuel, origine de tout mouvement moral et politique.

Cette tendance nouvelle aboutira, on peut le prédire avec certitude, à des theories nouvelles, et chacun parmi nous doit contribuer à ce qu'elles s'élaborent d'une façon active, ne fût-ce que pour abreger les heures lourdes et malsaines de notre époque de transition entre la philosophie d'hier et la philosophie de demain. Louis Cruveilhier comprenait de haut cette obligation; c'est pourquoi il avait remonté le cours de la science, interrogeant chacune de ses transformations pour saisir sur le fait l'idée philosophique, l'axiome nouveau qui l'avait produite, et déterminer ainsi pour toute grande époque les causes révolutionnaires qui l'ont fécondée. Tache immense pour quiconque ne se contente point de quelques lieux communs! Mais cette tâche, dans laquelle il a été interrompu par la mort, supposez-la accomplie, quel progrès pour l'esprit humain et pour notre cause liberale!

Non-seulement la genèse des découvertes passées serait connue, au grand bénéfice des découvertes futures, mais l'histoire de la philosophie sortirait de son chaos actuel. Ce chaos a, en effet, une cause facile à assigner. Œuvre factice de nos historiens, qui interprètent les vieilles formules métaphysiques en dehors des applications scientifiques qui les déterminent, il ferait place à l'ordre et à la lumière, si l'étude comparée des unes et des autres était enfin substituée à une exégèse de fantaisie, qui les dénature en les isolant. D'autre part, l'histoire de la pensée métaphysique du genre humain une fois créée, et créée par l'histoire de la science, serait la vraie métaphysique, la seule qui puisse convenir à notre époque positive, parce qu'elle se justifierait doublement par l'expérience des rénovations accomplies et par des indications fécondes sur les rénovations qui restent à entreprendre. J'ajoute qu'une histoire de la philosophie ainsi conçue serait la philosophie même de l'histoire, c'est-à-dire la doctrine suprême du Progrès, c'est-à-dire encore, ce qu'il y a de plus nécessaire à connaître pour quiconque veut poursuivre avec une ardeur réfléchie et une sagesse vigoureuse l'œuvre des immortels aïeux de 1789.

Ne passons donc point, si nous avons foi au progrès, si nous voulons y aider dans la mesure de nos forces, ne passons point négligemment à côté de tentatives aussi sérieuses et aussi actuelles, dans leur apparente archéologie, que celle de Louis Cruveilhier. Méditons-les avec soin. S'il s'est trompé sur quelque détail, corrigeons-le et faisons mieux que lui, mais faisons quelque chose et continuons le sillon qu'il a si laborieusement contribué à ouvrir. Rien n'aidera mieux, je crois, la nouvelle génération à prendre conscience d'elle-même et à entrer ainsi dans la victoire de sa virilité.

Il n'est pas besoin d'être grand prophète pour s'assurer dès aujourd'hui qu'il y aura plus ou moins prochainement une grande explosion intellectuelle, comme on en a vu après 1815, alors que la France reprit sa souveraineté intellectuelle. Seulement, cette renaissance des âmes n'aura point lieu avant que la liberté politique n'ait repris tous ses droits parmi nous. Jusqu'à ce moment, des groupes un peu épars travailleront, méditeront, fouilleront toutes les poussières du passé, toutes les idées de l'avenir dans un demi-crépuscule où les théories les meilleures, mal discernées, ne recruteront qu'un nombre limité d'adhésions. Mais qu'ils ne se découragent point, qu'ils se satisfassent de voir la vérité et la justice sans pouvoir encore les montrer dans toute leur splendeur; qu'ils dédaignent les succès faciles et les frivoles réputations que certaines heures de transition prostituent à la vulgarité ou au charlatanisme. Surtout qu'ils ne se laissent point dominer par les survivants des vieilles écoles, qu'ils leur rendent le respect obligatoire; mais qu'avant toute chose ils se cherchent eux-mêmes et qu'ils se cherchent les uns les autres. Notre jour viendra; sachons le préparer.

FRÉDÉRIC MORIN.

ESSAI

SUR LE

ROLE DE LA MÉTAPHYSIQUE

DANS LES SCIENCES

ET DE SES RAPPORTS AVEC LES THEORIES ET LES DOCTRINES MEDICALES MODERNES.

Discours prononcé en 1855 *devant une réunion de médecins.*

INTRODUCTION.

MESSIEURS,

Je crois cette question du rôle de la métaphysique dans les sciences digne de toute votre attention.

Elle éclaire d'un jour tout nouveau leur histoire et leur développement, et se rattache, par ses conséquences les plus intimes et les plus directes, à l'objet de vos préoccupations actuelles.

Supposez, en effet, Messieurs, qu'il vous soit démontré que toute science, que toute doctrine scientifique, a sa raison d'être, à l'origine, dans certaines données primordiales, purs concepts de l'esprit, qui en déterminent le but, l'objet et la méthode, et voyez les conséquences de cette hypothèse!

Si ces données fondamentales ou *faits-principes* ont une existence réelle; s'ils ont en outre cette influence sur la constitution et les développements de la science, qu'ils en soient, pour ainsi dire, la charpente et le cadre, il en résulte qu'entre cette science et ces données primordiales, il doit y avoir un rapport nécessaire et constant, et qu'ainsi toute doctrine, tout système scientifique, peuvent être soumis à une double vérification, l'une expérimentale, l'autre philosophique, qui se complètent l'une par l'autre; et qu'en dehors des faits dont la signification, quelque précise qu'elle soit, est fréquemment contestée, nous en avons chaque jour la preuve, il est toujours possible, par un examen très approfondi du principe sur lequel cette doctrine se fonde et par une étude de ses applications légitimes, d'acquérir les éléments d'une certitude que les faits viennent plus tard compléter, mais qu'ils ne contiennent pas seuls.

Il en résulte, en outre, qu'une science est d'autant plus parfaite, qu'elle se fonde sur des principes généraux plus assurés et qu'elle forme, vue d'ensemble, un tout dont les parties sont harmoniques entre elles.

Il en résulte, enfin, qu'entre deux systèmes généraux de coordination scientifique, il est toujours possible, par cette analyse, en quelque sorte algébrique, des éléments qui la constituent essentiellement, d'apprécier à sa juste valeur le mérite de chacun d'eux ;

Et qu'entre deux doctrines médicales par exemple, l'esprit aura toujours, en dehors des faits, dont l'insuffisance, en ce qui concerne diverses théories, est depuis longtemps démontrée, un motif puissant de choisir avec raison et de se prononcer en connaissance de cause ; — conséquences aussi remarquables que fécondes, sur lesquelles il est inutile d'insister pour en faire comprendre la valeur et la portée.

Or, Messieurs, cette possibilité d'une influence de la métaphysique, ou de certaines idées primordiales relatives aux idées de substance, de force, sur la science en général et sur la médecine, peut n'être pas une simple hypothèse, mais bien une réalité saisissable dans ses effets et dans sa cause. — Cette réalité, je la crois, pour mon compte, incontestable, et le travail que j'ai l'honneur de vous présenter et pour lequel je fais appel à votre bienveillance, n'a pas d'autre but que de soumettre à votre savante appréciation les éléments de mes convictions à ce sujet et la légitimité des conséquences que j'en ai déduites.

PREMIÈRE PARTIE.

Messieurs,

Un fait capital, et qui ne rencontre plus, Dieu merci, de contradicteurs, domine l'histoire générale des sciences ; ce fait est celui du progrès. J'ajouterai qu'il contient en lui la solution du problème que je me suis proposé de résoudre ; car si le progrès est, la raison de son existence ne saurait être que la raison de la science elle-même ; et son instrument, l'instrument ou la méthode par excellence.

Quel est donc l'instrument ou la méthode par excellence du progrès scientifique ?

Une opinion très accréditée de nos jours dans le monde de la science est celle qui attribue exclusivement à l'observation et à l'expérience, fécondée par l'induction, les merveilleux progrès accomplis dans les sciences cosmologiques et biologiques depuis le seizième siècle.

Le moyen âge, dit-on, se perdait dans les erreurs d'un mysticisme ardent et éthéré, qui dédaignait la terre et s'égarait dans les élans d'une métaphysique aveugle, qui lui fit prendre en pitié la nature et les sens. Dès lors, pas de progrès possible, et l'on sait quel fut, à cette époque, l'état d'abaissement de la science et sa prodigieuse stérilité.

Le quinzième et le seizième siècle, autrement dit la Renaissance, fut une réaction contre les excès du mysticisme et du philosophisme. Débarrassé de la métaphysique, l'esprit humain revint à ses tendances naturelles; pouvait-il, les phénomènes étant donnés, ne pas les observer, ne pas les étudier sous toutes leurs faces, et saisir ce qu'ils ont d'invariable et de constant, c'est-à-dire leurs lois? Descartes et Bacon furent les organisateurs de cette méthode, et de cette époque seulement datent les progrès de la science moderne.

Si cette raison qu'on donne du progrès scientifique depuis le quinzième et le seizième siècle est exacte, si l'observation et l'expérience, aidées de l'induction, l'expliquent suffisamment et ne laissent après elles aucune difficulté, si ces procédés logiques sont tellement inhérents à la nature humaine, que l'homme n'ait qu'à s'abandonner à ses instincts pour marcher sûrement dans la voie du progrès, il est mille fois évident qu'il est inutile, dangereux même, de placer au début et à l'origine de la science une conception générale métaphysique dont elle saurait se passer, et que l'étude à laquelle je me suis livré est de soi et par avance parfaitement stérile; mais cette opinion, quelles que soient les autorités sur lesquelles elle se fonde, je ne saurais l'admettre, car la raison et l'histoire la condamnent.

Sans aucun doute, l'expérience et l'observation constituent de puissantes méthodes; sans aucun doute, elles peuvent être à bon droit regardées comme la condition *sine quâ non* des sciences physiques et naturelles. Elles seules sont capables de vérifier leurs résultats et de leur donner cette haute rigueur et ce caractère positif qui font leur importance. Mais, si puissants que soient ces procédés, ils ne se suffisent pas à eux-mêmes et ne sauraient être considérés comme les instruments uniques du progrès.

Sans doute, il est naturel de regarder les phénomènes qui se produisent dans la sphère de nos sens, et, parmi tant d'instincts énergiques qui sollicitent l'âme humaine, la curiosité n'est pas le moins impérieux. Mais regarder n'est pas observer.

Que les savants, qui de nos jours s'en remettent si facilement à l'autorité de Bacon, lisent et méditent ce que leur ancêtre spirituel ne craint pas de dire de ceux qui font purement et simplement usage de leurs sens. Nul philosophe, plus que le chancelier, n'a insisté fortement sur la différence profonde qui existe entre les observateurs et les empiriques.

Ce qu'il recommande, ce n'est pas la simple expérience, celle qui, dans un travail stérile, rassemble une fourmilière de faits sans rapports et sans liaisons, mais l'expérience méthodique, qui marche vers un but et, ne se contentant pas de voir pour voir, interroge la nature pour lui arracher son secret, en un mot, l'expérience « lettrée. »

Or, cette expérience est si peu naturelle à l'esprit humain, qu'elle peut être considérée comme la dernière méthode qu'il mette en usage, j'ajouterai même qu'elle serait impraticable au début de la science. Il est bien facile de dire : Observez ; mais quand on passe de la simple théorie à l'application, on s'aperçoit bien vite qu'il est impossible d'observer en dehors de toute idée préconçue. — Quoi donc ! me condamnerez-vous à étudier des milliers de phénomènes, c'est-à-dire allez-vous me contraindre de débuter dans la science par une étude qui dépasse mes forces ? — Non, me direz-vous, la classification viendra à votre secours, les être innombrables dont la multitude vous effraye se réduisent à quelques classes. Considérez ces types généraux, ce qui certes ne dépasse pas les forces de votre pensée ; cela suffit ; oui, cela suffit, quand se trouvent des classifications déjà faites, quand la science a déjà créé des types auxquels se puissent rapporter les objets divers qui frappent nos sens. Mais les classifications, par quels procédés les a-t-on faites ? ces types généraux, comment ont-ils été trouvés ? L'expérience ne saurait être invoquée ici, puisqu'il s'agit de l'expliquer elle-même, et de l'expliquer dans sa possibilité.

Notre premier mouvement n'est donc pas d'observer, il est de voir les phénomènes tels qu'ils se présentent, et peut-être de les commenter suivant les idées générales qui nous dominent. « L'enfant joue avec la nature, il ne l'étudie pas (1) ; » la curiosité l'éloigne même de

(1) Frédéric Morin. *De la Genèse de la science.*

l'expérimentation. L'observateur patient et recueilli se sépare du monde entier, qui cesse pour un instant de le toucher ; il n'y a dans la nature qu'un objet, un seul, sur lequel il arrête sa vue : « étudier le monde, c'est s'élever au-dessus du monde pour l'interroger (1). »

L'enfant est trop sous le joug de ses impressions pour s'abstraire ainsi de ce qui l'entoure. Perdu dans mille objets divers, qui l'attirent tour à tour et l'occupent successivement tout entier, il n'en domine aucun. Tirer de chaque être le secret qu'il recèle, savoir faire comparaître chaque substance comme un témoin des mystérieuses opérations de la nature, compter, peser, comparer ces témoignages, et alors prononcer dans le recueillement, et en écartant toutes les impressions étrangères, une sorte de verdict scientifique : voilà l'observation et voilà en même temps ce qui est le plus contraire aux instincts primitifs de l'homme.

A ces considérations vient s'ajouter, nous l'avons dit, le témoignage de l'histoire.

Il n'est pas exact de dire, en effet, que le moyen âge dédaigna l'expérience et l'induction ; il en fit plutôt abus, et la philosophie reçue officielle, celle des thomistes notamment, faisait aux sens la plus large part, et non content d'enseigner l'observation, il la pratiquait; il a même eu son observateur illustre, Albert le Grand, qu'on a considéré, dans deux ouvrages récents, comme un autre Aristote.

(1) Frédéric Morin. *De la Genèse de la science.*

Nous ne prétendons pas, bien entendu, qu'Albert le Grand ait inventé la méthode moderne, nous soutenons seulement qu'il a fait systématiquement un grand nombre d'expériences, et que, sans aller chercher Roger Bacon, il ne fut pas le seul au moyen âge.

Mais alors pourquoi, si l'on fit un tel usage de l'expérience et de l'induction au moyen âge, pourquoi cette prodigieuse stérilité des sciences à cette époque et leur merveilleux essor dans les temps modernes?

Ce résultat, vraiment incompréhensible si l'on se place au point de vue de l'opinion que nous combattons, implique évidemment une contradiction impossible.

Il est constant d'ailleurs que, si l'observation et l'expérience jouent très légitimement un rôle considérable dans les sciences modernes, ce n'est point à elles seules que leurs progrès sont dus. Tout au plus doivent-elles être considérées comme de simples moyens de vérification.

On peut s'assurer, en effet, en suivant pas à pas la marche des sciences depuis la fin du seizième siècle, que depuis cette époque, et jusqu'au milieu du dix-huitième siècle, la méthode généralement adoptée par les savants fut la méthode cartésienne, qui subordonne l'expérience et l'observation à l'analyse ; et, qu'à dater du dix-huitième siècle, c'est-à-dire de l'époque où la philosophie de Leibnitz commença à faire sentir son influence dans le domaine des sciences, la méthode analytique de Descartes fit place, surtout dans les sciences naturelles et biologiques, à une méthode nouvelle qui fit systématiquement la plus large part à l'hypothèse et engendra l'expérimentation.

Nous citerons, à l'appui de ces assertions, l'*Histoire des Mathématiques* de Montucla, celle de l'*Astronomie* de Bailly, l'*Introduction à l'étude des Sciences médicales* de M. Buchez, et les travaux encore inédits de M. Fréd. Morin sur l'histoire des méthodes comparées des sciences dans l'antiquité, le moyen âge et les temps modernes.

Mais alors, si les méthodes sont sujettes à variation, si la méthode d'une époque n'est pas celle d'une autre, si l'observation du moyen âge n'est pas l'observation moderne, il est donc faux de dire ce qu'on répète trop souvent aujourd'hui, que la question de méthode est la question vitale et prépondérante des sciences, et plus inexact encore d'affirmer que l'observation et l'expérience sont les instruments exclusifs du progrès scientifique.

Et ne vous semble-t-il pas plus logique de considérer comme beaucoup plus essentielle et comme bien digne d'attention surtout cette cause et cette raison interne des révolutions des méthodes? — Cette considération nous conduit au cœur de la question.

Au fond, Messieurs, qu'est-ce qu'une méthode scientifique? Une méthode scientifique n'est rien autre chose qu'une série de moyens par lesquels la pensée passe librement et systématiquement pour aller de son point de départ au but qu'elle prétend atteindre.

Une méthode est toujours quelque chose d'essentiellement réfléchi, et sa nature est toujours subordonnée à la nature des principes auxquels elle aspire. Si j'ignore le but que je poursuis, comment pourrai-je connaître la route qui doit m'y conduire ?

Que le physicien prétende, par exemple, pénétrer l'essence même de la nature corporelle, il est clair que la méthode actuellement suivie lui paraîtra, pour peu qu'il raisonne, impuissante et inadmissible. (Cette méthode consiste à grouper les phénomènes, à les sérier et à saisir par induction les rapports qui les unissent, ou bien à poser par hypothèse une loi générale et prouver par son exacte vérification qu'elle explique en effet tous les phénomènes.) Au contraire, cette méthode sera déclarée excellente pour quiconque aspirera à découvrir les rapports constants des phénomènes, c'est-à-dire les lois de la nature.

Ainsi le but et l'objet de la science engendrent la méthode, et, si les méthodes ont varié, c'est que le but lui-même a varié.

Mais ce but lui-même et l'objet de la science, par quelle notion primordiale sont-ils donnés, et d'où naissent-ils? Nouvelle question qui recule encore la solution du problème que je me suis proposé, mais qui cependant nous en rapproche singulièrement.

Le but et l'objet de la science se fondent, permettez-moi, Messieurs, d'en appeler au témoignage de l'histoire, sur une notion plus ou moins vague de la nature de l'objet ou de l'être qu'on se propose d'étudier. —

Prenant pour exemple la médecine, je n'en veux pas d'autre pour le moment, n'est-il pas vrai d'affirmer que la manière dont on étudie les phénomènes de la vie et de la santé dépend absolument de la manière dont on conçoit la vie et la santé elle-même ? Si la santé consiste, ainsi que le prétend Galien, dans un parfait équilibre des quatre humeurs primordiales; si elle consiste, au contraire, ainsi que le prétend Descartes, dans le jeu régulier d'un ensemble d'appareils et d'organes qui réagissent les uns sur les autres, sous l'influence d'une impulsion centrale, comme les rouages d'une horloge obéissent au ressort qui leur imprime un mouvement, la manière d'étudier ses divers phénomènes sera-t-elle identique dans l'un et dans l'autre cas? Je le demande. Évidemment non, et il en sera encore autrement si l'on considère la vie comme une force.

Vous voyez, Messieurs, que, par cette étude préliminaire de la vie, de l'être ou de la substance, qui sont du domaine de la métaphysique, que nous sommes indirectement, mais nécessairement conduits à reconnaître l'influence de la métaphysique sur l'origine des sciences et leurs progrès. Mais cette influence peut être encore démontrée très directement, et je vous demande la permission d'entrer à ce sujet dans quelques détails.

DEUXIÈME PARTIE.

Messieurs, quand on aborde, avec les idées et les habitudes logiques modernes, les œuvres scientifiques du moyen âge, il est impossible de se garder d'un sentiment d'étonnement et de surprise. Semblable à ces voyageurs qui abordent pour la première fois des terres lointaines et inconnues, où la végétation et le sol ont un caractère d'originalité marquée, ou plutôt à cet amateur des choses de l'antiquité qui se trouve en face d'objets étrangers à ses usages, le lecteur patient et réfléchi s'étonne de rencontrer un monde tout nouveau.

Vous avez lu et médité, Messieurs, les œuvres de Sennert, de Fernel, de Galien, etc., et vous avez été frappés des caractères tranchés qui distinguent à tous égards la science ancienne de la science moderne. Ces mêmes caractères, ou plutôt ce génie spécial, est surtout sensible dans les traités de physique générale, dans les œuvres d'Albert le Grand, dans les commentaires de la physique d'Aristote par saint Thomas, dans les manuels universitaires destinés à simplifier et à résumer la science officielle du temps. Au fond, ces particularités caractéristiques se rattachent à un ensemble d'idées générales qui dominent les esprits et les engagent dans une même route à la poursuite d'un même but. Partout et dans toutes les directions, la science se propose de rechercher et de découvrir l'essence des choses, que nous, modernes, déclarons invisible ; et son procédé logique, régulier et constant, ou sa méthode, consiste dans l'emploi d'une sorte d'induction, celle que Bacon désignait sous le nom d'induction vulgaire, qui consiste à s'élever d'un bond et par un seul fait du particulier au général, au lieu de les coordonner, de les comparer et de ne s'élever que par une ascension lente et graduelle.

Ce but et cette méthode, parfaitement logiques, s'expliquent par la théorie métaphysique de l'être ou des formes substantielles qui régna souverainement pendant toute l'antiquité et le moyen âge, et ne s'expliquent que par elles.

De l'influence de la doctrine des formes substantielles sur la science de l'antiquité et du moyen âge (1).

Suivant la doctrine des formes substantielles, tout être que nous percevons est composé de deux éléments.

La matière et la forme.

La matière, c'est le principe indéterminé et passif,

(1) L'idée fondamentale de cet examen très incomplet de la doctrine des formes substantielles ne m'appartient pas, et revient de droit à mon excellent ami, Fréd. Morin, qui a mis à ma disposition un travail inédit qu'il va bientôt publier, sur les méthodes comparées des sciences. Qu'il me permette de le remercier ici de sa communication tout amicale.

le principe de l'individualité (1). La forme, ou forme substantielle, qui tire de la matière les phénomènes dont elle recèle la possibilité et complète la substance ou l'être, c'est le principe spécifique mêlé au principe actif.

La forme étant le principe qui spécifie et actualise, l'essence des êtres et la cause déterminante de leur mouvement s'identifient en elle, c'est-à-dire que le mouvement est en eux la traduction de leur essence.

Au premier abord, on ne verra guère dans cette proposition qu'une formule passablement abstraite et parfaitement indifférente. Elle a joué pourtant un rôle considérable dans les doctrines scientifiques. En effet, si le mouvement, au lieu de s'appliquer suivant des lois universelles, comme le croient les modernes, n'est dans les corps que la traduction de leur essence, de leur nature spéciale, ceux-ci ont donc un mouvement qui tient à leur nature, autrement dit un mouvement naturel. En d'autres termes, et pour rendre au mot matière son sens moderne, la matière n'est pas inerte, ou plutôt n'est pas indifférente à la direction du mouvement.

Dès lors un corps mû par une force unique n'a rien qui l'oblige à se mouvoir dans une direction rectiligne,

(1) C'est par induction seulement qu'on peut dire que la *matière* est le principe individuel dans la métaphysique ancienne, car la question de l'individuation ne fut jamais traitée par elle *ex professo* : elle est propre au moyen âge, où elle fut suscitée par diverses discussions théologiques. (Note de l'*éditeur*.)

et à garder son mouvement tant qu'une force étrangère ne vient pas le modifier ou l'arrêter. On voit là que le principe fondamental de la mécanique, de l'astronomie et de la physique modernes était d'une impossibilité logique sous le règne des formes substantielles.

Et nous comprenons à ce point de vue la valeur du célèbre argument d'Aristote à l'appui de la théorie des quatre éléments, argument qui paraissait au moyen âge aussi clair qu'irréfutable.

Tout corps simple, dit Aristote, est doué nécessairement d'un mouvement simple ;

Et le mouvement simple est la qualité propre d'un corps simple.

De là cette conséquence, qu'il y a autant de corps simples que de mouvements simples existant dans notre monde sublunaire.

Mais les mouvements simples et rectilignes sont ici-bas au nombre de quatre, dont deux, du centre à la circonférence, appartiennent en propre aux choses légères qui s'élèvent en haut, et deux de la circonférence qui appartiennent en propre aux choses pesantes qui descendent naturellement en bas.

Et de ce que deux mouvements rectilignes tendent naturellement en bas, et qu'entre les corps il en est qui, entre tous les autres, se dirigent naturellement en bas, s'ils ne rencontrent pas d'obstacles, tels que la terre et l'eau ;

Et encore de ce que deux mouvements rectilignes tendent naturellement en haut, et qu'il est dans la nature deux corps, l'air et le feu, qui se dirigent naturellement en haut ;

Il en résulte que ces quatre corps sont autant de corps simples et doivent être considérés comme la matière première de tout ce qui existe.

Simplicis corporis, dit Aristote, *esse motum simplicem adeoque simplicem motum propriam esse affectionem corporis simplicis hinc et precipue, et hoc infert tot sunt corpora simplicia quot motus simplices infra lunam existencia ; quotuplices sunt motus simplices atque recti ; sunt autem illi quatuor.*

Bini a centro ad circumferentiam rerum levium quæ sursum feruntur, et bini a circumferentia ad centrum rerum gravium quæ deorsum feruntur.

Et quod bini sint recti deorsum tendentes apparet : quia corpora quædam naturaliter per omnia reliqua elementa deorsum feruntur. — Ad centrum usque si nihil obstet, ut terra et aqua. — Enim per ignem aeremque dorsum fertur per terram ; non fertur, sed ei supernatat.

Similiter apparet binos esse motus sursum tendentes, ignis et aer..., etc., etc.

Quatenus autem hæc quatuor corpora et simplicia sunt et materia generationis omnium rerum existunt.

Ce syllogisme n'a évidemment aucun sens en dehors de la théorie du mouvement telle qu'elle découle de la doctrine métaphysique des formes substantielles (1).

Une deuxième conséquence de cette même doctrine est particulièrement relative à la physiologie.

Dans le composé humain, et en général dans les êtres animés, l'âme joue le rôle de forme substantielle, et le corps de rôle de matière.

De là une physiologie essentiellement distincte de la physiologie moderne. Puisque l'âme est la forme du corps vivant, ou, en d'autres termes, le principe qui lui donne tout ce qui le caractérise, le détermine, l'anime, le fait, en un mot, corps vivant, les fonctions physiologiques s'expliquent tout simplement par la présence de l'âme dans le corps, ce qui dispense de toute physiologie.

Demande-t-on, par exemple, comment se fait la sensation ?

L'école répond que tout *sensorium* saisit la forme de l'objet senti en la dégageant de la matière, et que telle est la raison d'être de la sensation : *Quod libet sensorium sentiendo suscipit formam rei sensibilis, sine materia atque sentit.*

Demande-t-on quelles sont les principales fonctions ? L'école répond par le mot *facultés*.

Il y a autant de facultés que d'actions, *tot facultates quot actiones*, et puisque l'âme humaine, rationnelle ou végétative, produit visiblement des actions sensorielles,

(1) Voir *Dictionnaire de théologie et de philosophie scolastiques*, par Frédéric Morin, article *Eléments.*

motrices, génératrices, d'accroissement, de nutrition, elle est composée d'un même nombre de facultés.

D'autre part, les actions et les facultés du composé humain peuvent se ramener à quatre principales, *primariæ*, qui comprennent : 1° l'action d'attirer à soi et la faculté attractive ; 2° l'action d'assimiler et la faculté *concoctrix* ; 3° l'action de retenir et la faculté *retentrix* ; 4° enfin l'action d'expulser et la faculté expulsive.

Or, la preuve de la vérité de cette division fondamentale, c'est qu'il est nécessaire qu'il en soit ainsi et non autrement.

Nimirum quia alias ne minimum quidem temporis perdurare multoque minus augeri et ad justam magnitudinem perduci aut usui esse possent.

Rien ne serait plus facile, Messieurs, que de multiplier les citations, et de poursuivre dans toutes les parties de la physiologie, relatives aux éléments, l'influence de cette donnée primordiale. Les autres parties, relatives aux éléments, aux tempéraments et aux humeurs, s'y rattachent aussi essentiellement.

Le corps n'étant, en effet, constitué par l'âme que dans son état de corps vivant, possède en lui, comme composé, pour ainsi dire inorganique, que l'âme viendra ensuite animer, les quatre éléments de la nature qu'il renferme sous forme d'humeurs, et l'on sait que la prédominance de ces quatre humeurs (bile, pituite, sang, atrabile) produit les quatre tempéraments, et que leur pondération harmonieuse produit la santé. De là le principe de toute la médecine grecque, qui fut aussi celle du moyen âge, du quinzième, du seizième, et, jusqu'à un certain point, du dix-septième siècle.

D'autres rapprochements s'offrent encore à l'esprit; permettez-moi, Messieurs, de ne pas insister et d'aborder un point capital, celui de l'influence de cette doctrine des formes sur le but et la méthode des sciences dans l'antiquité et le moyen âge.

D'abord, en ce qui concerne le but de la science, cette influence est, ce me semble, facile à déterminer.

Supposez, en effet, pour un instant, que les essences des choses matérielles soient visibles, visibles en elles-mêmes, visibles dans une donnée complexe des sens qui les contient en même temps qu'un élément individuel confondu avec elles, mais discernable par un travail réfléchi de l'intellect. Dans cette hypothèse, la science ne doit-elle pas, si elle est digne de son nom, aspirer et aspirer énergiquement, je dirai presque exclusivement, à ces formes ou essences, qu'elle peut déterminer, et qui contiennent le secret de l'univers?

Or, dans la doctrine que nous examinons, la forme seule peut être saisie par l'intelligence. Et c'est d'après cette vue que les anciens et le moyen âge assignèrent son objet et son but à la science; ce but, c'est la recherche des essences qui constituent le fond intime de la science, puisque la *forme* est la réalité propre des êtres. De là cet amour de la définition, de là ce caractère abstrait général et ultralogique de la science antique, etc., etc. (1)

C'est ainsi qu'en médecine on est conduit logiquement à poser les questions suivantes : Quelle est l'essence de la maladie ? l'essence de la santé ? l'essence du plaisir ou de la douleur ?

La réponse à ces diverses questions est, du reste, assez curieuse ; nous en rapporterons une qui fait assez comprendre quel fut alors le rôle de la dialectique.

Il est nécessaire, disent gravement, au sujet de l'essence du plaisir et de la douleur, nos docteurs du moyen âge, il est nécessaire que cette essence consiste dans la manière différente dont les parties du corps sentent ce qui les altère ; j'allais dire les impressions, mais le mot *alterationem sui* n'a rien de commun avec ce que nous appelons impression dans la science moderne, et se rattache à tout un autre système.

Quand donc les parties sentent cette altération avec plaisir, c'est de la volupté, *voluptas est,* et réciproquement.

Necesse est essentiam doloris voluptatisque consistere penes modum quo partes sentiunt alterationem sui. Si enim eam cum jucunditate sentiunt, voluptas est ; si cum molestia, dolor est.

C'est de la naïveté, me dira-t-on : d'accord ; mais tout ceci est très logique au point de vue du but que la

(1) *Dictionnaire de théologie et de philosophie scolastiques,* article *Expérience.*

science se proposait. Condamné à la recherche des essences, et dans l'impossibilité d'en rencontrer jamais, l'esprit humain dut nécessairement faire subir à l'objet qu'il avait en vue un travail d'analyse qu'il érigeait en entité ou essence, et qui se terminait par des définitions impossibles, par exemple, que la santé n'était pas la maladie, que la maladie était l'opposé de la santé, etc.

La méthode, dans la science ancienne, est aussi parfaitement déterminée par l'objet et le but qu'elle se proposait.

Si ce but est d'arriver à l'essence des choses, l'intellect humain, sollicité à agir, et sachant que les deux éléments, matériel et formel, constitutifs de l'être, sont contenus dans l'image ou la représentation que l'objet nous envoie de lui-même, n'a qu'à dégager ce deuxième élément, et c'est ainsi que le passage du sensible à l'intelligible, du matériel au formel, de l'individuel au général, c'est-à-dire l'induction, est le fond de la méthode scientifique du moyen âge.

Il s'agit ici, bien entendu, non pas de l'induction lettrée qui coordonne les faits, les groupe, les assemble, les compare et s'élève par une ascension lente et graduelle, mais de l'induction vulgaire qui prétend lire dans un fait solitaire l'essence même des choses.

Cette méthode n'est au fond que l'idolâtrie de l'observation et de l'expérience allant se perdre dans des faits sensibles érigés en principes ; ainsi la physique, persuadée qu'elle peut atteindre les essences, prendra le phénomène lui-même ou sa possibilité abstraite comme l'essence qui l'explique. Tel phénomène se passe en cette substance, parce que cette substance a essentiellement le pouvoir de la produire. *Cur opium facit dormire? Quia est in eo virtus dormitiva.*

Conçoit-on maintenant pourquoi l'eau est essentiellement humide, la terre est essentiellement froide, etc.? et ces diverses qualités que l'esprit découvre, comme le disent Aristote et saint Thomas, en dégageant la matière pour arriver à la forme? Ces qualités d'humidité et de froid existent, dans ces corps, *summæ atque impermixtæ* (ces mots sont intraduisibles), comme étant leur forme propre.

Conçoit-on encore pourquoi la forme ou l'essence de la fièvre consiste dans une chaleur non naturelle qui a pour siége le cœur?

Pourquoi la maladie consiste essentiellement dans une intempérie?

Telle fut l'influence considérable de la doctrine métaphysique des formes sur la constitution et la méthode de la science au moyen âge, influence si naturelle pourtant, que l'esprit perçoit sans effort le lien qui les unit et saisit entre elles un rapport de cause à effet.

Aussi, dois-je l'avouer, n'ai-je pas encore parfaitement compris pourquoi, ainsi qu'on l'a dit, auprès de nous et parmi nous, cette même doctrine, ensevelie depuis Descartes dans un juste oubli, est appelée à devenir la clé de voûte et la base d'une grande restauration médicale; et bien involontairement, en quelque honneur que je tienne, d'ailleurs, les modernes thomistes et substantialistes, la parabole du vin nouveau dans de vieilles outres me vient à la pensée.

On a dit quelque part, autant qu'il m'en souvient, que cette doctrine était profondément chrétienne et spiritualiste, et qu'à ce double titre elle était capable d'infuser une nouvelle vie à la médecine moderne compromise par les excès du rationalisme. Sans entrer ici dans l'examen des graves inconvénients que présente, au point de vue de la religion et de la science, l'intervention directe des dogmes religieux dans les questions de l'ordre scientifique, ce qui conduirait à admettre une médecine catholique, une algèbre protestante, une physique rationaliste, etc., etc., choses aussi étranges que la *raison catholique* d'un moderne philosophe, sans entrer, dis-je, dans l'examen de cette question, il est permis, je crois, de s'inscrire en faux contre les motifs qu'on a fait valoir.

Comment serait-elle chrétienne, une doctrine qui remonte de toute évidence à Aristote, et qui n'a subi jusqu'à la Renaissance aucune modification essentielle ?

Comment serait-elle spiritualiste, cette doctrine qui considérait le corps et l'âme, non pas comme deux substances différentes, mais plutôt comme deux éléments substantiels, d'une même substance, qui explique la digestion par l'âme et les idées par les *phantasmata* et par les sens ?

Qui disait : L'âme est au corps ce que la faculté de

voir est à l'œil. L'âme ne produit pas autrement. *Edit per se*, l'imagination, la mémoire, que le mouvement ou la sensibilité, la seule différence, c'est que dans le deuxième cas, un intermédiaire existe ?

Perinde sese habere animam ad corpoream molem hominis ut vis videndi se habet ad oculi substantiam corpoream.

Actiones quasdam edit per se anima veluti imaginationem, memoriam, etc., etc., *præ est etiam sensui earum quæ sentiunt et motui earum quæ voluntario motui ciuntur.*

«*Primum intellectum est materiale compositum,*» disait saint Thomas ; qu'ont dit de plus Locke et Condillac ?

Quoi qu'il en soit, et c'est le point qu'il était essentiel et important d'établir, il résulte de cet examen du but de l'objet et de la méthode scientifique de l'antiquité et du moyen âge qu'ils sont : 1° contenus tout entiers dans la doctrine des formes substantielles, c'est-à-dire dans une donnée métaphysique ; 2° que le rapport de la métaphysique et de la science est si intime, qu'il est impossible de comprendre l'une sans l'autre.

Et, s'il était besoin d'autres arguments, nous invoquerions, à l'appui de cette grande vérité, cette énergie, cette persévérance admirables avec lesquelles les novateurs du quinzième et du seizième siècle attaquèrent cette doctrine qui enferme, pour ainsi dire, la science dans un cercle de fer, et leurs luttes incessantes contre la métaphysique ancienne.

Quand on objectait, par exemple, aux coperniciens cet argument capital, que nous avons déjà signalé, qu'un corps simple ne pouvait avoir qu'un mouvement simple, et que dans leur hypothèse on assignait à la terre trois espèces de mouvement ; à Galilée, que son système faisait violence au témoignage des sens ; ne leur fallait-il pas se placer sur le propre terrain de leurs adversaires pour les combattre avec avantage, et glorifier le témoignage de la raison !

Sans doute, dira-t-on, et cette thèse a été brillamment soutenue par deux philosophes contemporains très éminents, il fallait que la métaphysique vînt briser les chaînes qu'elle avait elle-même forgées ; mais, débarrassé de ce lien et en possession de lui-même, l'esprit mit à profit son indépendance et regarda le monde des corps, les observa sans idée préconçue, et de là datent les progrès de la science moderne.

Argument beaucoup plus spécieux que fondé en principe, nous l'avons dit, et qui se trouve contredit par l'histoire du progrès des sciences dans les temps modernes ! L'influence de la métaphysique dans les sciences n'est pas moins évidente, en effet, depuis la Renaissance que dans l'antiquité ou le moyen âge. Il nous sera facile de l'établir.

TROISIÈME PARTIE.

Des théories fondamentales de la science moderne, de leur origine et de l'influence de ces données sur son but et sa méthode.

Messieurs,

« Il y a un spectacle plus caché, mais aussi merveilleux que celui des grandes découvertes, — qui se succèdent du quinzième au seizième siècle (dirai-je avec le jeune et profond philosophe, au travail inédit duquel j'ai emprunté les idées générales de cet examen de la science au moyen âge), — c'est celui du dégagement, de l'éclosion, pour ainsi dire, de l'idée de force, qui se détache peu à peu de celle de forme substantielle et prend une conscience de plus en plus claire d'elle-même. »

« Entre le développement de cette idée métaphysique et celui des découvertes scientifiques dont la civilisation est si justement fière, y a-t-il un rapport ? »

Nous répondons : Oui, il y a un rapport, un rapport de cause à effet, et M. Fréd. Morin le prouve en établissant, l'histoire à la main, que la notion de force a passé dans son dégagement successif par trois grandes périodes, et qu'à ces trois périodes correspondent trois grandes phases dans la science moderne.

« La notion de force, dit-il, apparaît d'abord comme un pressentiment, elle est à peine dégagée de celle d'essence. Cependant une grande discussion métaphysique fait présumer que le mouvement n'a pas son principe de direction dans l'essence ou dans la nature spécifique de l'être qui se meut. »

Voilà un soupçon abstrait, sans doute, et pourtant c'est lui qui devait faire évanouir l'astronomie de Ptolémée ; c'est lui qui devait créer celle de Copernic.

En effet, si le mouvement, au lieu de se spécifier dans chaque espèce de corps, s'applique suivant des lois universelles, toutes les parties de la matière le reçoivent de la même manière et sans le différencier par leur essence propre. Ce qu'on exprime en disant que la matière est indifférente au mouvement. — De là cette première conséquence, qu'il n'y a point de mouvement naturel à chaque espèce de corps ; — qu'il n'y a point de repos absolu dans la nature.

Le but de la science dut être alors de négliger les essences et les formes, et d'étudier les lois universelles du mouvement. De là la nécessité d'étudier la succession et la coordination des phénomènes, et ce but ne fut rien autre chose, si l'on veut bien tenir compte de la nature des efforts scientifiques de Copernic et de Galilée.

Deuxième phase dans le développement de l'idée de force.

Dans une deuxième phase qui commence avec le dix-septième siècle, l'esprit, concevant que le mouvement est étranger à l'essence des corps, en conclut que cette essence se trouvait en dehors de tout ce qui est variable et changeant, et ne pouvait être vue que par la raison pure. Il ne faut donc pas la rechercher dans les données mobiles des sens ; l'idée que nous en avons est donc *innée*. « Parvenu à cette conclusion naturelle, la révolution touchait à l'origine des idées. Et dès lors, sentant son lien intime avec la philosophie, elle pouvait s'organiser. Cette organisation s'opéra au nom d'une philosophie qui épurait la science de toutes les données des sens ou d'une doctrine qui faisait faire au spiritualisme le pas le plus décisif qui ait été tenté. L'auteur de cette révolution philosophique fut Descartes. »

Quelle est, en effet, la donnée primordiale du grand système de Descartes ? — Les sens ne sauraient, d'après lui, nous révéler l'essence des corps. Ce qu'ils nous font connaître des corps n'est qu'une simple apparence à laquelle notre imagination seule donne une réalité. Peut-on concevoir que l'essence de la cire soit d'être jaune, solide, résistante? etc., etc. (Voir sa méditation VIe, si admirable d'analyse.) — L'essence de la matière, c'est l'étendue ; il n'y a dans l'univers que du mouvement et de l'étendue. — Le mouvement n'est pas essentiel à la matière; il vient de Dieu, et avec ces deux principes on peut expliquer le monde.

Descartes essaya, en conséquence, de formuler un système général du monde ; il voulut le construire tout entier, terre et cieux, êtres organisés et êtres inorganiques, avec du mouvement pur et de la pure étendue, c'est-à-dire avec la nature dépouillée de toute qualité sensible. — « De là, la fameuse théorie des tourbillons. Prise en elle-même, cette théorie audacieuse a succombé ; mais elle était un premier essai d'expliquer le ciel et la terre, la gravitation des astres et celle de la pomme qui tombe, par les mêmes lois universelles, elle était la préface de Newton. »

Ce qui resta du système cartésien, ce fut la conception d'un monde physique débarrassé des qualités secondes, des vertus occultes, de tout ce qui s'était introduit à la suite des *formes substantielles.*

Le but de la science, dans cette période représentée par Descartes et Newton, fut l'analyse mathématique de ce que contiennent les notions d'étendue et de mouvement dégagé de tout alliage ; et la méthode analytique découle très clairement de l'objet et du but que les savants illustres assignèrent à la science.

Au fond, que prétend le cartésianisme ? faire le monde avec deux conceptions étrangères aux sens : celle d'étendue et celle de mouvement. Sa méthode sera donc de chercher toutes les manières possibles dont l'étendue géométrique peut se construire sous l'action des lois mathématiques. « En d'autres termes, elle sera purement analytique. Dans ses vues particulières sur les diverses parties du monde, elle ajoute à l'analyse l'observation comparée des faits. C'est ainsi que la conception métaphysique de Descartes, appliquée aux phénomènes de la nature, a créé toute la physique moderne. »

Torricelli, Gassendi, Otto de Guerick, Huyghens, Cassini, Mariotte, Swammerdamm, Malpighi, Newton, illustres représentants des sciences physiques et anatomiques de cette époque, peuvent être considérés comme les disciples de Descartes.

Constatons encore une fois que cet accord entre les sciences, leur méthode et leur but d'une part, et la métaphysique de l'autre, fut aussi intime dans le dix-septième siècle et la première moitié du dix-huitième que dans l'antiquité et le moyen âge.

Troisième phase dans le développement de l'idée de la force.

« Jusqu'ici, ajoute M. Morin, l'idée de la force s'est manifestée par deux grandes révolutions scientifiques. Elle n'a pas encore pris possession d'elle-même ; nous allons enfin la voir paraître.

» Dans le cartésianisme, nous avons, d'un côté, l'étendue considérée comme l'essence des corps ; de l'autre, le mouvement dont la nature intime n'est pas déterminée et dont nous ne savons qu'une chose, à savoir, que ses lois sont universelles. Leibnitz arrive, poursuit, en la modifiant, l'idée de Descartes et déclare que l'étendue n'est ni l'essence, ni le signe de l'essence des corps, mais une pure apparence. Qu'y a-t-il donc dans le monde? si l'étendue, qui avait banni les qualités secondes et les vertus occultes, est bannie elle-même, qu'y a-t-il ? Rien, si ce n'est la cause du mouvement, la force. L'univers n'est qu'une harmonie de forces, qu'un concert préétabli de forces invisibles.

» Sous l'influence de la monadologie, l'esprit humain concevait donc nécessairement que les mêmes organes peuvent affecter dans la série animale les formes les plus diverses, et qu'il faut discerner leur identité réelle, non à la configuration des parties visibles, mais à l'identité de la fonction. »

De là, tous les faits d'histoire naturelle recueillis jusqu'alors sans ordre, et se coordonnant au point de vue d'un certain nombre de fonctions qu'on étudiait à travers toute la série animale ou végétale ; de là les classifications naturelles.

Ainsi la théorie métaphysique de Leibnitz, appliquée aux sciences naturelles proprement dites, permettait d'étudier l'organisation et la vie à un point de vue universel, et d'observer dans chaque être, au point de vue de l'unité, les phénomènes dont il est le théâtre ; et l'on peut s'assurer qu'à dater de cette nouvelle conception philosophique, et sous son influence directe, la science de la vie, considérée à son point d'origine, c'est-à-dire dans son objet et dans son but, se transforme radicalement et devient l'étude de l'harmonie visible des forces invisibles considérées dans la nature en général et dans chaque être en particulier.

Si les rapports que nous avons précédemment signalés, entre la métaphysique et les données fondamentales de la science, entre son but et sa méthode, se rattachent à une loi générale, il est évident que la conception de Leibnitz dut engendrer nécessairement une méthode différente de celle de Descartes. C'est en effet ce que l'histoire des dix-huitième et dix-neuvième siècles démontre.

« Avec Leibnitz disparaît l'explication du monde, par un mécanisme qui l'embrasse dans ses généralités ; chaque force : attraction, calorique, lumière, devient l'objet d'une étude spéciale, et n'est connue dans sa loi, que si cette loi, que l'on pose par une hypothèse et que l'on vérifie par l'expérimentation, rend compte par l'analyse d'elle-même de tous les phénomènes. » Souvent la science n'est pas assez avancée pour qu'une hypothèse détermine sa loi intégrale ; alors on tâche de sérier quelques-uns des groupes de faits autour de quelques explications particulières qu'on cherche à rattacher à d'autres au moyen d'une hypothèse plus compréhensive. Tel est un des procédés de la science moderne, procédé inductif par excellence, qui se distingue de l'ancien en ce qu'il ne prétend pas saisir le général dans le particulier, et ne reconnaît la valeur scientifique d'aucun fait qui ne s'enchaîne pas à une série, en ce qu'il marche graduellement de son point de départ à son point d'arrivée et donne une part considérable à l'hypothèse.

Telle est la méthode, il faut le dire, qu'ont acceptée et appliquée tous les grands naturalistes modernes avec tant de succès pour les sciences biologiques, dont les progrès datent seulement de Leibnitz et sous l'influence de laquelle furent créées la chimie, par les travaux et les découvertes successives de Stahl, de Hales, de Black, de Cavendish, de Priestley, de l'illustre Lavoisier, et de ses émules Berthollet, Vauquelin et Fourcroy; l'anatomie comparée, par Duverney, Chéselden, Monro, Réaumur, Camper, Daubenton et Vicq d'Azyr; et les classifications naturelles, par Linnée, Buffon et les Jussieu; l'anatomie philosophique enfin et la zoologie générale, par une foule de savants dont les plus illustres sont assurément : Gœthe, Cuvier et Geoffroy-Saint-Hilaire.

Après avoir constaté bien sommairement et par cela même incomplétement, mais j'eusse craint, messieurs, d'abuser de votre indulgence, il faudrait d'ailleurs un volume pour traiter à fond cette importante question; après avoir constaté, dis-je, cette influence de la métaphysique sur le développement des sciences, j'ai hâte d'entrer dans le domaine plus spécial de la médecine, et d'examiner si cette dernière science échappe à la loi générale que je viens de signaler. Permettez-moi de solliciter encore ici votre attention.

QUATRIÈME PARTIE.

Des rapports de la métaphysique avec les théories et le doctrines médicales modernes.

Si la loi générale dont je viens de parler est bien l'exacte expression de faits, il est évident, messieurs, que cette remarquable influence de la métaphysique sur le développement de la science a dû nécessairement se faire sentir en médecine.

La médecine, par les diverses questions qu'elle soulève, par les idées primordiales auxquelles elle se rattache : idées de vie, de force, d'organisation, par les problèmes, enfin, qu'elle agite, peut être considérée comme la science synthétique par excellence : elle est donc, à ce titre, inséparable d'une conception philosophique.

Aussi l'avons-nous vue, dans l'antiquité et le moyen âge, contenue tout entière dans la doctrine des formes substantielles. La métaphysique et la science médicale sont même, à cette époque, si intimement liées, qu'on ne comprend rien aux théories de Galien et à ses commentateurs du moyen âge et de la renaissance, si l'on n'a présent à l'esprit le système philosophique qui leur a donné naissance et qui les explique et les justifie.

Par ce même motif de l'alliance intime de la médecine et de la philosophie, les pressentiments d'une révolution scientifique générale, et le doute précurseur qui agitèrent les esprits aux quinzième et seizième siècles, ne manquèrent pas d'exercer, à cette époque, une influence capitale en médecine.

Et, de même qu'à cette époque la méthode et le but de la science restèrent, en dehors de la considération du mouvement distinct de l'essence, dans un état vague et indéterminé, le mouvement qui se fit en médecine consista surtout dans une critique violente des théories anciennes, des formes substantielles surtout, dans de vagues mais énergiques appréciations, et dans des essors prématurés de systématisation dont l'idée première fut empruntée, tantôt à la chimie, à l'astrologie, et plusieurs fois aux dogmes religieux.

Cornélius Agrippa, Cardan, Paracelse, Van Helmont furent les représentants les plus célèbres de cette époque d'agitation et de renouvellement trop méconnue, et, malgré les persécutions et les outrages dont furent abreuvés les novateurs du quinzième siècle (la plupart d'entre eux expièrent par l'exil et la prison leur opposition aux doctrines régnantes), le sentiment et le désir d'une réforme inévitable, sollicités par les immortelles découvertes de Harvey et de Galilée, ne firent que grandir et s'accroître. Aussi, quand apparut Descartes, le grand organisateur des sciences physiques modernes, l'impression qu'en reçurent l'esprit humain et les sciences fut aussi générale que profonde.

La médecine, cela devait être, en reçut doublement l'influence ; d'abord, par la théorie mécanique exposée dans le *Traité de l'homme;* en second lieu, par la méthode dérivée de la conception cartésienne sur le mouvement et l'étendue.

Vous connaissez, messieurs, la théorie du grand philosophe sur la nature de l'homme : « Je suppose, dit-il, que le corps n'est autre chose qu'une statue ou machine que Dieu forme tout exprès pour la rendre le plus semblable à nous qu'il est possible ; en sorte qu'il lui donne en dehors la couleur et la figure de tous nos membres, mais aussi qu'il met au dedans toutes les pièces qui sont requises, pour faire qu'elle marche, qu'elle mange, qu'elle respire, et enfin qu'elle imite toutes celles de nos fonctions qui peuvent être imaginées, procéder de la nature et ne dépendre que de la disposition des organes..., etc.

» Et si vous avez jamais eu la curiosité de voir de près les orgues de nos églises, vous savez comment les soufflets y poussent l'air en certains réceptacles, et comment cet air entre tantôt dans un tuyau, tantôt dans un autre ; or, vous pouvez concevoir que les esprits animaux, chassés par le cœur dans le cerveau, sont comme les soufflets de ces orgues, et que les objets extérieurs, selon les nerfs qu'ils remuent, sont comme les doigts de l'organiste, etc., etc. »

Telle fut la conception de Descartes sur la nature de l'homme : assemblage de rouages mis en mouvement par un moteur. On comprend assez ce que furent dans cette donnée primordiale de l'homme, mouvement et étendue, la vie et la santé : un pur mécanisme, et la physiologie, une simple analyse mathématique des mouvements divers que cette machine contient. Aussi le mécanisme de Descartes enfanta très directement, vous le savez, messieurs, Borelli, Baglivi, et, à certains égards, Boerhaave, Sauvage et Hoffmann, et inspira d'une manière visible la médecine du dix-septième et d'une partie du dix-huitième siècle, qui fut alors considérée comme une des branches de la physique et de la mécanique.

Elle imprima aussi, et vous en comprenez les motifs, la plus vigoureuse impulsion aux travaux et aux recherches anatomiques : Pecquet, Bartholin, Vieussens, Ruisch, Malpighi, Leuwennœck, Morgagni et Haller lui-même, s'imprégnèrent de son esprit, autant que Torricelli et l'académie *del Cimento*, de l'esprit de Galilée.

Je n'insisterai pas, messieurs, sur les erreurs de ces théories qui, dans l'étude des phénomènes de la vie, faisaient abstraction de la vie elle-même. Si la raison qu'elles donnent des phénomènes trouve encore des oreilles crédules dans le vulgaire ignorant, elles font sourire le moindre praticien. Elles ont donc eu leur temps; mais qu'on ne croie pas qu'en physiologie et en médecine l'influence de Descartes se soit arrêtée à Hoffmann et à Boerhaave. La notion de l'homme machine, de l'homme assemblage de rouages mis en mouvement par un pur mécanisme, a disparu il est vrai, mais pour faire place à une conception qui, au fond, surtout au point de vue médical et thérapeutique, n'en diffère pas essentiellement.

Quand fut découverte, par Haller, l'irritabilité musculaire, on put espérer que, débarrassée de la donnée purement mécanique, et devenue vitale, la physiologie entrerait dans des voies nouvelles. Il n'en fut rien, et la méthode de Leibnitz, qui conduit à considérer les êtres dans l'ensemble de leurs manifestations, dans la série de leurs phénomènes associés et coordonnés, et non dans le détail et la partie, resta complétement méconnue.

Qu'on me permette d'invoquer, à l'appui de cette assertion, le témoignage d'auteurs modernes :

« L'irritabilité, disent MM. Trousseaux et Pidoux, telle qu'elle sortit du laboratoire de Haller, ne put être, aux yeux des physiologistes, qu'une énergie physique sans détermination fonctionnelle, bornée, comme toutes les puissances mécaniques, au mouvement de va-et-vient, ne pouvant, dès lors, être modifiée que dans sa quantité et sa vitesse ; en un mot, n'étant susceptible que de plus et de moins. » (*Int. à la Thér.* Tr. et P.)

Eh bien, poursuivez dans ses diverses applications l'observation qui précède, et dites si les conséquences légitimes de la découverte de Haller ne sont pas parfaitement applicables aux théories médicales de Cullen et de Brown, à la doctrine physiologique de Broussais, qui relève, cela est très évident, de Bichat, qui n'a fait lui-même que compléter Haller. Je pourrais ici multiplier à plaisir les citations, et prouver, textes en mains, aux plus illustres représentants de la science officielle contemporaine, aux Chomel, aux Andral, aux Trousseau, aux Bouillaud, qu'ils sont absolument du même avis ; mais mon dessein n'est pas d'entrer dans les détails du sujet, je me bornerai donc à signaler cette concordance.

Il est constant que la donnée cartésienne, réfléchie ou irréfléchie, se trouve également, qu'on en convienne ou non, au fond de tous les systèmes, de toutes les théories médicales modernes. — Parlons d'abord de l'organicisme dont l'école de Paris se montrait jadis si fière, et qu'elle est venue récemment abdiquer très cérémonieusement au profit de je ne sais quel vitalisme fantastique. Dans ce système, sous quelque forme qu'il se présente, la maladie n'est considérée, vous le savez, que comme une simple lésion d'organe ou un dérangement de fonctions, et elle s'explique par la théorie de la fonction ou de l'organe altérés.

C'est-à-dire que nous trouvons, sous cette enveloppe d'emprunt, qui ne peut qu'un instant faire illusion, l'homme machine de Descartes, l'homme composé de parties qui s'influencent réciproquement. Et de même que, dans une machine dérangée ou dans cet orgue dont parle notre philosophe, il est naturel d'aller à la recherche du rouage ou du tuyau qui trouble leur jeu normal et régulier, il est évident que dans toute maladie il faut, avant tout et par-dessus tout, si l'on se pique d'agir avec raison, rechercher, mais rechercher exclusivement l'organe lésé et découvrir la nature de la lésion : c'est-à-dire s'absorber systématiquement dans la contemplation de la partie, et ne voir dans les diverses altérations dont cette partie peut être le siége que les expressions diverses d'une notion toujours identique, celle de quantité.

Quoi, me dira-t-on, prétendez-vous, dans l'étude du composé humain, faire abstraction des organes et de la matière qui les constitue, et ne vous point préoccuper du corps? Passe encore s'il s'agissait de philosophie, mais en fait de médecine ce spiritualisme quintessencié n'a jamais paru qu'une folie ridicule!

Je suis pleinement de cet avis, et peut-être ma façon de concevoir les phénomènes morbides paraîtrait-elle une exagération aux yeux des organicistes eux-mêmes, car je n'admets pas d'état morbide sans une altération correspondante dans l'agrégat matériel; mais il s'agit de s'entendre, et je me crois autorisé à affirmer, en dehors de toute preuve émanant directement des faits, et ils sont nombreux, que cette préoccupation exclusive de l'organe, qui distingue les organicistes de l'école, les conduit fatalement : 1° à une exagération de l'influence réelle de la lésion sur le développement des phénomènes morbides : qui ne se rappelle la gastro-entérite de Broussais? 2° à une méconnaissance de l'ordre de succession des phénomènes de la maladie; 3° à un oubli désastreux de l'unité morbide, et, par suite, à une thérapeutique aussi impuissante qu'irrationnelle.

Voilà pour l'organicisme.

En théorie, le vitalisme et le spécifisme se placent, il est vrai, au point de vue de l'unité physiologique et de l'unité morbide; le premier prononce même le nom de force vitale, qui conduit à étudier l'homme ou la vie dans l'ensemble et le tout. Mais quand il s'agit de passer de la théorie à l'application, chacun d'eux oublie bien vite son point de départ pour retomber dans l'erreur cartésienne de l'homme fragmenté, de l'homme mouvement et étendue, de la cause prochaine. Existe-t-il, je le demande, non pas une différence radicale, mais une différence sensible entre les pratiques des organicistes et celles des spécifistes ou des vitalistes?

Chose étrange, et qui prouve combien l'esprit humain persévère avec ténacité dans les habitudes qu'il a primitivement reçues, et s'en détache difficilement; il n'est pas de médecin quelque peu intelligent qui ne soit aujourd'hui persuadé de la fausseté des systèmes et des théories régnantes, du désordre et de l'anarchie de la thérapeutique, et qui ne sente le désir de réformes, pas un seul qui ne répète les mots de *maladie spécifique*, de *diathèse*, d'*unité morbide*, etc., qui pourraient l'amener logiquement à un ordre d'idées beaucoup plus compréhensives et plus vraies, et chacun, néanmoins, suit ses anciens errements, persuadé qu'en dehors de la cause prochaine il n'y a pas de salut.

L'introduction, à laquelle nous avons déjà emprunté une citation, nous offre un merveilleux exemple de ces contradictions incompréhensibles, si nous ne savions que les meilleurs esprits subissent, parfois à leur insu, le joug de préjugés ou d'idées préconçues.

Après avoir énoncé que les faits sur lesquels s'appuie

le naturisme (autocratie de la nature) condamnent à la fois le rationalisme (dont l'organicisme est une forme, et l'empirisme, médecine des entités et du hasard), que les faits qu'invoque le rationalisme anéantissent ceux qu'invoque l'empirisme, et réciproquement; que les arguments sur lesquels s'appuie l'empirisme détruisent ceux qu'allèguent le rationalisme et le naturisme, c'est-à-dire que les systèmes actuellement existants s'anéantissent réciproquement; les auteurs du *Traité de thérapeutique* ajoutent : « Mais quoi, faut-il donc opter, faudra-t-il être nécessairement rationaliste, vitaliste ou empiriste? Non, puisque tous ces systèmes ne sont pas moins faux les uns que les autres. » Voilà qui est très net, et l'on croit déjà entendre MM. Trousseau et Pidoux proclamer, en présence de ces contradictions, de ces impossibilités, que la thérapeutique et la pathologie cartésiennes ont fait leur temps, et appeler de tous leurs vœux une réforme qui mette un peu d'ordre et de clarté dans cette Babel qu'on appelle la médecine moderne. Malheureusement MM. Trousseau et Pidoux ne se piquent pas d'autant de logique, et voici leurs conclusions :

« Où donc est la mesure de l'erreur, s'écrient-ils, ou la vérité? Elle est uniquement dans l'idée de subordonner à la médication du symptôme (au rationalisme) celle de l'unité morbide (le spécifisme), lorsque celle-ci n'est pas assez bien déterminée et assez spécifique pour dominer toutes les autres indications, et de subordonner, au contraire, la médication des symptômes à celle de la nature de la maladie, lorsque celle-ci a une telle unité et une telle spécificité, que toutes ses parties, que tous ses symptômes n'en peuvent pas être détachés, et que chacun d'eux la représente et la manifeste aussi bien que l'ensemble, c'est-à-dire de subordonner une première erreur à une seconde, et d'agir en vertu d'un système dont ils ont proclamé la fausseté. » Quelle logique! « Rien de plus simple assurément, rien de plus facile, ajoutent-ils naïvement, que ce principe de thérapeutique, il est la loi souveraine des bons praticiens. » Pourrait-on, je le demande, ne pas s'étonner de pareilles contradictions, de pareilles inconséquences!..... (1)

(1) Nous ne donnons pas la fin de ce Mémoire, à cause du caractère trop technique des questions qui y sont abordées.

ESSAI

SUR L'HISTOIRE PHILOSOPHIQUE

DANS LES SCIENCES

PREMIER FRAGMENT

ÉTUDE SUR PARACELSE

ET LA

RÉVOLUTION SCIENTIFIQUE DU XVIe SIÈCLE

I

Deux systèmes généraux divisent l'école historique moderne et dominent l'enseignement officiel. Chacun d'eux a sa raison d'être dans une certaine manière de concevoir l'idée de progrès, et tout ce qui a été dit et écrit, dans ces dernières années, sur l'origine et le développement des sciences, porte plus ou moins leur empreinte.

Le premier admet en principe que les méthodes scientifiques sont invariables, et qu'une science, dès qu'elle est entrée en possession de sa méthode, se développe naturellement et se dégage logiquement et sans efforts des éléments qui l'ont constituée à son point de départ.

Ce système est celui de l'école traditionaliste et mystique ou théocratique, à laquelle M. de Blainville et ses élèves, et quelques individualités remarquables dans la philosophie et dans les sciences, sont venus prêter de nos jours un puissant appui (1). Ce serait aussi celui de M. Flourens, s'il fallait prendre dans leur sens absolu certaines phrases que nous avons rencontrées dans ses plus récents ouvrages, celles-ci notamment : « Que l'histoire des sciences est la chronologie de l'esprit humain. »

Pour tous les traditionalistes modernes, quelles que soient d'ailleurs les nuances qui les distinguent individuellement, la véritable méthode des sciences date d'Aristote ou d'Albert le Grand, son représentant au moyen âge (2), et la méthode qu'a imaginée le sta-

(1) Voir, *Revue de l'instruction publique*, l'étude sur l'*Albert le Grand* de M. Pourchet, par M. Frédéric Morin.

(2) « Aristote a créé la méthode, dit quelque part M. de Blainville, et il a appliqué cet instrument à la connaissance des corps naturels, à l'état de mondes, à l'état d'êtres. — Il a encore tracé le cercle des connaissances humaines... Galien élargit le cercle. — Albert le Grand agrandit la toile et illumine le tableau par le rayon divin qui en montrera le but et en fera saisir les harmonies.

» Vésale étend le champ de l'expérience plus loin que celui de Ray. Linné agrandit la direction de ces deux naturalistes et élargit le rayon de quantité en augmentant les êtres et les faits connus ; mais surtout il agit sur celui de la méthode en la distinguant suivant qu'elle a ou non l'in-

girite, perfectionnée par son élève le plus complet, contenait virtuellement en elle tous les progrès accomplis jusqu'à nous. Il n'y a pas, suivant eux, et il ne saurait y avoir de révolution dans la science ni de transformation de ses procédés, et tout effort tenté en dehors de la voie tracée ne peut qu'être préjudiciable à la marche naturelle des choses. Pour eux enfin, le progrès a sa formule dans une série de cercles qui vont s'élargissant de plus en plus autour d'un centre commun d'où part l'impulsion initiale.

Ces révolutions de la science, que les théocrates déclarent impossibles, sont considérées comme un fait très réel et parfaitement établi dans l'autre système, celui de l'école positiviste, et constituent l'un de ses principes fondamentaux.

On admet en effet, dans cette école, que la science ne s'est constituée et n'est entrée en possession de sa méthode définitive qu'après avoir passé par une série d'évolutions et de transformations radicales. — Ces transformations, qu'on pourrait croire analogues à celles que subit l'organisme humain avant d'atteindre son développement intégral, sont au nombre de trois dans le système de MM. Auguste Comte et Littré, et chacune d'elles embrasse une longue période et corres-

tention d'exprimer des rapports des êtres. Elle se partage entre ses mains en méthode artificielle qu'il perfectionne, et en méthode naturelle qu'il comprendra sans la démontrer. » Ainsi, Vésale, Galilée, Linnée, Copernic lui-même, n'ont pas transformé le monde de la science, ils n'ont fait qu'agrandir le cercle tracé par Aristote.

pond, terme pour terme, aux phases qu'a déjà traversées l'humanité.

Dans la première, qui fut celle du mysticisme oriental et des théogonies de la Grèce antique, la raison et la science se préoccupent exclusivement, dit-on, de la substance éternellement voilée des phénomènes; dans la seconde, période métaphysique et mystique de l'antiquité classique et du moyen âge, elle cherche à tout prix leurs causes tout aussi mystérieuses; dans la troisième enfin, qui se dessine à la Renaissance, se continue depuis trois siècles et se complète chaque jour, la science s'éloigne à tout jamais de la stérile recherche des essences et se fonde sur la pure et simple observation des phénomènes, et il est vrai d'affirmer, à ce point de vue, que la science ne peut avoir qu'un but, découvrir les lois des phénomènes; qu'une méthode, celle de l'observation et de l'expérience.

Ainsi, tandis que les premiers, poursuivant à outrance toute idée de révolution philosophique, religieuse ou scientifique, font de la raison l'humble esclave du dogme, nient l'activité propre de l'âme et réduisent les méthodes scientifiques à n'être plus qu'une sorte d'analyse perpétuelle d'un élément initial toujours identique, les partisans du positivisme, après avoir affirmé les révolutions de la science et reconnu par là l'existence d'éléments actifs et rénovateurs au sein de l'humanité, anéantissent bientôt cette activité dans une sorte d'épigenèse ou d'évolution fatale, et ne transforment la raison que pour la circonscrire dans le domaine des faits.

De ces deux systèmes, quel est le préférable? et faudra-t-il nécessairement choisir entre l'un et l'autre? Nous ne le pensons pas.

Si le premier nie l'énergie et l'activité de l'âme humaine, l'autre lui refuse toute spontanéité et l'anéantit dans la stérile contemplation des phénomènes, et nous croyons pouvoir faire à la raison une meilleure part.

Dégagées de leur origine, que nous n'avons point à rechercher ici, la thèse du traditionalisme se fonde en définitive sur la non existence de la révolution du seizième siècle, en tant que révolution, c'est-à-dire de transformation radicale du monde scientifique, et celle du positivisme, sur l'interprétation du sens véritable de cette même révolution.

Le moyen âge, disent MM. Auguste Comte et Littré, fut voué au culte exclusif de la métaphysique et du mysticisme, et la renaissance, qui inaugura l'âge de maturité de l'esprit humain, fut essentiellement une réaction contre ces excès, dans le sens de l'observation et des faits; d'où ils infèrent que les sciences s'organisent et progressent en dehors de toute idée philosophique.

Or, les trois faits généraux qui constituent l'argument fondamental de l'un et de l'autre système, et que l'esprit de parti ou d'autorité ont fait accepter jadis sans discussion (peut-être les intelligences n'y étaient-elles pas suffisamment préparées), ont toujours rencontré, il faut le dire, d'énergiques adversaires, et sont aujourd'hui très sérieusement contestées.

D'un côté on ne nie plus guère, en dehors de l'école théocratique, que les sciences et leurs méthodes aient été radicalement transformées au seizième siècle, et l'on répète de divers côtés, à l'encontre du positivisme, que le moyen âge ne fut pas perdu, comme le prétend M. Comte, dans les ardeurs d'un mysticisme éthéré, n dans les abstractions d'une aveugle métaphysique ; que la révolution du seizième siècle, très réelle, quoi qu'en disent les modernes théocrates, ne s'est pas faite au profit exclusif de l'observation, mais qu'elle l'a détrôné plutôt au profit de l'expérience, que l'esprit manie et dirige à son gré ; d'autres enfin, se plaçant sur le terrain de la métaphysique et de la psycologie, répugnent à admettre que l'âme soit passive dans la manière dont elle effectue ses plus fermes conquêtes, et opposent aux faits de l'école ceux non moins réels qui constatent la spontanéité et l'activité de l'âme humaine.

Tous ces faits, dont il est impossible de ne pas tenir compte, ont une véritable importance, et s'ils n'entraînent pas la condamnation nécessaire de théories que protégent de grands noms scientifiques, ils autorisent du moins à suspendre un jugement précipité ; ils prouvent en outre que leur vérification historique devient chaque jour de plus en plus nécessaire, et tel est le motif pour lequel, désireux d'apporter notre grain de sable à l'œuvre commune, nous avons entrepris cette étude sur Paracelse et la révolution scientifique du seizième siècle.

Paracelse, qu'on a si libéralement taxé d'extravagance et de folie, est le type de ces novateurs hardis qui, bravant les obstacles, s'élancèrent à travers mille chimères et mille rêves à la conquête d'un idéal nouveau ; il fut un des ouvriers de la première heure de l'œuvre gigantesque qu'accomplirent, près d'un siècle après lui, les sublimes génies de Harvey et de Galilée, et ses travaux, malgré les erreurs qu'ils contiennent ou plutôt à cause de ces erreurs mêmes, éclairent d'une vive lumière les questions fondamentales des méthodes et de la constitution positive des sciences ; celle aussi des premières origines de la révolution scientifique à laquelle se rattachent les systèmes dont nous venons de parler.

J'ajouterai que des motifs plus intimes peut-être et plus vivants nous ont fait étudier avec amour ce seizième siècle, vers lequel la pensée moderne se reporte avec une prédilection marquée.

Époque de trouble et d'agitation, mais aussi d'enthousiasme et d'élan, de renouvellement et de vie, ce siècle, qui a laissé une trace si lumineuse dans l'histoire, se rattache au nôtre par une communauté de sentiments, d'efforts et d'aspirations qui établissent entre eux une étroite parenté ; tous les deux sont véritablement fils d'un même esprit d'affranchissement et de liberté : affranchissement dans l'ordre religieux et scientifique, d'une part, et, de l'autre, dans l'ordre politique et social.

Aussi, bien que l'œuvre que nous ont léguée nos pères ne soit plus celle d'il y a trois siècles, et que nos préoccupations les plus vives, de même que nos aspirations les plus énergiques et les plus légitimes, aient changé d'objet, n'est-il pas de questión agitée au temps de la Renaissance qui ne nous touche de très près, ni d'homme dévoué à cette époque à la cause de l'émancipation et du progrès scientifique, dont la vie et les idées ne soient à la fois un enseignement et un exemple.

C'est que tous les dévouements, comme toutes les libertés, se touchent et s'enchaînent, et que l'œuvre des Copernic, des Servet, des Kepler, des Galilée, n'est pas différente au fond de celle qu'accomplirent les hommes héroïques qui, brisant énergiquement les entraves du passé, jetèrent, en 89, les fondements d'un nouveau monde social et politique.

Il ne faut donc pas s'étonner que vivant, à certains égards, de la même vie de luttes, de combats et d'espérances, nous aimions à contempler, dans ces événements d'un autre âge, le spectacle de nos propres vicissitudes et à pénétrer par eux les secrets de l'avenir.

Il ne faut pas d'ailleurs, pour en revenir à Paracelse, accepter comme définitif et sans appel le jugement en vertu duquel la plupart des historiens modernes persistent à penser, quoi qu'on ait pu dire, que le novateur de Zurich n'a aucune espèce de valeur scientifique, et que son œuvre n'a d'autre raison d'être qu'une imagination en délire au service d'un vague instinct de réforme. Paracelse ne mérite pas sans doute d'être mis au rang des Copernic et des Galilée; mais entre ces grands hommes, dont le temps n'a fait que consacrer et grandir les découvertes, et tels ou tels novateurs inconnus, d'un Hermophile, par exemple, laborieux chercheur d'arcanes, ou du chimiâtre Angelus, il y a place sans doute pour de grands travaux et de remarquables esprits.

Le bon sens scientifique, qu'il est si commode d'ériger en principe, n'est le plus souvent que la tyrannie de l'habitude et du préjugé, et s'il ne suffit pas qu'un système soit nouveau pour mériter de prendre rang dans la science, il ne suffit pas davantage de constater son étrangeté et son effacement progressif pour le traiter avec dédain et se croire le droit de le fouler aux pieds. Descartes et tous les grands physiciens de l'antiquité devraient, s'il en était ainsi, disparaître avec leurs théories et leurs systèmes dans les infiniment petits de l'histoire, et il n'y aurait de véritablement sérieux, de véritablement légitime que ce qui a réussi.

Il faut aller au fond des choses, étudier une doctrine ou un système dans leur développement historique, c'est-à-dire dans leurs rapports avec le travail intellectuel et le mouvement d'idées qui les ont précédés et suivis, et nous verrons qu'à ce point de vue, le seul que puisse admettre la critique moderne, l'œuvre de Paracelse, inséparable des causes de la révolution philosophique et scientifique du seizième siècle et engendrée par elles, fut, à beaucoup d'égards, nécessaire, légitime et favorable, en somme, au progrès des sciences physiques et médicales.

II

Dominé par une idée préconçue, celle de l'impuissance absolue de la raison, et contraint par la force des choses et la propre logique de son système, de faire entrer le mouvement de la renaissance dans un cadre tracé d'avance, l'illustre chef du traditionalisme, Joseph de Maistre, dont l'esprit merveilleux ne fut jamais arrêté par une difficulté historique, nia résolûment tous les travaux philosophiques et toutes les discussions qui l'avaient annoncé et préparé, et ne vit dans cette révolution qu'un accident suscité par un détestable esprit de révolte et d'orgueil, qu'une simple émanation des idées de Luther.

Cette thèse, qui est encore aujourd'hui celle de la plupart des traditionalistes, est contraire aux faits les mieux établis et tombe devant l'histoire.

La lutte violente qui éclata au seizième siècle entre l'esprit du moyen âge et le génie moderne fut, en effet, précédée d'un travail critique, profond et sérieux, qui, d'abord obscur et lent à se produire, grandit peu à peu par la force des choses, et parvint, après deux ou trois siècles de discussions et d'assauts dialectiques, à user les vieilles théories, à modifier la situation intellectuelle qu'avait engendrée le moyen âge, et aboutit enfin à l'éclosion de nouvelles tendances.

Cette transformation, dont il serait trop long de retracer ici les phases diverses et les développements successifs, fut l'œuvre du temps et celle des meilleurs et des plus grands esprits. On la voit poindre déjà vers la fin du quatorzième siècle, dans certaines thèses où sont attaquées assez nettement, par les disciples de Duns Scot, les théories métaphysiques d'Aristote et de saint Thomas sur les principes constitutifs de l'être (1).

Elle apparaît ensuite sous la forme du plus ardent mysticisme et comme un pressentiment redouté de révolutions qui se préparent dans les écrits pieux de docteurs vénérés, dans Gerson, par exemple, qui place le principe de la science dans l'intuition immédiate de Dieu par l'âme, et se caractérise enfin très nettement, comme sentiment et comme science, dans les œuvres du savant auteur du traité de la *Docte ignorance*, du cardinal Nicolas de Cusa, qui fut le maître et le précurseur du réformateur de l'astronomie moderne, de l'illustre Copernic (2).

Les questions qui préoccupèrent plus particulièrement cet ingénieux et infatigable chercheur, dont l'énergie morale égalait l'audace et la hardiesse scientifiques (il se montra constamment, disent ses contemporains, l'adversaire opiniâtre des vices qui s'étalent dans les grandeurs, et le défenseur zélé des pauvres et des simples qu'il aimait), furent en général métaphysiques et relatives pour la plupart à l'essence des êtres, à la notion des grandeurs, aux théories du grand et du

(1) Voir le *Dictionnaire de théologie et de philosophie scolastiques*, par Frédéric Morin, articles *Scot* et *Physique*

(2) *Ibid.*, article *Cusa.*

petit, qui préparèrent celle de l'infini mathématique, aux qualités primordiales et opposées sur lesquelles étaient basées la physique et la médecine anciennes; et c'est par elle que Nicolas de Cusa remua le plus vivement les esprits et fut un des plus intelligents promoteurs de la transformation scientifique qui allait bientôt s'opérer.

Ce fait, quelque étrange qu'il puisse paraître de prime abord à ceux qui attribuent exclusivement le développement et les progrès des sciences physiques à l'expérience et à l'observation, est très naturel au fond et n'a rien qui doive surprendre. La science de l'antiquité, organisée par Aristote, et celle du moyen âge, qui n'en fut que la reproduction et le commentaire, reposaient tout entières sur une certaine théorie de l'être ou de la substance, en vertu de laquelle, contrairement à nos idées modernes, tout phénomène devait être considéré comme ayant une valeur individuelle et absolue; ou plutôt, ce que nous appelons phénomène, l'idée de phénomène implique celle de variété, de changement, de mobilité, ils l'appelaient nature ou essence, et l'essence ou la nature des êtres sont invariables et absolues. Ainsi, le fait de la dilatation des corps par la chaleur, ou de leur contraction et de leur resserrement moléculaire par un abaissement de température, ne constituait pas deux modes relatifs, deux manières d'être d'une même substance dans des conditions différentes, mais plutôt deux formes substantielles, deux natures distinctes, opposées l'une à l'autre et sans rapports possibles.

A ce point de vue, si différend des procédés logiques de la science moderne, qui ne considère pas les phénomènes en eux-mêmes ni dans leur essence, mais uniquement dans leurs relations mutuelles et dans leurs rapports généraux, afin d'en découvrir les lois, un fait, quel qu'il fût, ne pouvait concerner que lui seul, et il n'y avait aucune raison de l'opposer à d'autres. Et tout phénomène étant de soi essentiellement individuel et indestructible, tous les faits qu'eussent pu invoquer Cusa et ses devanciers n'eussent absolument rien prouvé contre le système ou la doctrine dont ils faisaient partie.

Un exemple, pris entre beaucoup d'autres qu'on pourrait citer, va rendre plus claire cette observation.

Dans le système d'Aristote et des anciens, la théorie physiologique de la vision, qui suppose de nos jours la notion préalable de la théorie physique de la lumière dans les divers milieux, et celle aussi des phénomènes de décomposition de réfraction, de réflexion, de réfringence des rayons lumineux, etc., cette théorie était tout aussi élémentaire que simple. Les objets, disait-on, agissent dans l'œil, ou plutôt sur le cristallin, qui est le point central de la sensation (les anciens ne se doutaient pas de la fonction de la rétine), conformément à leur nature ; ils lui impriment leur forme et leur couleur de la même façon qu'un cachet imprime la sienne à de la cire molle, et le cristallin transmet l'impression qu'il a reçue au cerveau. Les objets seuls sont actifs dans la vision, puisqu'ils envoient une image d'eux-mêmes, et l'œil est complétement passif.

Mais alors, eût-on pu dire, pourquoi l'objet qu'on place très près de l'œil ou sur l'œil lui-même n'imprime-t-il pas, comme celui qui se trouve situé à une certaine distance, sa figure et sa couleur ? Pourquoi surtout cette forme et cette couleur, qui leur sont essentielles, varient-elles avec cette même distance ? Pourquoi cette fleur éloignée de quelques toises perd-elle ses nuances et cette tour carrée paraît-elle ronde ? Et il semble que ces objections, si elles eussent été présentées par un disciple de Cusa ou par tout autre, eussent pu ébranler la théorie.

Ce serait une erreur de le croire. Ces objections furent faites et ne causèrent aucun embarras aux physiciens de l'époque ; il est même assez vraisemblable qu'elles leur semblèrent puériles. Si l'objet rapproché de l'œil, répondaient-ils, ne peut imprimer sa forme sur le cristallin, c'est que cette impression ne peut sans doute se faire directement, et que la vision, essentiellement différente du tact, ne peut avoir lieu qu'à distance. Il faut, ajoutaient-ils, que l'objet se trouve placé à une moyenne distance, et telle est la raison pour laquelle les objets situés trop loin de l'observateur ne peuvent lui envoyer qu'une forme confuse et obscure d'eux-mêmes.

Quelques autres, se fondant sur l'anatomie, objectaient timidement qu'ils ne voyaient pas très bien comment le cristallin pouvait transmettre l'impression au cerveau, parce qu'il n'y avait point entre eux de communication nerveuse. Mais le professeur répondait purement qu'en principe toutes les parties du corps humain étaient unies, et qu'il n'y avait pas lieu de s'en étonner, puisque, dans certains cas de tumeurs anormales où cette communication n'existait pas visiblement, la sensibilité était parfaitement conservée. On ajoutait aussi très sérieusement que l'œil voyait parce qu'il était doué de la faculté visuelle, que la main touchait parce qu'elle était douée de la faculté tactile, que la fonction de l'estomac était essentiellement celle de préparer l'aliment, et les esprits se tenaient pour satisfaits.

Ainsi, les phénomènes et les faits étaient essentiellement ce qu'ils devaient être, et chacun d'eux n'avait d'autre valeur que la sienne propre, et l'on conçoit que le seul point vulnérable de la science antique fut véritablement celui du principe même de la détermination de ces faits. Or, ce principe étant exclusivement métaphysique et relatif aux éléments de l'être considéré en lui-même et dans ses éléments accessibles à l'intelligence, la discussion dut, pour être fructueuse, se placer sur ce même terrain, et tel est le véritable motif pour lequel le métaphysicien Cusa et ses devanciers Duns Scot, Mayronis, Ockam et Gerson firent plus pour le renouvellement des sciences physiques que Roger Bacon et tous les expérimentateurs de cette époque (1).

Ces faits, que n'a pas su voir l'école théocratique,

(1) Voir *Dictionnaire de théologie et de philosophie scolastiques*, de Frédéric Morin, articles *Scot*, *Cusa*, *Ockam*, *Physique*, etc.

témoignent contre elle que nos procédés scientifiques sont essentiellement distincts des méthodes anciennes, et que les origines de la Renaissance ne datent pas de Luther, mais remontent bien avant le quinzième siècle; ils sont aussi la preuve que la métaphysique, contrairement à l'opinion reçue dans l'école positiviste, a dû nécessairement intervenir pour frapper au cœur les théories anciennes, et que son action fut capitale.

On ne peut qu'être frappé, du reste, de la nouveauté et de la fécondité des aperçus que développa dans l'esprit de Cusa le pressentiment de l'erreur de la théorie métaphysique de l'essence chez les anciens.

« Voulez-vous apprendre, dit Cusa au premier chapitre de son *Traité de la docte ignorance*, comment savoir c'est ignorer? Rien n'est plus simple. Reconnaissant que ce désir violent de connaître, que Dieu a mis au cœur de l'homme, n'est ni vain ni chimérique, et que l'intelligence humaine peut contenir et posséder les objets auxquels elle aspire, il faut néanmoins concevoir que toute investigation a lieu par une série d'intermédiaires, et qu'elle est nécessairement comparative. Nous ne saisissons donc pas les choses en elles-mêmes et directement, ce qui fait que la connaissance que nous avons n'est pas absolue, mais relative; ce qui fait encore, ajoute Cusa, qu'on est d'autant plus savant qu'on se croit plus ignorant. »

Ce ne fut, de la part de Cusa, qu'un simple pressentiment; mais ce pressentiment que la recherche des essences est au-dessus de nos moyens d'investigation, le conduisit logiquement aux considérations les plus ingénieuses et les plus fécondes sur la nature et les faits du mouvement.

« Il me semble, dit-il, que nous ne saisissons pas le mouvement en lui-même, ni dans son essence ou sa nature, mais seulement d'une manière comparative, en rapportant, par exemple, l'objet qui se meut à un point fixe et invariable. Et telle est la raison sans doute pour laquelle le batelier qui s'abandonne au courant du fleuve dont il ne voit pas les rives, n'a pas conscience du mouvement qui l'emporte. »

Or, cette proposition était directement opposée à celle des péripatéticiens, qui admettaient axiomatiquement un mouvement inhérent à la nature des corps et un mouvement indépendant de cette nature, qu'ils appelaient mouvement violent. « Et je conclus à ce point de vue, ajoute Cusa, qu'un observateur placé sur la terre, dans le soleil ou dans une étoile quelconque, s'il voit les astres se mouvoir autour de lui, peut se persuader naturellement qu'il est lui-même placé au centre immobile du monde qu'il voit se mouvoir. Mais les astres qu'on voit se déplacer dans l'espace peuvent ne se mouvoir qu'en apparence, comme les arbres et les rives du fleuve dont il a été parlé ; et c'est ce qui me fait penser, continue-t-il (et cette affirmation n'est pas une simple prophétie, mais un pressentiment scientifique raisonné), que la terre peut véritablement se mouvoir, quoiqu'elle nous semble immobile, et qu'*elle se meut* véritablement. »

C'est ainsi qu'un débat tout métaphysique sur la nature de l'essence du mouvement précéda la réforme de l'astronomie antique, et mit Cusa sur la voie des découvertes importantes qui illustrèrent Copernic (1).

Cette même considération du mouvement comparatif, éclairée par la discussion du grand et du petit, qu'il traita avec une sorte de prédilection, lui fit affirmer, contrairement à l'opinion d'Aristote et de saint Thomas, et près de deux cents ans avant Pascal, qu'il n'y avait pas de lieu dans l'espace, que le monde n'avait ni circonférence ni centre, qu'il était illimité, et par ces affirmations développées et commentées, il réveilla la notion de l'infini mathématique, qui transforma cette science en même temps que se transforma l'astronomie.

La vaste et puissante intelligence de Cusa s'appliqua à des sujets très divers, et dans presque toutes les directions il fut original, profond, et parut avoir le pressentiment et l'intuition de vérités nouvelles. Dégagé de ses entraves métaphysiques, l'esprit humain pouvait s'élancer au delà du cercle fatal tracé par Aristote, et embrasser un monde d'idées et d'observations nouvelles; mais il lui fallut préalablement briser ses chaînes et s'affranchir.

Dans Aristote, le monde des corps et toute substance

(1) Cusa lui-même a présenté explicitement sa théorie sur le mouvement de la terre comme une conséquence de la théorie du mouvement en général; *Corolaria de motu*, dit-il en termes formels. (Note de l'éditeur.)

corporelle étaient considérés comme un mélange des quatre éléments unis à leurs qualités élémentaires, opposés deux à deux. Cusa ne fait qu'une réflexion à ce sujet; mais cette réflexion est pleine de profondeur et d'avenir : « Cette opposition radicale, cette union des contraires dont parle Aristote, dit-il, me paraît plus spécieuse que réelle; je découvre, en effet, des différences dans la nature, mais ne découvre nulle part de contrariété. » Ce ne fut qu'un doute de la part de Cusa; mais ce doute suffit pour ébranler les théories physiques de l'antiquité, fondées sur la considération des quatre éléments et des quatre qualités représentées dans le corps humain par les quatre tempéraments et les quatre humeurs (1).

Forcés de nous limiter dans cet examen des travaux et des idées du savant précurseur des Copernic et des Galilée, nous nous bornerons à la citation suivante empruntée à son chapitre sur l'âme du monde, parce qu'elle est à la fois l'indice du génie platonicien de Cusa et celui du véritable rôle du platonisme dans la transformation scientifique des quinzième et seizième siècles :

« Les péripatéticiens conviennent, dit Cusa, que le monde est l'œuvre d'une intelligence supérieure; mais ils nient l'existence des types généraux et primitifs que cette intelligence a tirée d'elle-même; cependant, si la lumière n'eût pas existé, en tant que type, à l'origine

(1) Voir le *Dictionnaire* déjà cité, article *Cusa*.

des choses, comment Dieu eût-il dit : *Que la lumière soit?* — Je crois, pour mon compte, que ce type universel des choses existe ; je l'appelle âme du monde et la considère comme une certaine forme universelle, contenant en elle toutes les formes de la création et n'ayant d'existence réelle que par la réalisation de ces formes dans la nature. »

Il y a loin, sans doute, de cette âme du monde de Cusa aux idées archétypes de Platon ; cependant l'analogie de ces deux conceptions ne saurait être contestée, et c'est ainsi qu'à mesure qu'ils s'éloignaient d'un système dont les principes étaient défectueux, mais dont les parties étaient parfaitement liées et dont l'ensemble était fortement et logiquement coordonné, les esprits, affranchis du joug de la métaphysique, se reportaient volontairement et instinctivement vers le platonisme, dont le vague leur offrait du moins de l'air et de l'espace.

A ce point de vue, l'influence du platonisme devenait une nécessité de situation, et les tendances platoniciennes de Duns Scot, de Mayronis et de tous les précurseurs de Cusa n'ont pas d'autre raison d'être. On conçoit aussi que ces tendances durent aller chaque jour en grandissant, à mesure que les esprits se détachaient du passé, et que l'influence croissante de cette philosophie puisse mesurer en quelque sorte l'intensité du mouvement des esprits vers l'avenir.

Bientôt, en effet, après Cusa, se prononça vivement cette influence ; et si la prise de Constantinople par les

Turcs ne suscita point des tendances qui lui étaient antérieures, elle vint du moins leur donner un aliment et les accroître encore.

Forcés d'abandonner cette antique capitale, dernier refuge de la science grecque, après le sac d'Alexandrie, les savants qui l'habitaient vinrent chercher un asile en Italie, où bientôt princes et lettrés s'appliquèrent à l'étude de la langue grecque. Rien de plus curieux à cette époque que l'entraînement général des esprits vers ces nouveaux et admirables sujets d'études, que l'on soupçonnait sans les connaître. Alors furent traduits et commentés les principaux philosophes de l'école d'Alexandrie qu'avait fait oublier la scolastique, et bientôt s'organisèrent, dans une sorte d'élan irrésistible, sur tous les points de l'Italie, des associations scientifiques, où l'on glorifiait à la fois l'âme du monde et le divin Platon. L'Église elle-même s'associa à ce grand mouvement et compte parmi ses hommes les plus éminents des platoniciens enthousiastes.

Il semble à tous ces grands esprits, dont la joie profonde éclate en transports enfantins et naïfs, que, sous l'influence d'un nouveau monde d'idées et de beautés philosophiques retrouvées, la nature elle-même a pris un nouvel aspect et s'est transformée : elle n'est plus cette marâtre dure et cruelle pour ses enfants qu'avait fait redouter et haïr le sombre moyen âge ; elle n'est pas davantage l'image des mauvais penchants de l'homme et le théâtre de l'action des puissances infernales ; elle est plutôt une bonne et tendre mère, une divinité bienfaisante dont on a trop longtemps méconnu l'amour et la tendresse. Alors, sous l'influence de ces nouveaux sentiments qu'a suscités et développés le nouvel idéal métaphysique, qui vient d'éclore, splendide, après une laborieuse et longue incubation, le monde physique devient l'objet d'un nouveau culte, et celui des arts, régénéré, pour ainsi dire, par cet amour vivifiant des formes et de la nature, qu'avait comprimé ou méconnu le moyen âge, s'enrichit d'une nouvelle et magnifique synthèse et brille d'un éclat et d'une splendeur qui font notre admiration et notre désespoir. Tel fut, en un mot, cet entraînement passionné vers la nature, que souvent, comme chez Léonard de Vinci, le grand peintre florentin, le culte de la science et celui des arts furent l'objet d'une égale sollicitude et d'un même amour.

Pendant que le génie de la patrie, des Vinci, des Raphaël, des Tasse, des Bruno, des Corrége et des Campanella s'épanouissait au foyer et sous l'influence de cette philosophie toute d'imagination, de sentiments et de douce rêverie, le génie de l'Allemagne, plus profond et plus contenu, dédaignant à la fois Aristote et le Platon de l'Italie, cherchait avec non moins d'ardeur la vérité et la lumière dans les profondeurs d'un autre platonisme moins profane, qui s'harmonisait mieux avec sa nature religieuse et mystique.

Plus ancienne que le platonisme et peut-être antérieure à Pythagore, cette philosophie mystérieuse, qui se rattache d'une part au système des émanations de l'Inde, et de l'autre à certaines interprétations mystiques du Thalmud, la kabbale exerça une influence considérable sur le mouvement des esprits aux quinzième et seizième siècles.

Transmis d'âge en âge à des adeptes éprouvés par de rudes et de redoutables initiations, et conservés intacts en Orient, où ils prirent naissance au milieu des convulsions politiques et religieuses qui agitèrent pendant plusieurs siècles l'empire dégénéré de Constantin, ses dogmes pénétrèrent en Europe à l'époque des croisades et n'en sortirent plus. A dater de cette époque, la kabbale prend racine en Allemagne et s'y naturalise : elle se répand plus tard en divers lieux, en Pologne et en Suède, dans les pays slaves et dans le nord de l'Italie, et, malgré le secret dont s'environnent les adeptes, malgré leur langage conventionnel et mystérieux et la rareté de leurs écrits, il est permis de saisir les phases et les divers incidents de ce mouvement occulte, qui emporte des intelligences d'élite dans les voies d'une croyance et d'une philosophie nouvelles.

Du onzième au quinzième siècle, et tant que furent souveraines et respectées l'autorité d'Aristote, celle de Galien et des Arabes, son mouvement d'expansion se borna à des initiations individuelles ; mais lorsque les dogmes philosophiques et scientifiques devinrent l'objet de doutes et de critiques, alors surtout que la théorie alchimique des trois substances élémentaires, le soufre, le sel et le mercure, put être opposée sans désavantage à celle de Galien, la kabbale et l'alchimie sa fille devinrent florissantes et furent cultivées par une foule d'adeptes enthousiastes. Bientôt même, par le mystère profond dont ils s'entouraient, par les récits merveilleux qu'ils savaient répandre, kabbalistes et alchimistes purent diriger l'opinion, développer dans les arts la haine du passé, l'amour des choses nouvelles, et prétendre enfin à poser les fondements d'une science nouvelle sur les ruines d'Aristote et de Galien.

Cependant, à mesure que se prononçaient, dans le domaine de la philosophie, des tendances nouvelles, la science proprement dite, par un effet de causes qui n'ont pas été assez remarquées, était l'objet d'un mouvement parallèle. Toute critique philosophique était inévitablement suivie d'une critique scientifique, et l'on osa bientôt reprendre les auteurs jadis vénérés : l'almageste de Ptolémée, l'histoire naturelle de Pline, les livres de Galien, la physique d'Aristote furent traduits et publiés, fait inouï, avec annotations et corrections.

« Cet homme, dit, en parlant de Pline, Léonicénus, son commentateur, ne connut jamais les plantes qu'il décrivait ; il en puisa les descriptions dans les auteurs qui l'avaient précédé et qu'il traduisait mal. De là un chaos de dénominations de plus en plus vicieuses. Malheur au malade à qui son médecin ordonne des remèdes sur la foi de Pline, de Mésué ou de Sérapion... »

Ce démembrement de l'antique cité, ces ruines accumulées, cette dissolution visible des choses de l'ancien monde, ajoutés au spectacle de tant de faits merveilleux dont le génie de Colomb vint augmenter encore le prestige, durent nécessairement exercer la plus grande influence sur la masse des esprits. Dès ce moment, en effet, la société tout entière paraît transformée; une nouvelle vie circule dans tous les membres du corps social, et pendant que les uns, rêvant de ce qui n'est plus et de ce qui doit être, s'abandonnent au scepticisme, doux oreiller des âmes inclinées vers la terre et peu tourmentées par l'idéal, d'autres s'élancent, avec un fol enthousiasme, vers les choses de l'avenir.

Le scepticisme, qui n'est souvent qu'un détachement salutaire de l'esprit, peut être regardé comme le prélude nécessaire d'une régénération imminente. Il revêtit au seizième siècle, sous les formes les plus excentriques et les plus folles, tous les caractères d'une philosophie pleine de sens et de raison, et trouva, longtemps avant Montaigne et Rabelais, son apôtre dans ce fameux Agrippa, qui fut tour à tour secrétaire et ami de Maximilien, médecin favori de Louise de Savoie, vagabond et comblé d'honneurs, professeur et soldat, médecin, docteur ès sciences occultes et théologien. Qui ne connaît de lui cette merveilleuse discussion qu'il soutint contre les cordeliers de Dôle, de Metz et de Louvain, sur l'opinion qui attribuait à sainte Anne trois maris, discussion qui lui valut de passer plusieurs années en prison et de mourir enfin à l'hôpital?

Celui de ses ouvrages où la causticité de sa verve et son scepticisme, à l'endroit des choses du temps, se déploient en toute liberté, a pour titre: *De l'incertitude et de la vanité des sciences.* Il fut écrit à l'époque la plus triste et la plus désenchantée de sa vie, et l'auteur s'y propose de démontrer, dit-il, « qu'il n'y a chose de plus dommageable à la vie commune, ni de plus pestilentiel au salut des âmes, que les arts et les sciences. » La même thèse fut reprise, comme chacun sait, deux siècles et demi plus tard, au déclin d'une société corrompue, par Jean-Jacques, dont le scepticisme passager accuse une haine violente du mal et un ardent amour de l'idéal.

Agrippa passe en revue, dans ce traité, les diverses branches des connaissances humaines, les divers états, les diverses professions, et il conclut de cet examen détaillé que chacun d'eux rapporte à l'homme plus de mal que de bien. Courtisans, prêtres, soldats, médecins, magistrats, tous comparaissent à son tribunal, tous sont jugés et condamnés ; il ne fait grâce qu'aux métiers de laboureur et de berger, lesquels nous procurent, dit-il, les choses nécessaires à la vie depuis le péché d'Adam. Voici comment il parle des avocats et des médecins : « Les jurisconsultes, dit-il, et les médecins se disputant la préséance, ce procès fut vidé par un magistrat, d'après l'interrogatoire des parties et leur réponse. — Quelle est, demanda le juge, la coutume de mener les délinquants au supplice, et dans quel ordre marchent le larron et le bourreau? Eux ayant répondu que le larron allait devant et que le bourreau suivait, le juge fonda là-dessus sa sentence et dit : Que les avocats donc précèdent et que les médecins viennent après, voulant noter, par là, les grands larcins des uns et les homicides des autres. »

Les femmes du monde, qu'il avait vu de près, de trop près peut-être, ne sont pas mieux traitées par Agrippa : « Nous en voyons pour certain plusieurs belles de corps, gracieuses, mignonnes, gentilles, et outre ce bien habillées, ornées et enrichies de bagues d'or, de pierreries ; mais il n'est pas aisé à chacun de pénétrer avec l'œil sous ces beaux voiles, qui couvrent bien souvent des monstres hideux. C'est pourquoi Lucien les a comparées fort justement aux temples des Égyptiens, qui étaient beaux et riches par dehors, construits de belles pierres et ornés d'ouvrages somptueux ; mais si l'on s'enquérait des dieux qui étaient dedans, auxquels ces superbes édifices étaient dédiés et consacrés, l'on y trouvait une cigogne, un singe, un bouc, un chat ou autre ridicule animal. »

Des moines et des couvents, il dit encore : « Là abordent, ainsi qu'à franchise et réceptable des méchants garnements, tous ceux qui, effrayés par leur mauvaise conscience, craignent la rigueur des lois et n'ont retraite assurée nulle autre part ; qui ont mené une vie infâme et désordonnée, qui sont réduits à belistrer et demander leur pain, après avoir dissipé leurs biens en paillardises, brelans et tavernes, et s'être chargés de dettes envers un chacun... Voilà la grande mer en laquelle vivent, avec les autres poissons, behemet et léviathan, monstres énormes et étranges reptiles, dont le nombre est infini. » C'est ainsi que sa verve sarcastique et moqueuse flagelle tour à tour les vices des uns et les préjugés des autres.

Mais le scepticisme est chez lui passager; il croit à la science, à l'avenir, et rien n'est plus beau, comme langage et comme idées, que son introduction à son grand traité de magie naturelle ou de physique générale.

Tel est, en effet, le caractère des sceptiques du seizième siècle, qu'ils sont toujours plus ou moins enthousiastes. C'est grâce à cet enthousiasme sans cesse renaissant que l'anatomie fut étudiée dans un esprit nouveau par Achillini, Benedetti, précurseurs de Vésale, d'Eustache et de Fallope; que la physiologie fut transformée par les Fabrice, par Colombo, Césalpin, Servet, qui précédèrent Harvey et préparèrent son mmortelle découverte de la circulation du sang; c'est alors que la physique, abandonnant la stérile recherche des essences, s'essaya, sous les auspices de l'alchimie, née de la kabbale, dans un autre genre d'analyses, et que d'audacieux praticiens tentèrent de reconstruire l'édifice de la science sur de nouvelles bases.

Toutefois, ce renouvellement et cette transformation de la philosophie et de la science ne s'accomplissaient pas sans résistance et rencontraient de sérieux obstacles. Le plus grand nombre des savants titrés et des docteurs de tous grades, les universités surtout, repoussaient avec force ces innovations dangereuses et sacriléges, et les combattaient énergiquement, et s'ils ne pouvaient compter sur l'opinion que remuait proondément à cette époque le vague instinct de l'avenir, du moins possédaient-ils la force que donnent les positions élevées, l'esprit de corps, le prestige d'une autorité longtemps exercée, et par-dessus tout la protection redoutable des pouvoirs établis.

Ainsi deux espèces d'hommes se trouvaient en présence au commencement du seizième siècle : les hommes des choses nouvelles et de l'avenir, les hommes de la conservation et du passé ; les premiers, voulant à tout prix s'affranchir d'un joug odieux, et capables à cet égard de tous les dévouements et de tous les sacrifices ; les autres, tenant sérieusement à honneur de conserver intact le dépôt sacré de l'antique tradition et capables de toutes les violences si elles étaient réputées nécessaires.

Tant que cette double opposition d'esprit et de tendances conserva un caractère purement théorique et fut désintéressée, les discussions purent être calmes et pacifiques ; mais lorsque la question de rénovation et de progrès devint une question de sentiment et de foi, la question de résistance, une question d'intérêt et de position, alors surtout qu'après l'audacieuse protestation de Luther à Wittemberg, novateurs en religion et novateurs en philosophie et dans les sciences furent enveloppés dans le même anathème, la lutte devint passionnée, ardente, et plus tard sanglante et terrible.

C'est au milieu de ces tendances générales, et dans la première période de cette crise et de cette tempête qui emportèrent les esprits, au milieu de ces essais légitimes d'une organisation philosophique et scientifique nouvelle, qu'apparut Paracelse. Vingt-cinq ans plus tard, le fougueux réformateur des sciences physiques et médicales eût expié sans doute, comme Campanella et plus tard Galilée, son crime audacieux dans quelque prison impériale ou royale, ou dans les cachots du saint-office ; peut-être même eût-il péri, comme Servet, Bruno, Etienne Dolet dans les bûchers qu'allumèrent l'intolérance scientifique et le fanatisme.

Plus heureux ou moins favorisé que ses successeurs immédiats, car l'injustice et les persécutions ennoblissent et sanctifient, s'il n'eut point à souffrir du pape et des empereurs, sa destinée fut celle de tous ceux qui attaquent en face les préjugés vulgaires et qui osent sortir des routes frayées. — Pauvre, misérable et persécuté pendant sa vie, il fut méconnu après sa mort et calomnié par l'histoire.

Nobles souffrances, noble destinée !

III

Théophraste Paracelse naquit en 1493, vingt ans après Copernic, dix ans après Luther, à Einsiedeln, petite ville de Suisse, située à deux milles de Zurich.

Son père, Guillaume Bombast de Hohenheim, noble et licencié, s'occupait de médecine et cultivait avec zèle la physique et la philosophie hermétique. Il se fit le précepteur de son fils et s'appliqua à développer en lui le goût de ces sciences dont l'influence déjà considérable grandissait chaque jour en Allemagne ; il lui en enseigna la pratique et les principes. Ces premières leçons, d'autant plus sérieuses qu'elles étaient plus amicales et plus attrayantes, portèrent leurs fruits et imprimèrent aux études du jeune Paracelse une direction qu'il n'abandonna plus.

A la mort de ses parents, qu'il perdit fort jeune, à l'âge de quinze ou seize ans, doué d'une énergique volonté et plein de confiance en lui-même, il entreprit, suivant l'habitude des savants et des chercheurs de cette époque, de parcourir les différentes contrées de l'Allemagne et les pays d'Europe, afin de s'instruire et de s'initier aux merveilles de la science et de l'art. Il visita successivement, dans ce but, la plupart des provinces de l'Allemagne et les nombreuses universités de France, d'Espagne et d'Italie, gagna la Moscovie, où il fut fait prisonnier, assure van Helmont, par le fils du khan des Tartares, qui l'attacha à sa personne ; poussa plus tard jusqu'en Suède et revint dans sa patrie, après quinze années d'une vie errante et vagabonde, par la Pologne, la Hongrie et les provinces danubiennes ; assistant tour à tour aux leçons des docteurs de toutes facultés, visitant les alchimistes en renom, travaillant ardemment avec eux, s'initiant aux profonds secrets de leur mystérieuse philosophie et de leurs travaux, passant des mois entiers au fond des mines de Suède, de Pologne et de Bohême, dans la société des ouvriers mineurs, pour mettre à profit leur expérience et leur pratique, ne négligeant rien, en un mot, de ce qui pouvait satisfaire son besoin de savoir et d'accroître ses connaissances. Il s'appliqua surtout avec soin à l'étude de sa chère philosophie hermétique, dont la pratique et les principes, communiqués jadis à quelques adeptes privilégiés, commençaient à vivement préoccuper les esprits; il se fortifia dans cette étude auprès des plus illustres et des meilleurs esprits, se vantant plus tard d'en avoir puisé les éléments aux sources les plus pures.

« J'ai diligemment étudié, dit-il, sous des maîtres excellents qui étaient exactement versés en la plus retirée et secrète philosophie, Or, mes maîtres ont été premièrement Guillaume de Hohenheim, mon père, qui a eu un très diligent soin de moi, et plusieurs autres qui m'ont enseigné fidèlement sans me rien cacher. Mais avec ce, j'ai été aidé par les écrits de plusieurs grands personnages dont la lecture m'a beaucoup profité. Je citerai, entre autres, ceux très éminents et très profonds de Scheit, évêque de Stettgach; d'Erard Levantal, de l'évêque Nicolas d'Yppon, de Mathieu Shacht, du suffragant de Freisengen, de l'abbé Spanheim (1),

(1) Toujours des évêques ou des abbés!... Un grand nombre abandonnèrent, au quinzième siècle, l'étude de la théologie pour celle de la kabbale, et Paracelse fit sagement peut-être d'invoquer leur patronage pour s'épargner des censures ecclésiastiques.

et ceux de plusieurs autres grands chimistes. J'ai été avec ce enrichi par nombreuses et diverses expériences que j'ai apprises des chimistes, lesquels, par honneur, je nommerai, le très noble Sigismond Fugger, de Schwatz, lequel a beaucoup ajouté à la chimie et l'a fort enrichie, ayant entretenu à grands frais plusieurs serviteurs qu'il y a fait travailler. Je ne citerai pas les autres, de peur que je ne sois trop long, etc. »

Et c'est dans la société de ces maîtres chers et vénérés qu'il mûrit sans doute des projets de réforme dont le vague instinct était au fond de tous les esprits.

Convaincu de l'insuffisance et des erreurs d'une science dont les principes étaient, depuis longtemps, violemment attaqués et contredits par l'analyse chimique et la décomposition des substances naturelles, Paracelse, riche de tous les faits que lui avaient apporté son expérience et celle de ses maîtres, plein de mépris d'ailleurs pour les commérages dialectiques d'Aristote et de Galien, crut avoir trouvé les véritables principes de l'art de guérir, et s'appliqua, pendant près de trois ans, à les vérifier par le traitement des maladies.

Les succès qu'il obtint en diverses contrées, et sa confiance en lui-même et dans ses idées, portèrent au loin sa réputation de guérisseur et de savant. De toutes parts accouraient sur ses pas une foule de malades qui chantaient bien haut ses louanges ; les hommes les plus estimés entrèrent en relation avec lui : Œcolampade et Froben, deux esprits d'élite dont la renommée était grande à Bâle, recherchèrent son amitié, et bientôt le sénat de cette ville, l'une des plus éclairées et des plus savantes de l'Allemagne, lui offrit la chaire de physique et de chirurgie, vacante à son université. Le sénat de Bâle réalisait ainsi son vœu le plus cher, et le jour de son élection dût être pour lui un jour de triomphe et de joie. Paracelse avait alors trente-quatre ans.

Mis en possession d'une tribune qui devait lui permettre de développer ses idées en public et d'une manière officielle, le jeune professeur sut tirer parti de sa situation et ses débuts furent très brillants, trop brillants peut-être; car les cours de ses collègues furent bientôt déserts et les siens assiégés par une foule d'étudiants qui, séduits par sa renommée, affluèrent bientôt à Bâle des provinces les plus éloignées de l'Allemagne et des contrées limitrophes de France et d'Italie.

Le bruit de son enseignement et de ses leçons ne tarda point, en effet, à se répandre au loin et fut diversement commenté. Dans les principales cités de l'Allemagne, et surtout dans celle où le nom de Luther préoccupait déjà et agitait les esprits, on répétait qu'un second Luther, qu'un réformateur de la médecine avait paru. Comme le premier, qui ne cessait de prophétiser la fin prochaine du règne du pape et de Satan, celui-ci prophétisait la fin prochaine du règne d'Aristote, de Galien et d'Avicenne, et l'avénement d'une médecine nouvelle, fondée sur des principes nouveaux et de meilleures pratiques. Il annonçait, disait-on, qu'il fallait en finir avec les discoureurs des universités et s'occuper enfin de guérir. Peu soucieux d'ailleurs des vieilles coutumes, il enseignait le plus souvent en langue vulgaire et se flattait d'apprendre aux simples bacheliers plus de véritable médecine en dix leçons que tous les docteurs des universités en dix années. On accourait donc de toutes parts, et les indifférents eux-mêmes se pressaient à ses leçons.

Paracelse était merveilleusement propre, du reste, a soutenir ce rôle de critique et de réformateur. Plein d'enthousiasme et d'audace, riche d'une immense expérience et doué d'une élocution facile, il maniait avec habileté sa langue vulgaire, l'employait à propos et trouvait en lui-même les moyens de passionner et d'entraîner ses auditeurs. Son extérieur et sa physionomie donnaient encore du poids à ses paroles et lui venaient puissamment en aide.

Qu'on se représente, en effet, au fond de cette sombre et vaste salle, dans les flancs de laquelle se presse, entassée, une foule de jeunes hommes qu'agite le feu sacré des choses nouvelles, et sur une tribune qui lui permet de dominer son auditoire, un homme, jeune encore, une sorte de Faust à tête chauve et en robe rouge, dont l'œil étincelle, dont le front, sillonné de rides prématurées, constate les souffrances, les méditations solitaires et les longs travaux, une image vivante de ce Luther et de cet Ulrich de Hutten, dont la parole et la polémique véhémente embrasent l'Allemagne, un véritable antechrist médical, dont les menaces et les sarcasmes font trembler et dont la parole ardente et passionnée s'empare de l'âme des auditeurs ; un novateur enfin, assez sûr de lui-même pour oser brûler, en présence de ses adversaires et d'un auditoire transporté, les œuvres vénérées de Galien, le palladium de l'ancienne médecine, et proclamer la légitimité de sa mission et la vérité de sa doctrine.

Un pareil homme réunissait en lui sans doute, au point de vue de l'art et de la science au seizième siècle, des moyens assurés de popularité et de succès ; et tel fut Paracelse, dont le Tintoret, son ami, nous a conservé les traits et la physionomie.

Redouté pour ses idées et ses vastes projets de réforme, redouté aussi à cause de son influence sur la jeunesse fanatique de ses idées et de sa personne, et plus encore peut-être à cause de ses diatribes violentes contre la médecine devenue métier et les médecins devenus gens d'affaires et d'argent, Paracelse fut bientôt en butte au mauvais vouloir et à la haine de ses collègues, et devint l'objet de toutes sortes d'attaques et d'accusations.

Surveillé de près, dans ses cours et ailleurs, on s'efforça de le rendre odieux et ridicule, et le professeur dut s'apercevoir bientôt que, si le rôle de réformateur avait ses charmes et ses joies, il avait aussi ses dangers, et qu'il aurait à souffrir plus d'une fois d'avoir attaqué en face la coutume et le préjugé. Il fut, en effet, dès ce jour et jusqu'à sa mort, odieusement et bassement persécuté.

On a dit que Paracelse, amoureux de vaine gloire et de bruit, s'était livré à des violences de langage, à des attaques insensées qui justifient pleinement les représailles de ses nombreux adversaires. Le fait est possible, vraisemblable même; car sa morale ne fut jamais celle de Zénon de Citium (1). Il est à remarquer toutefois que presque aucun de ses écrits ne porte la trace des violences qu'on lui attribue, et que la préface du *Paragranum*, qui a servi de point de départ à toutes les banalités qu'on a débitées sur le compte de sa folle jactance et de sa forfanterie ridicule, plaisante en certains endroits, offre dans d'autres un mélange d'idées sérieuses, réfléchies, et de nobles sentiments : cependant elle fut publiée à une époque où il était permis à Paracelse de ne pas ménager ses ennemis.

« Ayant écrit, dit-il, plusieurs traités sur les causes ignorées des maladies et les erreurs qu'on se fait à cet égard en médecine, j'ai bientôt acquis la certitude que mes écrits avaient été traduits et commentés avec la plus insigne mauvaise foi. Mes adversaires ne se bornent pas, du reste, à ces actes de déloyauté; mais, après avoir dénaturé mes idées, ils soulèvent contre moi l'opinion publique, dont ils sont les premiers à repousser la compétence, et c'est ainsi que, dociles instruments de mes ennemis, ceux-là mêmes que j'ai accablés de bienfaits deviennent mes propres accusateurs.

» Cependant je ne saurais laisser ces calomnies sans réponse, et ce livre que je publie n'a pas d'autre motif

(1) Supporte et abstiens-toi.

que de faire connaître mes véritables principes en médecine. On peut donc considérer ce livre du *Paragranum* comme l'expression la plus vraie de mes idées, le but de mes travaux et la justification des réformes que j'ai entreprises. Sûr d'avance de déplaire à plusieurs et de m'attirer leur haine, je m'attends à tout, aux injures comme aux calomnies. Fort heureusement que mes critiques de leur système ne sont pas de celles qui conduisent leur auteur devant les tribunaux, mais plutôt de celles que la vérité autorise et que tout amant de la vérité a le droit d'émettre. Ce droit, qui appartient à tout homme, voudraient-ils par hasard me le refuser ?... Fort heureusement qu'en Allemagne je puis me croire en sûreté, libre de servir ma patrie, libre aussi de développer avec indépendance les principes fondamentaux de la médecine nouvelle. »

Après ce début, qui ne manque ni d'énergie ni de noblesse, Paracelse s'attache à critiquer la vieille tradition médicale, à démontrer que les humeurs ne sont pas, comme on l'enseigne, l'unique cause des maladies ; que les tempéraments ne résultent pas de la prédominance des éléments ; que les éléments eux-mêmes ne sont pas le principe des choses... que sa doctrine enfin est fille de l'expérience ; et c'est alors que, supposant à ses contradicteurs rebelles une mauvaise foi systématique, il s'indigne et s'écrie :

« Que m'importe, après tout, docteurs entêtés, que votre science de commande soit honorée en tous lieux et règne partout en souveraine ? Convaincus d'imposture et d'erreur, vous serez contraints de suivre la voie que j'ai tracée. Vous me suivrez donc, ô mes contradicteurs! et vous aussi, Galien, Avicenne et Rhazès, et vous aussi, sublimes docteurs de Montpellier, de Paris, de Cologne et de Vienne!

» Vous aussi, Arabes, juifs et chrétiens, Espagnols et Français; car la souveraineté m'appartient, et vous la subirez tous!

» Vous imagineriez-vous, par hasard, que les médecins naissent, comme le *fiat lux*, de la volonté des Césars et des papes, des facultés et des académies? Le médecin est fils de ses œuvres, et je ne reconnais pour tel que celui qui guérit; que m'importe, après tout, le bruit que vous faites et toutes vos clameurs, qui n'ont d'autre but que l'écoulement de vos sirops et de vos pilules... Oui, je vous le déclare, ma barbe en sait plus long que vous et toutes vos académies. » Plus loin il ajoute :

« Race de vipères, qui ne distillez que du venin, pourquoi me comparez-vous à Luther? Je suis moi-même, et non pas un autre. Je suis ma route comme Luther suit la sienne, et le seul point commun entre nous, c'est que nous sommes l'un et l'autre poursuivis des mêmes clameurs et des mêmes calomnies. Mais que m'importent vos persécutions? n'ai-je pas la vérité en partage et ne suis-je pas votre chef à tous? Essayez de prouver le contraire et accusez-moi de mensonge! Vous verrez que je n'ai besoin, pour me garder de vos attaques, ni de soldats ni de hallebardes. »

Et encore :

« Ne vous enorgueillissez pas, je vous prie, en disant que vous avez pour ancêtres Galien et Avicenne ; car les pierres elles-mêmes se dresseront contre eux, et d'autres médecins viendront, qui connaîtront, aveugles que vous êtes, la kabbale et l'alchimie, sciences transcendantes, qui sauront aller au fond des choses, étudier la nature et guérir, ce que vous n'avez jamais su faire. »

Ce sont là, sans doute, des paroles et un langage regrettables ; mais Érasme, l'adversaire posthume de Paracelse, mais Sicoppius, Cardan et les deux Scaliger se permirent, en vérité, bien d'autres licences. Les seuls qui fassent exception à la règle furent ceux qui écrivirent en langue vulgaire, surtout en français. Laurent Joubert, Ambroise Paré, Bernard de Palissy furent de ce nombre, et l'on chercherait en vain dans leurs écrits de ces mots qui blessent les convenances et la modestie, et dont le latin, qui peut braver l'honnêteté, autorisait l'emploi. — Et tel fut assurément, indépendamment de beaucoup d'autres très essentiels, un des principaux avantages de la substitution des langues parlées à la langue latine.

Il y a lieu de penser, du reste, que si Paracelse eût été réellement ce personnage grotesque et ridicule, ce matamore de la comédie italienne qu'on a supposé, il eût été prudemment tenu à l'écart par les hommes sérieux et les esprits cultivés de son temps ; il n'en fut point ainsi pourtant : il eut de nombreux amis parmi les nobles et les lettrés, et l'amitié que lui gardèrent Œcolampade, Fröben, Érasme surtout, ce prudent et cauteleux vieillard qui détestait si fort le scandale et le bruit, et en général tout excès de zèle, parle hautement en sa faveur.

D'ailleurs, de pareils exemples sont rares, nous l'avons dit, dans ses écrits, et la profession de foi qu'il adressa aux élèves de l'université de Bâle et à leurs condisciples des facultés voisines au début de son professorat en 1527, alors qu'il était dans tout l'éclat d'une jeune renommée, peut être honorablement et victorieusement opposée à la préface du *Paragranum*, dont nous venons de citer quelques extraits.

« La médecine, leur dit-il, art divin, n'est réellement comprise que par un petit nombre de docteurs. La plupart s'en rapportent aveuglément aux anciens auteurs dont les écrits contiennent, d'après eux, tout ce qu'on peut et tout ce qu'on doit savoir. C'est ainsi qu'ils commettent journellement, au grand détriment des malades, la faute ou l'imprudence de ne vouloir rien entreprendre en dehors des préceptes d'Hippocrate, de Galien ou d'Avicenne. Ces auteurs peuvent faire, il est vrai, de brillants discoureurs, mais non des médecins. Qu'importent, après tout, au malade, l'éloquence, la connaissance des belles-lettres et les longues dissertations ? le malade veut être avant tout guéri.

» Mais pour guérir, il faut savoir, c'est-à-dire avoir observé et expérimenté. Fort de mes études et de ma longue expérience, que je souhaiterais d'être plus longue encore, et qui m'ont valu d'être appelé à la chaire de physique et de chirurgie par le sénat de Bâle, j'essayerai de corriger d'anciennes erreurs et d'enseigner une doctrine plus conforme à la vérité.

» Je ne me bornerai donc pas, comme on l'a fait jusqu'ici, à commenter Hippocrate et les anciens auteurs, mais je vous enseignerai tout ce que l'expérience et l'observation m'ont appris en dehors des routes tracées, et j'espère vous apprendre, en un temps relativement très court, les principes d'une science véritablement utile. Mais tenez-vous d'avance persuadés que je répudie absolument les opinions des anciens, et que mes principes sont absolument nouveaux. — Venez donc à Bâle, vous tous qui tenez la vérité en estime ; mais surtout gardez-vous de tout jugement téméraire avant de m'avoir entendu. »

Il serait difficile, assurément, de trouver à reprendre dans la forme et le fond de cette lettre ; mais à supposer qu'obéissant aux impulsions de sa nature ardente et passionnée, il ait été parfois dans ses cours déclamateur violent et prétentieux, et se soit donné des allures de prophète, faudrait-il lui en faire un crime irrémissible et proclamer, fanatiques admirateurs de la forme, qu'un pareil homme ne mérite que dédain et mépris?

La forme et le langage varient comme le temps et les mœurs ; le caractère le plus ferme a ses alternatives de force et de faiblesse, de petitesse et de grandeur ; les actes eux-mêmes n'ont sous ce rapport rien d'absolu et ne valent que par l'intention qu'on y a mise. Le caractère, le langage et les actes ne sont donc pas des témoins et des juges infaillibles du vrai mérite. — La vérité est ailleurs : chaque homme la trouve en lui-même et dans sa conscience ; et la conscience, qui nou fait notre propre juge, nous apprend à placer le vrai mérite chez les autres dans l'énergie des croyances et les convictions pures et désintéressées. Tout est là : croire ou ne pas croire, agir en vue du bien et de la vérité, ou travailler pour soi en vue de son propre égoïsme, — il n'y a pas d'autre règle, et c'est celle d'après laquelle tout honnête homme doit vouloir être jugé, la seule aussi d'après laquelle il puisse prétendre juger les autres.

Or, la preuve que Paracelse ne fut point un coureur de scandales, un charlatan de renommée, c'est qu'il eut très profonde la conscience de sa mission et celle de ses devoirs comme médecin, et l'énergie persistante d'un dévouement absolu à la vérité qu'il croyait posséder, et dont ses écrits et sa vie fournissent la preuve éclatante. Peu de temps après son installation à l'université de Bâle, il s'interroge et se demande quelle peut être la raison de cette souveraineté médicale qu'il se sent porté à exercer, et, après y avoir mûrement réfléchi, il lui semble qu'elle est le fait d'une vocation légitime et l'expression du génie de la patrie allemande, qui se manifeste en lui dans le domaine des sciences médicales.

« Oui, ce génie médical qui déborde en moi, écrit-il à son ami Clausérius en 1527, l'année même de son début dans le professorat, n'est autre que celui de ma patrie, et je me figure que si Galien représente le génie latin, Hippocrate le génie grec, Avicenne le génie arabe, je puis représenter moi-même celui de l'Allemagne, ce dont je m'enorgueillis hautement. »

Ailleurs, il remercie la Divinité de lui avoir marqué sa voie, et se promet d'y marcher d'un pas ferme et sûr ; ailleurs encore il se félicite d'avoir été choisi pour doter l'humanité d'une médecine bienfaisante, et en rend grâces, et le sentiment profond de sa mission providentielle éclate presque à chaque page de ses œuvres.

Paracelse eut aussi très nette et très ferme la conscience de ses devoirs de médecin, et ne craignit pas de la manifester très hautement, dût-il s'attirer l'animadversion et la haine de ses confrères.

« Il ne suffit pas au médecin de savoir, dit-il, dans le dernier chapitre du *Paragranum*, il faut encore qu'il soit pénétré de la pensée qu'il se doit aux autres plus qu'à lui-même. Semblable à la brebis dont la toison sert à vêtir le berger, le médecin se doit à tous, et telle est la voie dans laquelle Dieu lui-même lui a prescrit de marcher. »

Plus loin il ajoute : « Le médecin digne de porter ce nom éloigne avec soin toute pensée de faste ou d'avarice qui corrompent le cœur, et tout calcul qui lui ferait considérer le malade comme un instrument de gain et perdre de vue qu'un frère réclame ses soins. Il faut qu'il tienne à honneur la probité la plus scrupuleuse, sans laquelle il ne mérite ni estime ni considération; et par probité j'entends qu'il doit obéir aux loyales inspirations de sa conscience et de son cœur. — Qu'il soit donc sincère et de bonne foi; avec ce sentiment uni à celui de la charité, Dieu ne manquera pas de l'inspirer. — Le mensonge met l'homme sous la domination du mauvais esprit qui empoisonne les cœurs et les sciences auxquels il touche. — Le médecin doit se maintenir en outre chaste, continent et sobre, ne pas s'enorgueillir, mais se montrer modeste en sa maison et simple de cœur. Dieu ne saurait tolérer que les biens sagement et honnêtement acquis soient employés à enrichir des courtisanes et des impudiques ou dépensés en débauche, ainsi que pourraient le faire des soldats et des routiers infâmes qui ne vivent que de vols et de brigandages. »

Il termine enfin par les conseils à l'adresse de l'homme de cœur et de l'honnête homme :

« Que le médecin ne s'étonne pas de voir chaque jour l'ignorance, le vice et la présomption réussir et s'étaler complaisamment au grand jour : rien n'est plus naturel, au train dont va le monde, que de pareils succès. — La seule récompense véritable, la seule que puisse ambitionner l'honnête homme, c'est le repos de sa conscience, la satisfaction de soi-même et la pensée d'être soumis à la volonté de Dieu. »

Décidément, cet extravagant et ce fou a parfois du bon, et tout vains que nous sommes de notre immense savoir et de nos connaissances transcendantes, il nous aut avouer que notre sagesse prudente ne vaut pas son impertinente folie.

Apre et sévère par nature et passionné pour sa doctrine, à la vérité de laquelle il croyait de toutes ses forces, il souffrait des résistances qu'on lui opposait et ne parvenait pas à comprendre que le savoir faux de ses adversaires dût l'emporter sur le vrai savoir qu'il se supposait. Il s'affligeait aussi profondément des vices de son époque, et voyant autour de lui les esprits livrés au scepticisme, au culte de l'argent et du succès, la vérité dédaignée et l'art le plus noble prostitué et dégénéré en métier, il s'indignait du fond du cœur, et le spectacle de ces misères morales, qui sont celles de toutes les époques de transition, et qui sont malheureusement aussi celles de notre temps, joint au sentiment profond des persécutions dont il était victime, le jetaient dans des accès de colère et de misanthropie dont souffraient parfois ses amis et dont tiraient habilement parti ses adversaires.

Il en convenait, du reste, et tâchait parfois de se justifier : «Vous me reprochez, disait-il à ses adversaires, d'être brusque, emporté, colère? Je le suis, j'en conviens ; mais pourquoi m'en faire un crime? Demandez plutôt à la nature pourquoi elle m'a pétri d'un pareil levain? pourquoi elle m'a fait naître au milieu des rochers, des glaces et des forêts, et non pas dans un gynécée, au milieu des femmelettes? pourquoi elle m'a donné le goût des aliments rustiques, du pain noir et du laitage, et non celui de vos sucreries et de vos confitures? — Tel est pourtant le motif pour lequel je ne saurais avoir pour habitude, imitant votre langage mielleux et vos cérémonies ridicules et hypocrites, de sourire à mes clients et de leur dire : « Mon cher monsieur, j'ai le plus grand plaisir à vous voir, ne tardez point à revenir. — Ma chère petite dame, permettez-moi de vous accompagner jusqu'au bas de l'escalier. » Ce ne sont là que mensonges et hypocrisies, et il me plaît à moi de répliquer brusquement à ceux qui m'interrogent : « Que voulez-vous de moi ? Le cas n'est pas aussi urgent que vous le dites. Mes instants sont comptés, mes travaux pressent, et vous reviendrez plus tard !...... »

Honnête et maladroite rudesse !

« Puis mes ennemis, disait-il, m'accablent d'injures et de calomnies, et vont même jusqu'à payer et suborner mes serviteurs, pour obtenir d'eux mes préparations et mes recettes, et jusqu'à les pousser à révéler ce qui se fait et se dit dans ma maison. »

Il faut avouer, du reste, que si ses adversaires répandaient et exagéraient à plaisir le bruit de ses défauts et de ses vices, Paracelse ne les épargnait pas non plus devant ses élèves et dans ses écrits : « Il faut reconnaître, disait-il, qu'il y a deux espèces de médecins, les uns nés d'un esprit de charité, les autres de l'amour de l'argent, et les uns et les autres sont reconnaissables à leurs œuvres. Les premiers aiment et respectent leurs malades ; les autres, sans conscience et sans pudeur, les considèrent comme une proie qu'ils peuvent exploiter à leur aise et dont ils doivent tirer le plus grand profit possible. C'est ainsi que la plus noble des sciences trouve des serviteurs indignes; mais puisque l'un des douze apôtres, poussé par l'amour de l'argent et la cupidité, s'oublia jusqu'à trahir, vendre et livrer à ses bourreaux le Christ, son maître, doit-on s'étonner que des hommes que domine et qu'entraîne ce même sentiment se rendent aussi coupables à l'égard de leurs semblables que Judas lui-même à l'égard du Christ?

» Oui, je le répète avec regret, la plupart des médecins de notre époque n'ont ni foi ni loi; toute leur science consiste à savoir se donner certains airs d'importance, à parler avec grâce, à plaisanter agréablement, d'après certaines conventions, pour aboutir enfin à dépouiller leur malade. Du reste, leur honte s'étale au grand jour, et leur unique et sérieuse préoccupation consiste à s'éclipser les uns les autres, à se vêtir eux-mêmes, ainsi que leurs femmes, qu'ils parent comme des courtisanes, d'habits luxueux, d'anneaux d'or et de vêtements de soie. — Et tout cela n'est qu'abomination aux yeux de Dieu. Il est vrai que chacun s'y prête de bonne grâce, de façon que l'ignorance et la présomption marchent le front haut et réussissent, alors que le vrai savoir et la vertu n'exercent aucun prestige. »

On peut, sans être un Héraclite, admettre que Paracelse disait vrai, et beaucoup reconnaîtront avec moi, j'en suis sûr, que les progrès de la science n'ont guère modifié les travers des savants, des disciples d'Esculape surtout.

« Quant à moi, ajoute-t-il, et quoi qu'il arrive, je saurai faire la différence de ceux qui marchent dans la voie du Seigneur de ceux qui n'ont d'autre culte que l'argent et la vanité. Cette distinction me servira de justification. »

Cependant ces critiques amères ne faisaient qu'envenimer les esprits, lui susciter des difficultés et accroître la haine de ses adversaires. Ceux-ci, capables de toutes les violences et de toutes les bassesses pour le perdre et se débarrasser d'un censeur amer et impitoyable, l'attaquaient dans sa vie privée et le proclamaient enclin à tous les vices et à toutes les turpitudes. Un sacrilége infâme avait présidé, disait-on, à sa naissance, et sa mère n'était rien moins qu'une religieuse possédée du démon de la luxure. Ce novateur n'était donc, ne pouvait donc être qu'un monstre abominable et odieux. Ses ennemis ne pouvaient ignorer pourtant, car il le répétait assez hautement, et le lieu de sa naissance n'était pas si éloigné de Bâle qu'on ne pût se renseigner à cet égard, que sa mère ne fut jamais religieuse, mais plutôt une pieuse et digne femme, vassale de l'abbaye de Villach, près d'Einsiedeln, et occupée, comme les membres du tiers ordre de Saint-François, à soulager les pauvres et les malades que recueillait l'abbé. — Ses ennemis ne pouvaient donc de bonne foi se tromper à cet égard ; mais le mensonge, répandu sous le voile de l'anonyme et du mystère, et habilement exploité, remplissait le but, et l'on se gardait avec soin de détromper le public.

On s'égayait aussi en petit comité et en public de la haine du sanglier de Zurich pour le beau sexe ; on jasait sur sa barbe clair-semée, et l'on se disait tout bas qu'un funeste accident, dont un porc malséant fut l'auteur, l'avait réduit à cet état déplorable, qui fut jadis celui de Narsès. Il avait pu, du reste, grâce à la bête malfaisante, rendre de précieux services au khan de Tartarie, qui l'avait retenu prisonnier, sans doute, pour en faire le médecin de ses femmes.

L'odieux se mêlait ainsi au ridicule pour tirer vengeance de ses critiques et perdre le novateur. Ce fut là, sans doute, un genre de guerre devant lequel pâlit le courage éprouvé de Paracelse. Il fit d'abord tête à l'orage ; mais il dut se déterminer bientôt, malgré l'appui de ses amis, à renoncer à sa chaire, et il quitta Bâle dans la deuxième année de son professorat.

Avait-il, comme on l'a dit, perdu son crédit auprès de ses élèves, compromis sa réputation par des maladresses et éloigné de lui tous ses amis? ou bien fut-il obligé de laisser le champ libre à ses adversaires? L'histoire n'en dit rien, et je croirais volontiers qu'il fut aussi entraîné par cette passion des pérégrinations et des voyages qui ne l'abandonna jamais, et qu'il considérait comme une des conditions nécessaires du vrai savoir et peut-être aussi du succès de ses doctrines.

« Croyez-vous par hasard, disait-il à ceux qui lui reprochaient cet amour des voyages, croyez-vous qu'on devienne savant au coin du feu, et qu'il n'y ait plus de science hors de vos domaines ou de vos frontières? Mais la science est disséminée en tous lieux et n'habite pas ici ou là... Il faut aller au devant d'elle et ne pas attendre qu'elle vienne à nous. Le Christ n'a-t-il pas dit : Venez à moi? Certes, ce fut une sage loi que celle qui prescrivait aux médecins de l'antiquité de voyager... Que me font à moi, je vous prie, ces tristes docteurs qui se cachent au fond de leur bibliothèque et pâlissent vingt années sur les mêmes livres? Je n'ai garde de les imiter. »

Quoi qu'il en soit, lassitude ou dégoût ou passion des voyages, il prit la résolution de quitter Bâle, et l'occasion d'en sortir honorablement s'étant offerte, il ne la laissa point échapper. La cause, sinon le prétexte de son départ prémédité, mérite d'être racontée : Certain chanoine opulent, — à quels grands ou petits scandales ne trouve-t-on pas mêlés moines et chanoines au seizième siècle?—tourmenté bien fort par une maladie dont la chronique ne dit pas le nom, mais que n'avaient pu guérir les docteurs en réputation de l'Université, eut recours à Paracelse et lui promit de larges honoraires s'il parvenait, par ses teintures et ses élixirs, à lui rendre une santé, depuis longtemps compromise. Paracelse se met à l'œuvre, traite notre homme en conscience et le guérit. Jusqu'ici, rien de mieux; mais voici bien une autre affaire : prié de tenir ses engagements et de payer son médecin, justement fier d'une aussi belle cure, le chanoine se consulte, hésite, refuse enfin, et bientôt jure ses grands dieux qu'il n'en fera rien. Paracelse insiste; le chanoine tient bon et fait scandale. Un procès s'ensuit, et l'affaire est portée devant un tribunal qui se récuse, s'estimant incompétent, et la renvoie devant la Faculté. Celle-ci s'assemble en conseil, informe, pèse et délibère, déclare enfin que le chanoine est réellement guéri; mais considérant sans doute que le traitement prescrit n'a rien de commun avec ceux que commandent l'usage et l'autorité des anciens, et qu'on ne saurait en conscience lui attribuer la guérison dont il s'agit, déclare, par ces motifs, Paracelse mal fondé dans sa demande, et le chanoine dispensé de tenir ses engagements.

A ce déni de justice, qui témoignait du mauvais vouloir de ses adversaires et le plaçait dans l'impossibilité légale d'exercer son art, Paracelse s'empressa de faire ses préparatifs de départ et de quitter Bâle; il se rendit directement de Bâle à Strasbourg, et s'y livra à l'enseignement avec zèle et succès.

Les historiens rapportent, d'après le témoignage d'Oporin, son secrétaire et son disciple, qu'à Strasbourg, Paracelse, naturellement intempérant, se livra avec excès à l'usage des liqueurs fortes et contracta la dégradante habitude de l'ivrognerie.

« Pendant deux ans environ que j'ai demeuré avec Paracelse, dit Oporin, il a été si fort enclin à l'ivrognerie la plus désordonnée, qu'à peine pouvait-on le voir une heure ou deux dans le jour sans qu'il fût plein de vin, principalement après son départ de Bâle pour l'Alsace. Cela n'empêcha pas qu'il ne fût admiré de tout le monde comme un second Esculape. Cependant, tout ivre qu'il était, il ne laissait pas de méditer quelque chose de sa philosophie, étant de retour au logis... Il lui arrivait souvent de se lever au milieu de la nuit, de tirer son grand sabre, qu'il se vantait avoir eu du bourreau, et de faire le moulinet, frappant à grands coups le plancher et les murailles, si bien que je tremblais à chaque instant qu'il ne me fendît la tête. »

Or, cet Oporin, dont on a voulu faire l'*alter ego* ou le *fidus Achates* de Paracelse, s'accusa plus tard, repentant de ses méfaits, d'avoir abusé de la confiance de son maître et de l'avoir calomnié, ayant imaginé, dit-il, cette histoire et beaucoup d'autres pour tirer vengeance d'un refus qui lui fut opposé.

Paracelse, qu'Oporin, devenu libraire à Bâle, accabla d'instances, ne voulut jamais lui confier l'impression de ses ouvrages; il résista énergiquement à toutes les sollicitations qui lui furent adressées dans ce but, et je pense qu'il eut raison.

J'incline à croire, toutefois, qu'à l'exemple d'Érasme, de Luther et de ses joyeux compagnons de table, Paracelse, en bon Allemand qu'il était, ne dédaignait pas l'hippocras généreux, ni la bière forte et la cervoise, et qu'il dut bien souvent, en compagnie de ses amis et d'Oporin lui-même, chercher au fond d'un large broc une diversion salutaire à ses ennuis de novateur.

De Strasbourg, qu'il quitta en 1529, il se rendit à Nuremberg, et sa vie ne cessa d'être, dès ce moment, errante et vagabonde : il fit pourtant un séjour de deux années à Saint-Gall et y publia les trois livres de son *Paramirum*, où il traite de l'origine des maladies et des trois substances élémentaires du corps humain. Il écrivit, en 1533, son traité des maladies invisibles, et visita successivement Appenzell, Sterzingen, Nordlingen, et une foule de cités où il fut diversement accueilli. Les accusations de ses ennemis, répandues en tous lieux, portaient depuis longtemps leurs fruits ; et s'il fut assez heureux pour rencontrer en maint endroit des protecteurs généreux et des amis, il dut, dans beaucoup d'autres, où ses idées de réforme étaient mises à l'index et repoussées, subir mille violences et mille outrages. A Nordlingen, par exemple, il fut brutalement mis en prison et expulsé sur la simple énonciation de son nom ; ailleurs on lui jeta à la face qu'il n'était qu'un pauvre diable sans feu ni lieu, et que la cité n'avait point à pourvoir à ses besoins ; dans je ne sais quelle autre ville, enfin, il fut, avec deux de ses amis, arrêté comme vagabond et tenu en charte privée, jusqu'à ce qu'il eût justifié de ses parents et du lieu de sa naissance.

Cependant toutes ces persécutions, auxquelles l'avaient habitué les dures épreuves de sa jeunesse, n'abattaient ni son ardeur au travail ni son courage ; repoussé dans un lieu, il allait chercher fortune ailleurs, et reprenait ses travaux interrompus. Il lui eût été difficile pourtant, au milieu de toutes ces péripéties, d'écrire et de mettre en ordre une foule de travaux à peine ébauchés ; il le comprit sans doute et accepta avec empressement l'asile que lui offrit, en Illyrie, un de ses grands admirateurs, l'archiduc Ferdinand, auquel il dédia plusieurs de ses livres, et notamment un petit traité des antiquités de sa province. Cette publication, dont il fut remercié par le sénat et les nobles d'Illyrie, augmenta encore l'estime et la considération que lui valaient les sympathies du grand-duc, et il put, dans la retraite qu'on lui avait choisie, revoir paisiblement et avec soin ses premières œuvres, traiter de nouveaux sujets et répliquer à ses adversaires.

C'est dans ces quatre dernières années, en 1537, 1538, 1539 et 1540 qu'il publia successivement son *Paragranum*, dont il a été parlé; son grand traité de chirurgie, celui de l'*Archidoxe* ou de l'analyse chimique des vertus des médicaments, son *Traité sur la peste* et sa *Philosophie occulte*, etc., etc., qui forment au moins la matière de quinze ou vingt volumes in-octavo.

Vers la fin de 1540, il reprit son bâton de voyage et son arsenal chimique, et quitta l'Illyrie pour se rendre à Vienne, stationnant suivant son habitude, le long de sa route, et s'arrêtant de ville en ville. Il tomba malade à Saltzbourg, et y mourut en 1541, à l'âge de 48 ans.

Sa mort, obscure et ignorée, et bientôt vaguement répandue, servit encore de prétexte à ses ennemis, habiles à exploiter les moindres circonstances de sa vie, et le diable, ayant dû nécessairement jouer un premier rôle dans la vie d'un homme capable de s'insurger contre l'autorité des anciens, on entendit bientôt de bonnes âmes, de la famille de celles qu'on voit dans tous les temps se signer pieusement au seul mot de révolutionnaire et d'enthousiaste, et se complaire béatement, dans leur bassesse ignorante et leur hypocrisie, répéter à voix basse que Paracelse était mort subitement, mystérieusement, en pleine santé et dans la fleur de l'âge. Désireux de fortune et d'honneurs, cet odieux novateur avait acheté du diable, son maître, au prix de sa vie et de son âme, de mystérieux arcanes et de merveilleux talismans capables de rendre la vie aux moribonds, et Satan (ce misérable Satan, qui ne tint jamais sa parole et le laissa toujours pauvre et persécuté) avait enfin pris possession de son âme à Staltzbourg. D'autres, de beaucoup les plus nombreux, répétaient que ce fameux législateur de la médecine, que ce grand monarque, qui annonçait si pompeusement l'avénement de son futur royaume, venait enfin d'expier ses forfaits et de mourir de misère et d'excès sur un grabat d'hôpital : et telle est la version qui est aujourd'hui encore généralement accréditée.

La misère et l'hôpital n'ont rien de déshonorant sans doute, et les excès que provoquent l'injustice des hommes et le désespoir qui brise parfois tous les ressorts de l'âme humaine, ne peuvent qu'affliger les cœurs qui savent compatir aux malheurs d'autrui ; cependant un pareil récit de la mort de Paracelse était encore un mensonge et une calomnie. Paracelse, s'il faut en croire les procès-verbaux authentiques que publièrent les frères Detourne, de Genève, à la fin de ses œuvres, mourut à Saltzbourg dans une hôtellerie où il s'était installé avec un de ses serviteurs ou disciples du nom de Franchemuar (un nom qui sent son français), tombé malade, et la cause de sa maladie s'explique aisément par la nature de ses travaux et ses fatigues (Paracelse avait, à trente-quatre ans, déjà l'air d'un vieillard) ; son mal fit de rapides progrès, et sentant sa fin prochaine, il voulut dicter lui-même ses dernières volontés. Ayant donné, suivant l'usage, son âme à Dieu et sa dernière pensée à son œuvre et à ses amis, il légua une partie de son bien à sa famille et le reste aux pauvres de Saltzbourg.

Son avoir n'était pas celui d'un prince, sans doute ; mais l'inventaire de ses objets mobiliers, curieux à plus d'un titre, prouve que, possesseur d'un nombre assez rond de ducats et de lotons d'Autriche, de matières d'or et d'argent et de tout un arsenal chimique, la part qu'il fit aux pauvres ne fut pas dérisoire.

Il fut, du reste, conformément à ses vœux, inhumé dans l'église cathédrale de Saint-Sébastien, où l'on pouvait lire encore, au dix-huitième siècle, l'inscription suivante, que les habitants de Saltzbourg, reconnaissants du legs et pénétrés de son mérite, tracèrent à la mémoire du célèbre docteur :

ICI REPOSE
THÉOPHRASTE PARACELSE, CÉLÈBRE DOCTEUR,
QUI, PAR LA PUISSANCE DE SON ART MERVEILLEUX,
SUT GUÉRIR LES BLESSURES LES PLUS CRUELLES,
LA LÈPRE, LA GOUTTE, L'HYDROPISIE
ET UNE FOULE D'AUTRES MALADIES RÉPUTÉES INCURABLES.
IL MOURUT DANS CETTE VILLE, LE 24 SEPTEMBRE 1541,
ET LAISSA SON BIEN AUX PAUVRES.

Quelques années après sa mort, et pour avoir plus sûrement raison de son système, Éraste, son contradicteur impitoyable, annonça publiquement que les œuvres de Paracelse contenaient au moins cinq hérésies capitales (1), et Bullinger, disciple de Zwingle, lui reprocha à son tour de n'avoir jamais fréquenté pendant sa vie les saintes assemblées évangéliques. Le novateur et ses œuvres méritaient donc d'être anathématisés, condamnés et jetés au feu. Heureusement pour les œuvres, moines, princes et bigots d'Allemagne, de Genève ou d'Italie furent alors, et pour cause, empêchés de donner suite aux insinuations de ce digne Éraste, honnête homme au fond, mais affreusement conservateur.

Les œuvres maudites échappèrent donc au sort qui les menaçait, Toutefois, cet appel à l'intervention du bras séculier porta ses fruits : les adeptes durent s'armer de prudence et redoubler de précaution, et le zèle de quelques-uns se refroidit ; mais bientôt, la violence et les persécutions aidant, la réputation du novateur devint européenne. On examina de près ses théories médicales ; plusieurs d'entre elles, celles du tartre no-

(1) La première est, dit-il, qu'il feint avec Arius, que Dieu le Verbe, par lequel Dieu a créé toutes choses, a une essence différente de celle de Dieu le Père. La deuxième, qu'il établit plusieurs dieux d'un ordre inférieur. Il nie ensuite qu'Adam ait été créé parfait, disant qu'il n'avait atteint la perfection qu'après avoir mangé du fruit défendu, où était entré Satan. Il nie enfin que l'homme ait été créé libre et que le Christ eût été conçu sans péché, etc.

tamment, dit van Helmont, furent généralement acceptées, et les esprits les plus éclairés de cette grande époque, Michel Montaigne, Ramus, Palissy (qui n'en parle que par ouï-dire), Jornado Bruno, s'associèrent avec joie aux idées du réformateur et conçurent à son sujet de très vives espérances.

Le système de Paracelse n'ayant pas résisté à l'épreuve de la discussion et du temps, les doctes et les graves en conclurent sans doute que Montaigne, Ramus et Palissy, eurent tort de se prononcer sur des faits qu'ils étaient incapables de connaître et d'apprécier. Nous en conclurons à notre tour que la logique savante est parfois une pauvre logique, et que ce n'est pas d'elle que nous apprendrons pourquoi les cœurs généreux et dévoués à la cause de l'idéal et du progrès, à quelque pays et à quelque temps qu'ils appartiennent, ont été constamment dans le passé et resteront éternellement solidaires ; et sur ce point encore l'analyse des œuvres du novateur nous donnera raison.

IV

Les œuvres de Paracelse ne forment pas moins de deux énormes in-folio à deux colonnes. Au seizième siècle, on écrivait presque autant qu'au treizième, et la fécondité des savants de cette époque fait pâlir celle de nos romanciers à la mode et de nos compilateurs. Il est vrai que le latin, en sa qualité de langue morte, autorisait les négligences, les répétitions, les prolixités, et que chacun alors usait et abusait sans crainte de l'idiome officiel.

Sur quoi Paracelse écrivit-il? A peu près sur tout, — *de omni scibili*, — sur la médecine théorique et pratique, sur la chirurgie (il y excella), sur la physique générale ou magie, sur l'astrologie, voire même sur l'histoire de certaines principautés d'Allemagne.

Ses œuvres médicales comprennent un grand nombre de traités généraux, qu'il décore ordinairement, suivant la mode contemporaine, des titres retentissants de *Paramirum*, ou merveille surprenante; *Paragranum*, ou grain supérieur; *Archidoxie*, ou science transcendantale. D'autres ouvrages, comme la *Théorie générale des maladies du tartre*, les traités sur la peste, la syphilis et les épidémies, l'esquisse *sur les maladies* des fossoyeurs et extracteurs de métaux, sont relatifs à des questions toutes spéciales; cependant ils ne constituent pas la partie la moins intéressante de l'encyclopédie bizarre et novatrice de Paracelse; ils nous initient aux mystères des sciences occultes et à certaines croyances du seizième siècle, notamment à la kabbale et à l'alchimie; ils forment, quand on les étudie de haut et dans leur ensemble, une vaste cosmologie qui a pour objet le monde et ses éléments, le macrocosme et le microcosme, la nature sidérale et la nature terrestre, et même tous les êtres individuels que renferme l'univers, réels ou fabuleux, les faunes, les ondines et les sylvains, les géants et les pygmées, les *terriens* et les *démoniaques*, dont la logique païenne et la crédulité du moyen âge avaient peuplé les éléments. On y trouve aussi, rapportées dans le plus grand détail, les pratiques bizarres, non-seulement de l'alchimie, mais de la géomancie et de la nécromancie, auxquelles les savants ne croyaient guère moins alors que le vulgaire.

Paracelse se fit en ceci, du reste, simple rapporteur; il se borna à enregistrer des croyances qui n'avaient alors rien d'insolite; il les discuta, en examina la légitimité au point de vue de la raison et de la tradition biblique; il crut à la réalité des êtres les plus fantastiques et des sciences qui s'y rattachent, mais sans y attacher d'importance. Ce qui le préoccupe avant tout, c'est cette odieuse médecine galénique, *imaginée pour les péchés de l'homme*, et qu'il se croit appelé à renverser de fond en comble, au grand profit de l'humanité. C'est là son unique et constante préoccupation; il y pense sans cesse, et la nuit et le jour, au lit de ses malades et près de ses fourneaux; il en fait son idée fixe, dont rien ne saurait le distraire, ni les caresses, ni les menaces, ni la misère, ni les persécutions.

C'était de la folie, dira-t-on. Fort bien; mais cette folie et ses enivrements étaient peut-être le seul moyen de vaincre des résistances systématiques, et ces ardeurs inconsidérées, ne l'oublions pas, ont fait triompher l'esprit de progrès et nous ont valu la Renaissance.

Jugée au point de vue de notre science moderne, la chirurgie de Paracelse n'a pas le sens commun ; elle renferme toutefois telles maximes et tels passages qui sont des signes avant-coureurs du nouvel esprit d'observation qui va bientôt surgir et des révolutions qui se préparent.

Le savant annotateur des œuvres d'Ambroise Paré, M. Malgaigne, a cru devoir les tirer de la poussière et de l'oubli. Nous pensons avec lui qu'ils méritent d'être connus. « Il y a deux sortes de voies et sentiers, dit Paracelse, ou deux méthodes ou façons pour parvenir à la connaissance des arts. L'une enseigne et conduit à la vérité, et l'autre à des mensonges. Les discours errants et vagabonds de l'entendement et de la raison sont cause des erreurs, ce qui advient quand ils se confient à eux-mêmes. » Le chapitre auquel appartient ce fragment est consacré tout entier à démontrer que les arts en général, et la médecine en particulier, se forment par l'expérience ; « car nature peut et veut être connue par les seuls objets des sens, sans qu'elle ait besoin de ratiocination, comme nous ne connaissons pas par raison ce qui est caché dans les entrailles de la montagne, mais par les sens qui sont émus par ce qui se voit, et nous font ainsi y connaître la nature des choses. »

Paracelse entendait par-là qu'il fallait avoir en haine cette vaine science qui se fondait uniquement sur des syllogismes et sur des mots ; à la vérité, le simple fait de dire vaguement qu'il faut observer la nature ne constituait pas une méthode nouvelle ; car les anciens, sans parler d'Albert le Grand et de Roger Bacon, observaient avec soin, dans le sens littéral du mot, et observaient beaucoup. Mais cette préoccupation de Paracelse implique déjà une opposition très accentuée à la méthode d'observation dominante ; elle contient aussi un avis très direct de chercher la vérité sur le monde en dehors des routes tracées, et un pressentiment des nécessités de la réforme scientifique. C'est par là que le fragment cité avec raison par M. Malgaigne nous semble avoir une certaine importance.

Les théories médicales de Paracelse ont, au premier abord, aussi peu de sens que sa chirurgie. Dépourvues de tout esprit de suite et de méthode, à peine compréhensibles dans leur point de départ, qui n'est que très vaguement indiqué, elles apparaissent, dans chaque traité général ou spécial, sous la forme de propositions sans développements, d'aspirations passionnées, de vagues préceptes sur la nécessité d'observer la nature, d'approfondir la science des astres et l'alchimie, le tout accompagné de digressions interminables sur les analogies kabbalistiques du macrocosme et du microcosme, et de merveilleuses recettes. Il est donc peu surprenant que de pareils écrits aient fait sourire plus d'un grave docteur et mis en verve de jeunes bacheliers nourris dans les saines traditions de l'école.

Cependant, sous ce fatras d'incohérences se cache une doctrine scientifique parfaitement coordonnée, et cette doctrine se rattache, d'une part, aux manifestations légitimes de l'esprit d'innovation du seizième siècle, dont ils constituent une des phases les plus intéressantes; et de l'autre, à l'histoire des progrès de la médecine et des sciences.

Tout n'est donc pas à dédaigner dans l'œuvre du médecin de Zurich.

V

J'ai dit précédemment avec quelle énergie audacieuse furent attaquées, à la fin du quinzième siècle, les diverses théories d'Aristote, et quelle direction philosophique et scientifique s'empara des esprits. Ruinée dans ses principales applications, la doctrine des *formes substantielles* ne les enchaîna plus. Les écroulements succédèrent aux écroulements, et du milieu de ces ruines s'éleva peu à peu l'édifice de la science moderne (1).

(1) On a déjà remarqué et l'on remarquera fréquemment, dans la suite de ce travail, les rapports intimes des idées qu'il développe avec celles que M. Frédéric Morin a proposées dans cette même Revue sous ce titre : *La philosophie des sciences cherchée dans leur histoire.* Il nous a paru inutile de signaler en détail tous ces rapports. Il nous suffira de dire que nos recherches sur le seizième siècle scientifique, et en particulier sur Paracelse, confirment pleinement les théories historiques et philosophiques de M. Frédéric Morin, et qu'au moins, pour ce qui regarde les sciences naturelles, nous ne pensons pas qu'on puisse se rendre compte, en dehors de ces théories, de la grande transformation de la Renaissance et des lois du progrès au sein de l'humanité.

L'astronomie ancienne, fondée sur la théorie du mouvement naturel et du mouvement violent, fut tout d'abord ébranlée. Cusa lui porta les premiers coups, et bientôt aux théories de Ptolémée succéda le majestueux système de Copernic. Ce fut ensuite le tour de la médecine, qui n'était, depuis Galien, qu'une application spéciale de la physique générale d'Aristote, une simple déduction de la double théorie des quatre éléments et des qualités contraires et opposées.

Cusa avait déjà pressenti qu'il n'y avait pas de principes contraires et opposés dans la nature ; ses hypothèses hardies devinrent peu à peu une réalité scientifique. « Les galénistes prétendent, dit Paracelse, que les contraires se combattent et s'annihilent réciproquement. Je ne vois rien de semblable dans la nature, où le chaud succède au froid, l'hiver à l'été, sans s'anéantir ou se détruire. J'en pourrais dire autant des humeurs, ajoute-t-il, qui ne forment ni les tempérances ni les complexions, car cette bile et le phlegme auxquels ils attribuent les maladies n'en sont que le signe ou le symptôme. »

D'autre part, les alchimistes démontraient, par mille expériences, que ces prétendus quatre éléments primordiaux se réduisaient à trois, et que tous les corps de la nature étaient composés de soufre, de sel et de mercure.

« Il existe dans l'homme, dit Bazile Valentin, à la fin du quatorzième siècle, un esprit vital pénétrant, impalpable et invisible, qui n'est autre chose que le mercure humain. Cet esprit vital, pour s'entretenir et se conserver, a besoin d'aliment, et cet aliment, c'est le soufre, et tout ce qui dans l'homme n'est ni soufre ni mercure, reste sel. »

Cette analyse de Bazile Valentin fut pendant plusieurs siècles le *Credo* de tous les alchimistes ; il en résulta qu'à la fin du quinzième siècle les deux principes fondamentaux de la médecine purent être considérés comme gravement compromis. Des discussions s'ensuivirent, qui retentirent jusque dans les universités, où l'alchimie rencontrait déjà quelques rares et timides adeptes. Du reste, le temps n'était pas encore venu d'extirper par le fer et le feu les hérésies scientifiques ; mais ces débats, purement théoriques et très limités, eussent duré longtemps encore sans troubler la quiétude de l'école, si de graves incidents n'étaient venus à cette même époque populariser ces querelles et passionner la foule à l'endroit de l'alchimie et des élixirs.

De graves épidémies, la peste, la suette, la syphilis, désolèrent à cette époque plusieurs contrées de l'Europe. Surpris par des fléaux jusqu'alors inconnus, les médecins galénistes, divisés d'opinion, s'empressent d'attaquer le mal dans sa cause présumée : les uns évacuant la bile, d'autres le phlegme ou l'atrabile, d'autres saignant à outrance. Vains efforts, le mal n'en continuait pas moins ses ravages. Les alchimistes, au contraire, habitués dès longtemps à manier les préparations métalliques, administraient à leurs malades l'or, l'antimoine ou le mercure, qu'Arnould de Villeneuve, le fameux spagyriste de Montpellier, avait le premier appliqué à la lèpre, et souvent ils guérissaient. Le peuple et les grands s'en émurent. Leur réputation s'accrut de toutes les guérisons miraculeuses qu'on leur attribua, et l'instinct de la conservation développé par la peur fit taire les sentiments d'horreur que leurs pratiques occultes inspiraient. Les alchimistes, délivrés de ce préjugé que la superstition du moyen âge leur avait si longtemps opposé, ne se firent plus une loi de se taire sur les mystères de leur art sublime ; ils s'enorgueillirent de leurs succès pratiques et de leur opularité, et l'on dut s'attendre bientôt, en présence de cette impuissance constatée des uns et de ces prétentions justifiées en apparence des autres, à un prochain essai de révolution médicale. Cet essai eut lieu en effet, et Paracelse fut le représentant de ce mouvement qui se préparait depuis un siècle, et que précipitèrent les événements politiques et religieux de l'Allemagne.

Comme Galien et les anciens qu'il venait combattre, il débuta par une conception primordiale sur l'homme et sur sa vie ; mais au lieu de la chercher, comme les hommes de la tradition, dans l'analyse des éléments de l'être en soi, il la chercha hardiment, sans s'occuper de la métaphysique d'Aristote, à laquelle il ne veut rien comprendre et qu'il repousse *à priori*, dans la notion de la nature universelle du monde extérieur, du macrocosme, dont l'homme n'est que l'expression et le reflet.

« L'homme est un petit monde, dit-il, ou microcosme; tout ce qui se trouve dans le grand, tout se trouve représenté en lui; et c'est par l'étude du monde extérieur qu'il faut aborder celle de l'homme. Or, le monde extérieur ou macrocosme se compose de choses visibles et d'invisibles. Les choses visibles ne sont que la représentation grossière de l'esprit qui est en elles et qui ne se voit pas; et c'est ainsi que, dans le corps humain et dans chaque âme, on rencontre le visible et l'invisible, c'est-à-dire la matière et l'esprit qui la meut. »

Telle fut la conception de Paracelse sur la notion de l'homme et du monde; elle offre de remarquables analogies avec les dogmes de la kabbale, et l'on ne saurait douter qu'il ne l'ait puisée à cette source.

On lit dans le Zohar, livre sacré de la kabbale : « L'homme est à la fois le résumé et le terme le plus élevé de la création; c'est pour cela qu'il n'a été formé que le sixième jour. Sitôt que l'homme parut, tout était achevé, et le monde supérieur et le monde inférieur, car tout se résume dans l'homme, qui réunit toutes les formes. » Et ailleurs : « Tout le monde inférieur a été fait à la ressemblance du monde supérieur.

Tout ce qui existe dans le monde supérieur nous apparaît en bas comme dans une image. »

Grâce à ce nouveau point de vue, dont il croyait d'ailleurs trouver la confirmation dans la Bible, Paracelse put étudier l'homme et le monde sous un nouvel aspect, et créer un nouveau champ d'observation en harmonie avec son point de départ, imaginer enfin des procédés inconnus des galénistes et constituer la médecine sur de nouvelles bases.

« La médecine, dit-il dès les premières pages du *Paragranum*, la médecine, qu'on a édifiée jusqu'à présent sur la théorie des quatre éléments, se fonde sur la triple base de la philosophie, de l'astronomie et de l'alchimie, sans lesquelles on ne saurait se flatter de connaître les maladies, encore moins de les guérir... Or, la philosophie, telle que je la comprends, n'est pas celle qu'ont enseignée Aristote, Scot et saint Thomas, et qui n'est qu'extérieure et superficielle ; elle est plutôt cette science qui fait pénétrer l'esprit dans la profondeur du corps humain, révèle l'invisible par le visible, et nous fait assister aux opérations mystérieuses et cachées du corps humain et aux mouvements des organes. Par elle, le corps devient aussi transparent qu'une goutte de la rosée la plus pure ; par elle aussi sont révélés les causes, la nature et le siége des maladies. »

Du reste, tous les kabbalistes se plaisaient à répéter qu'aux yeux du sage qui marche dans les voies du Seigneur le visible révèle l'invisible : « Ne va pas croire, dit le Zohar, que l'homme soit seulement de la chair, une peau, des ossements et des veines ; loin de là, ce qui fait réellement l'homme, c'est son âme, et les choses dont nous venons de parler ne sont pour nous qu'un vêtement, un voile, mais elles ne sont pas l'homme. Cependant les diverses parties de notre corps sont conformes aux secrets de la sagesse suprême, et il en est ainsi de tous les êtres créés. »

Et c'est en vertu de ce principe qu'ils firent une étude approfondie de la physionomie chez l'homme et dans tous les êtres de la nature, et qu'ils dotèrent les plantes de vertus spéciales (nous dirons un mot plus loin de la fameuse doctrine des signatures) qui leur étaient révélées, disaient-ils, par leurs caractères sensibles et leurs signes extérieurs.

Il est évident qu'une école qui professait de pareilles théories devait regarder l'influence des astres comme considérable dans l'organisme humain. « A l'égard de l'astronomie, dit le livre que nous avons déjà cité, qui pourrait contester l'importance de son étude appliquée à la médecine? L'homme étant un petit monde, expression résumée du grand, en lui se trouve la représentation de ce que contient le macrocosme. Les plantes et les constellations y sont figurées, ainsi que leurs mouvements variés et les phénomènes qu'ils produisent dans le firmament; car si l'homme et le monde ne forment pas une seule et même chose, ils sont du moins intimement unis, et il ne se passe rien dans le second qui n'ait son retentissement dans l'autre. »

La peau représente, d'après le Zohar, « le firmament qui s'étend partout et couvre toutes choses ainsi que le vêtement; la chair nous rappelle le mauvais côté de l'univers, l'élément purement extérieur et sensible; les ossements et les veines figurent le char céleste, les forces qui existent à l'intérieur... Mais de même que, dans le firmament qui enveloppe tout l'univers, nous voyons diverses figures formées par les étoiles et les planètes pour nous annoncer les choses cachées et de profonds mystères, ainsi, sur la peau qui entoure notre corps, il y a des formes et des traits qui sont comme les planètes ou les étoiles de notre corps; toutes ces formes ont un sens caché et sont un objet d'attention pour les sages qui savent lire dans le visage de l'homme. »

C'est en vertu de ces analogies et de ces interprétations que Paracelse créa une nouvelle physique générale et s'occupa des mouvements des astres, des météores, à un point de vue souvent très original. C'est en vertu de ces mêmes idées, et à l'aide de la méthode d'*observation comparée* qui en découle, qu'il créa une anatomie et une physiologie transcendantales « qui n'excluent pas l'étude grossière des organes et de leurs fonctions. »

« Les astres incorporels, dit-il, errent dans le firmament comme la plume légère qu'emporte le vent. Cet air ou ce chaos lui-même, l'éther, n'est pas corporel, de la manière dont nous concevons les corps. Il peut être comparé à l'albumine de l'œuf, au milieu de laquelle se trouve suspendu fixe le jaune ou *vitellus*. Et quoique l'homme et le monde ne soient pas une seule et même chose, ils sont intimement unis dans leur nature; car dans l'homme lui-même se trouvent, sous forme d'organes, le soleil, la lune et toutes les planètes et constellations. Le soleil, c'est le cœur qui, semblable à cet astre, échauffe, fortifie, rend fécond, et fait vivre le corps soumis à son empire. La lune et sa pâle lumière, c'est le cerveau, qui nous dirige et nous éclaire sans nous échauffer. La planète Jupiter est représentée par le foie ; celle de Mars, à la lumière pénétrante, par la vésicule du fiel, etc. Ne dites donc pas que les humeurs gouvernent la maladie, car les astres la gouvernent aussi, et plusieurs d'entre les maladies sont incorporelles et analogues au souffle impalpable ; comment, dès lors, l'expulser par tous les moyens que vous vantez ? — Vous ne cessez de répéter que telle maladie a pour cause la bile, le sang ou le phlegme ! Ne pourrais-je pas dire avec autant de raison qu'elle a pour siége le cœur, la rate ou le poumon, placés sous l'influence du soleil, de Saturne et de Mercure ? Et croyez-vous que celui qui connaît le principe et la nature des pluies, des orages et de la foudre, est bien éloigné de connaître celui de mille incommodités et maladies qui affligent l'homme, et ne voyez-vous pas qu'entre les causes de l'apoplexie et celles de la foudre il y a plus d'une ressemblance ? »

Les sept principaux organes internes représentent les planètes ; les membres intérieurs, analogues aux membres du macrocosme, ont leurs révolutions analogues aux révolutions sidérales, et c'est grâce à ces analogies que nous pouvons expliquer les crises dont le corps humain est le théâtre.

Ces évolutions et ces mouvements ne sont pas matériels, mais conservent la force qui siége dans chaque organe ; c'est ainsi que le cœur, semblable au soleil, opère sa révolution dans tout le corps qu'il réchauffe et vivifie ; que l'influence du cerveau se dirige vers le cœur et retourne au centre dont elle émane ; que le foie accomplit dynamiquement son évolution à travers les vaisseaux sanguins, la rate dans les hypocondres et les intestins ; que les veines accomplissent la leur dans les lombes et dans les parties qui en dépendent ; les poumons enfin dans l'intérieur de la poitrine, et jusqu'au larynx ; et que les maladies peuvent naître des perturbations que subissent ces mouvements.

Etrange et bizarre conception, qui jette Paracelse dans les voies d'une anatomie et d'une physiologie fantastiques, et qui doit aboutir fatalement à l'impossible et à l'absurde.

En vain essaye-t-il de multiplier les exemples de ces analogies merveilleuses, de prouver que les fonctions internes, telles que la digestion, les sécrétions, que le mode de production de certaines maladies ont leur analogue dans la nature extérieure, que chaque organe attire à lui l'aliment qui lui est propre, comme l'aimant attire le fer ; ces analogies dont il parle n'existent pas, et il n'appartient pas à l'imagination seule de s'en démontrer la réalité.

Il est vrai que, dans nos idées actuelles, nous concevons aussi l'organisme comme un petit monde qui réalise la plupart des phénomènes dont la nature est le théâtre ; soumis aux lois de la pesanteur et de l'attraction réelles qui président aux combinaisons et décompositions chimiques, il est le suppôt d'un nombre infini de phénomènes que provoquent la chaleur, la lumière, l'électricité et les nombreux agents de la nature.

Mais il y a loin de la conception toute moderne de ces agents et de ces forces de la nature dont l'action s'applique, suivant des lois générales, à tous les corps et à tous les êtres sans exception, à cette assimilation impossible qui émeut Paracelse, et qu'il cherche à réaliser dans une sorte d'anatomie chimérique et sans support réel.

Cependant, toutes ces conséquences étaient légitimement contenues dans l'affirmation primordiale de la nature de l'homme cherchée dans celle de l'univers. Mais l'homme, d'après Paracelse, est aussi composé de matière et d'esprit, comme tous les êtres de la nature, et le médecin doit s'appliquer, en vertu de ce principe, emprunté à la kabbale et à l'alchimie (l'alchimie fut définie, jusqu'au dix-huitième siècle, la science qui a pour objet d'isoler les premiers principes des corps), à séparer le principe actif des choses de leur enveloppe grossière ; la seconde partie de l'anatomie de Paracelse correspondra donc à celle que Galien emprunte à sa théorie des éléments.

« Je déclare l'alchimie indispensable, et sans elle il n'est pas de savoir médical, dit Paracelse. La nature est mystérieuse dans ses opérations, et il faut savoir lui arracher son secret ; il faut aussi savoir dépouiller l'esprit de son enveloppe, ou plutôt séparer la partie agissante de cette enveloppe de celle qui ne l'est pas, e cette opération nécessaire est le propre de l'alchimie. Tout ce que fait la nature est achevé sans doute, mais elle veut être étudiée, tourmentée, perfectionnée même, et l'alchimie est l'instrument de ce perfectionnement.

« L'alchimiste, ajoutait-il, est semblable au boulanger qui convertit la farine en un pain substantiel, au vigneron qui extrait du raisin le vin généreux ; il extrait de chaque chose la quintessence et tire de la nature ce qui peut être utile à l'homme. Arrière donc tous ces faux disciples qui prétendent que cette science divine n'a qu'un but, celui de faire de l'or ou de l'argent ; l'alchimie, qu'ils déshonorent et prostituent, n'a qu'un but : celui d'extraire la quintessence des choses et de préparer les arcanes, les teintures et les élixirs qui peuvent rendre à l'homme la santé qu'il a perdue (1). »

La nature, qu'on ne saurait trop observer, et qui est

(1) Ces anathèmes, que renouvelle Paracelse en maint endroit de ses écrits, prouvent que de son temps les alchimistes sérieux se distinguaient honorablement et se séparaient avec éclat des faiseurs d'or et des chercheurs de pierre philosophale. Le nombre de ces derniers s'accrut considérablement au seizième et au dix-septième siècles, et la plupart des historiens, séduits par l'attrait du pittoresque et du merveilleux, ont cru que leur histoire résumait celle de l'alchimie. Cette croyance est une erreur : la véritable alchimie n'a rien de commun avec les transmutations des charlatans du dix-septième siècle et ne se rattache pas à ce travers de l'esprit humain ; elle eut à l'origine, et jusqu'au dix-septième siècle, ses principes et ses lois, qui furent ce qu'ils devaient être. Les œuvres de Gerbert, de Raymond Lulle, de Bazile Valentin, n'ont été jusqu'ici que superficiellement interrogées (j'en excepte toutefois le travail de M. Figuier), et l'histoire de l'alchimie est encore à faire.

le point de départ de toute connaissance, offre au médecin des exemples nombreux de l'utilité de cette science, et peut lui donner une idée du rang qu'elle doit occuper dans l'art de guérir. Qu'est-ce, en effet, que l'estomac, dont Dieu a pourvu l'homme et les animaux, sinon un alchimiste intelligent qui sépare avec discernement et sagesse, dans les aliments que la nature nous offre, ce qui est bon et salutaire de ce qui ne l'est pas, et les parties grossières de celles qui doivent nourrir le corps?

Or, le feu, qui avait de tout temps été considéré comme l'agent de la purification, et qui avait été symbolisé à ce titre dans la plupart des religions de l'antique Orient, était l'instrument providentiel de l'alchimie.

C'est par le feu, disaient les alchimistes, qu'est réalisé dans le firmament le système des astres, source de la sagesse, de la sensibilité et de la pensée ; c'est par lui aussi que peuvent devenir visibles les éléments de la nature corporelle. C'est donc au feu qu'ils s'adressaient pour dégager l'esprit des choses, et rien ne s'opposait, dans leur manière de le concevoir, à ce qu'après l'avoir isolé des corps dans lesquels il est le plus abondant, on pût le verser ensuite dans d'autres corps moins richement pourvus, pour en changer la nature et les propriétés : opération sublime, que les adeptes privilégiés pouvaient seuls réaliser.

« On devra remarquer, disait Paracelse à l'occasion de l'influence du feu, que la préparation des aliments dans l'estomac se fait par la chaleur, et que la chaleur est toujours la compagne de la vie. »

Les alchimistes furent donc invinciblement conduits à analyser par le feu, en variant à l'infini leurs procédés, les minéraux, les plantes, les animaux et toutes les substances naturelles, et ces analyses, répétées de siècle en siècle, leur firent imaginer la théorie des trois substances élémentaires, le soufre, le sel et le mercure, que nous a fait connaître Bazile Valentin, et qu'ils opposèrent à la théorie péripatéticienne.

« Or, toutes les matières et tous les êtres créés, ajoutait Paracelse, à quelque élément qu'ils appartiennent, soumis à l'action du grand dissolvant, se décomposent en une partie qui se dissipe en fumée, fumée qui, en une seconde, se consume et brûle, et laisse après elle un résidu ; la substance qui s'évapore est le mercure, celle qui brûle est le soufre, et le résidu est le sel. Or, le résultat de la décomposition des corps est constant, et il faut nécessairement admettre que l'homme, comme les plantes et les minéraux, est composé des trois substances suivantes : le soufre, le sel et le mercure.

» Ces trois substances constituent véritablement les principes des choses, et l'on ne doit plus dire, avec les galénistes, que l'eau, l'air, la terre et le feu sont les quatre éléments de la nature. »

Tels furent les deux principes généraux de la philosophie médicale de Paracelse. Tout, dans ses œuvres les plus incohérentes, s'explique par eux, et nous pouvons assister désormais au développement logique de son système.

L'homme étant une corporéité essentiellement et invisiblement formée de substances élémentaires figurées dans les organes, et ces organes, qui ont chacun leur esprit spécial, ayant un rapport mystérieux et réel avec le monde extérieur, la vie ne sera qu'une manifestation de l'esprit dans la nature. La santé consistera dans l'appropriation nécessaire des trois substances élémentaires et dans l'harmonie du macrocosme et du microcosme; la maladie, dans le désaccord de ces trois substances et dans l'irrégularité des actes extérieurs ou internes. Or, ces trois termes, la vie, la maladie, la santé, correspondent, terme pour terme, à trois sciences : la physiologie, l'hygiène et la pathologie, d'où naît ensuite la thérapeutique, et ces quatre branches de la science et de l'art médical contiennent toute la médecine.

Nous avons seulement effleuré, mais indiqué suffisamment les vues principales de l'anatomie et de la physiologie du médecin de Zurich ; nous pouvons aborder sa pathologie.

Paracelse fait remarquer, à propos de l'influence des astres, combien les saisons et les climats font varier et modifient les maladies. En été, dominent les maladies du foie et du sang ; en automne, les fièvres ; en hiver, les maladies d'entrailles et de la poitrine. Les rapports de l'apoplexie et de la foudre, de l'hydropisie et des inondations lui semblent frappants, et il en tire une foule de conséquences pratiques. Sa connaissance des éléments nouveaux des maladies lui fait considérer les états morbides sous une face nouvelle.

« Grâce à cette connaissance que nous avons du principe des choses, dit Paracelse, nous pouvons leur donner désormais des noms conformes à leur nature. Cette maladie, qu'on appelle fièvre dans les écoles, d'après son caractère le plus saillant, la chaleur, *fervor*, est très faussement dénommée, car cette chaleur n'est qu'un des symptômes et l'un des signes de la maladie ; la fièvre consiste essentiellement dans la déflagration du soufre intérieur, et son nom doit révéler sa nature et son essence. »

Paracelse peut donc être considéré comme l'ancêtre de quelques organicistes modernes, et leur procédé logique est au fond le même. Le premier localise la maladie dans les éléments chimiques du corps humain ; les autres, dans les organes et leur lésion apparente. Les uns et les autres sont également dans le faux ; mais Paracelse conserve du moins l'idée de maladie et d'unité morbide, et leur est, à ce titre, véritablement supérieur.

C'est en vertu de ce même principe qu'il institua sa fameuse théorie des ulcères, qu'il explique par la corruption du sel élémentaire. Or, le réformateur admettait plusieurs variétés de sel, de soufre et de mercure naturels ; le sel ou le soufre des muscles n'étaient pas ceux du sang, de la bile ou des humeurs. Il les différenciait par un certain nombre de caractères, superficiels sans doute, mais réels à son point de vue, et put les distinguer ainsi les uns des autres sous les noms d'ulcères de nitre, d'ulcères de sel gemme, de vitriol, de réalgar d'arsenic... suivant leur degré d'indolence ou de malignité correspondante à l'action des sels sur l'organisme, que l'expérience des laboratoires ou la tradition spagyrique lui avaient fait connaître.

Considérée dans ses éléments spéciaux, une pareille classification ne supporte ni l'examen, ni la discussion; mais on aurait tort de conclure qu'elle fut, de la part de Paracelse, une pure et simple fantaisie. Elle repose au fond sur une série de faits très réels, très positifs, que la science moderne a confirmés et mis en relief.

L'expérience constate, en effet, que toutes les substances sans exception qui ont, entre autres propriétés, celle d'attaquer et de détruire la trame de nos tissus, ont chacune un mode d'action conforme à sa nature, et se distinguent les unes des autres par la nature de l'altération et de la désorganisation qu'elles produisent. Ainsi, l'action de l'acide sulfurique sur la peau n'est pas celle de l'acide nitrique; l'action de ce dernier n'est pas davantage celle du nitrate d'argent ou de la potasse, et l'on ne saurait contester qu'il n'y ait beaucoup d'analogie entre la physionomie extérieure de certaines plaies accidentelles occasionnées par ces substances et celle d'ulcères naturels. Cette analogie, toute extérieure et superficielle, avait frappé Paracelse sans doute; mais il n'empruntait point à elle seule sa théorie générale.

D'autres faits très réels et très importants dont il fut témoin, et qui prouvent son esprit d'observation, furent par lui mis à profit et le confirmèrent sans doute dans ses vues générales. Paracelse, qui passa plusieurs années de sa vie dans la société des mineurs, observa leurs maladies : il ne se rendit pas bien compte de leur nature et de l'influence des vapeurs sulfureuses et métalliques dans la production de certaines maladies déterminées, fait que des observations et des expériences multipliées ont depuis mis hors de doute ; mais il semble, d'après les chapitres qu'il consacre aux *maladies métalliques*, parmi lesquelles il compte plusieurs formes d'asthmes, les contractions des membres, les paralysies, qu'il en soupçonna vaguement la nature. Seulement, dans sa pensée, la maladie, au lieu d'être produite par une intoxication, c'est-à-dire par une pénétration de la substance métallique dans l'intérieur des organes, paraît être, dans certains cas du moins, occasionnée par une certaine influence extérieure.

L'exemple suivant, que nous empruntons à son traité spécial des maladies, va nous édifier complétement sur les applications diverses de ses théories à la déterminations des maladies et de leur traitement. Il est aussi bizarre qu'original et mérite d'être textuellement cité.

Il s'agit de l'hydropisie, dont lés caractères spéciaux sont en général connus :

« J'ai dit en plusieurs endroits, dit Paracelse, qu'il fallait donner aux maladies les noms qui conviennent le mieux à leur nature ; et, s'il en est ainsi, il faut avouer que les noms dont on a baptisé cette maladie n'en donnent guère une véritable idée. Ils ne traduisent qu'imparfaitement sa nature, et si le villageois ignorant et grossier la considère avec raison comme un simple amas d'eau, il n'en résulte pas que cela soit. Les anciens ont pourtant suivi l'exemple du grossier villageois. Je ne saurais être de leur avis. A mes yeux, le véritable nom de l'hydropisie doit être celui de liquéfaction saline. — Le sel organique peut en effet se dissoudre, mais cette solution n'est pas de l'eau ordinaire, à laquelle convient seule le nom d'hydropisie. » Voilà pour la classification et l'étymologie ; passons à la marche et aux symptômes.

« L'homme, ajoute Paracelse, est composé de quatre éléments ; il vit et meurt en eux et par eux. Ces éléments, pour subsister, ont besoin d'un aliment extérieur et durable. Mais cet aliment extérieur en chacun des membres du corps de l'homme est le centre d'une action analogue à celle des aimants, en vertu de laquelle les choses visibles sont attirées par les invisibles. Car, de même que l'estomac s'alimente visiblement, chaque membre s'alimente d'une manière invisible. Or, la pluie et la rosée tombent visiblement sur la terre, et ce qui tombe visiblement est l'analogue de l'aliment de l'estomac, et cet aliment peut se putréfier et se corrompre. Ce n'est donc avoir qu'une connaissance boiteuse des choses que de ne pas connaître l'invisible ou de prendre l'invisible pour le réel : car Dieu est plus admirable encore dans les choses qui se dérobent à nos regards que dans celles qui se voient. »

Tout ceci est parfaitement obscur, et on peut se demander de prime abord si l'auteur se comprend bien lui-même. Rien de plus naturel et de plus logique pourtant, et ces préliminaires obscurs se rapportent évidemment au défaut d'assimilation, par insuffisance ou aberration d'action, de la chaleur naturelle de chaque organe.

Poursuivons.

« Chacun des quatre éléments dont se compose le corps de l'homme, ajoute-t-il, se trouve en trois éléments primitifs : le soufre, le sel et le mercure, qui entretiennent et conservent le corps. Si le mercure et le soufre restent intacts, le sel tombe en liquéfaction, l'hydropisie en résulte.

» Or, le sel préserve le corps de toute putréfaction ; il est le baume conservateur de son essence, et le sel peut se dissoudre sous l'influence de l'archée céleste. Et si cette influence vient à se manifester sur le microcosme au moment où il y a concordance entre le mouvement externe ou interne, que cette influence vienne de Vénus ou des Gémeaux, alors le sel tombe en dissolution et se liquefie. L'effet est le même que celui de la neige que le soleil réduit en eau, et l'influence astrale analogue à celle du soleil ; c'est ainsi que les choses d'en haut agissent sur le microcosme. »

Ainsi, voilà nettement caractérisée l'influence sidérale. Plus loin, il compare les actions organiques aux phénomènes naturels et s'exprime ainsi :

« Comme l'homme se tient naturellement debout, il est naturel que le sel qui se dissout pénètre les parties déclives, et c'est de là que, de proche en proche, elles remontent jusqu'au cœur, où l'esprit de sel étouffe la vie. L'hydropisie n'est en soi qu'une sorte d'inondation qui envahit les habitations et submerge les habitants.

» Que nos médecins discoureurs viennent maintenant nous dire que l'hydropisie a son siége dans le foie, qu'une diète prolongée peut la produire ; mais qu'ils nous expliquent plutôt pourquoi les chiens errants et affamés ne sont pas, eux aussi, atteints d'hydropisie. »

C'est surtout dans le traitement de cette maladie qu'apparaissent visibles le point de départ de Paracelse et les applications de ses théories spagyrique et kabbalistique.

« Cette maladie, dit-il, étant placée sous l'influence de certaines constellations qui réduisent en eau le sel constituant, il faut soustraire le malade à cette influence, ce qui s'obtient de deux manières : ou par un déplacement du malade, ou par l'action du mercure ou de tout autre correspondant à la nature des actions sidérales.

» La deuxième phase du traitement doit consister dans l'appropriation de la matière de l'hydropisié, qui peut se présenter à l'état de viscosité épaisse et doit être rendue liquide ou séreuse et ensuite évacuée. De même que le fumier de cheval pénètre d'une douce chaleur et ramollit le bois et certains minerais, certaines applications de litharge (les emplâtres) et de mercure hâtent la maturité de l'hydropisie.

» Dans la troisième, que l'eau soit évacuée ou ne le soit pas, il faut reconstituer le corps humain dans sa matière organique liquéfiée, agir sur le fer par les préparations qui le revivifient, et ces préparations sont le fer, le mercure, l'or, le zinc, etc., etc., et, dans le cas où l'hydropisie serait générale ou locale, administrer les élixirs qui revivifient tout le corps, vu les teintures qui ont des affinités spéciales ou électives. »

L'on voit par là, malgré l'obscure phraséologie dont il enveloppe ses idées, que tout se tient et s'enchaîne dans le système de Paracelse, que son anatomie et sa physiologie découlent naturellement de la manière dont il conçoit la vie dans la nature et dans chaque être; que sa pathologie et sa thérapeutique se rattachent également à ce point de départ, et que tout son édifice médical gravite et se développe autour de ce centre.

Cette conception générale le conduisit naturellement à transformer cette science spéciale indispensable, qui a pour objet de connaître les vertus médicinales et les propriétés de toutes les substances que peut utiliser l'art de guérir. Les anciens classaient ces diverses substances végétales (ils ne faisaient que très exceptionnellement usage des substances minérales) d'après leurs propriétés physiques de chaleur, de sécheresse, de froid ou d'humidité, que le toucher leur révélait, et ne sachant comment se rendre compte de certains effets thérapeutiques, ils admettaient en outre que plusieurs d'entre elles, comme l'opium, avaient des propriétés occultes que le hasard ou l'expérience faisaient connaître.

A ce premier mode d'investigation scientifique des

propriétés médicamenteuses des corps, Paracelse ajouta celui de l'analyse chimique des substances végétales et minérales ou métalliques, qui était familière aux disciples d'Hermès :

« J'admire vraiment, dit-il, tous ces médecins qui, sur la foi de Dioscoride, de Pline ou d'Avicenne, s'imaginent que les vertus des plantes et de toutes les substances en général dépendent de leur sécheresse ou de leur humidité, de la chaleur ou du froid qu'elles renferment, et qui persistent à assurer que ces qualités ne leur sont pas essentielles ; ces qualités varient en effet suivant l'analyse qu'on en fait et leur mode de préparation ; le vitriol, par exemple, est laxatif au premier degré d'analyse ignée, astringent au second et calorifique au troisième. »

Quant aux propriétés occultes des végétaux, Paracelse donne à entendre que l'art des signatures, art difficile et trois fois saint, contient tous les secrets de cette mystérieuse énigme.

Rappelons-nous ce qui a été dit de la kabbale : les partisans de cette philosophie croyaient fermement que tout ce qui frappait nos sens dans le monde qui nous entoure avait une signification symbolique, que les formes les plus matérielles et que les phénomènes peuvent nous apprendre ce qui se passe dans la pensée divine ou dans l'intelligence humaine, tout ce qui vient de l'esprit devant, selon eux, être en dehors et devenir visible.

« La physionomie ne consiste pas, est-il écrit dans

l'évangile de la kabbale, dans les traits qui apparaissent au dehors, mais dans ceux qui se dessinent mystérieusement au fond de nous-mêmes. Les traits du visage varient suivant la forme empruntée au visage intérieur de l'esprit; l'esprit seul produit toutes les physionomies que connaissent les sages : c'est par l'esprit seul qu'elles ont un sens.

Ce grand principe de la révélation de l'essence des choses par les signes extérieurs ne se trouvait-il pas d'ailleurs inscrit tout au long dans les saints livres, où il était dit « que la sagesse de Dieu et que son esprit étaient révélés dans ses œuvres naturelles; qu'il n'y avait rien d'inutile dans le monde, et que la suprême sagesse consistait à lire dans le grand livre de la nature la raison de chaque chose et les desseins de Dieu? » Comment se refuser dès lors à ce double témoignage de la Bible et de la philosophie?

De ce principe naquit une science d'observation dont l'origine remonte à la plus haute antiquité, un vaste système de physionomie universelle, sans limites ni vérification, qui engloba plus tard les minéraux, les plantes, les animaux, l'homme enfin et les astres eux-mêmes. Tout être dans la nature et chaque chose avaient leur physionomie visible, qui dévoilait aux yeux du sage ses propriétés et ses vertus, ou les relations mystérieuses des natures terrestre et sidérale. L'or, pensaient les kabbalistes, grands maîtres dans l'art d'Hermès, l'or, ce métal inaltérable, incorruptible, à la couleur jaune fauve, aux reflets chatoyants, représente parmi les métaux le soleil, roi des astres, qui brille d'un éclat incomparable, nous échauffe et nous éclaire; et l'astre et le métal étaient figurés l'un et l'autre par la circonférence la plus parfaite de toutes les lignes courbes. C'est en vertu d'analogies semblables qu'ils saisissaient avec la plus grande sagacité, que le cuivre figurait, parmi les métaux, Vénus, l'astre aux doux reflets; l'argent, la pâle et blanche Hécate; que le fer, qui s'irrite sous l'action du feu et projette au loin ses étincelles incandescentes, figurait Mars, le plus étincelant de tous les astres. Quant aux plantes, qui toutes avaient été créées en vue de l'homme, roi de la création, des signes mystérieux indiquaient leur utilité et le genre d'usages auxquels elles étaient destinées. Comment ne pas saisir la parenté mystérieuse de la tête et du pavot, de la sanguinaire et du sang, de l'eufraise et de l'œil? etc., etc., et ces analogies visibles et grossières ne révélaient-elles pas leurs vertus spéciales et la destination de ces plantes? On administrait donc les sucs de la sanguinaire, de l'eufraise et du pavot dans les affections du sang, de la tête et des yeux. Chose bizarre! cette relation extérieure de certains organes des plantes et des parties qui leur correspondent dans le corps humain se trouve encore au fond des pratiques médicales usitées dans beaucoup de nos villages de France; de vieilles bonnes femmes, et quelques bergers plus ou moins sorciers et pleins d'un saint respect pour le Petit Albert, en gardent pieusement le secret.

De bons villageois vantent parfois et célèbrent à

l'envi leurs cures merveilleuses, que d'autres traitent de crédulité et d'imposture ; quoi de plus naturel pourtant que cette action bienfaisante de l'eufraise, du pavot ou de la sanguinaire, dont les propriétés ont été vérifiées expérimentalement et se trouvent énumérées dans nos modernes traités de matière médicale ? Et pourquoi s'étonner que leur emploi tout empirique soit parfois suivi de bons résultats ? Etrange et admirable chose ! dirait un mystique, que cette vérification posthume de la doctrine des signatures ! Ces faits prouvent uniquement que les alchimistes, après avoir constaté les propriétés spéciales de quelques plantes, furent entraînés par leurs principes, et séduits par des analogies grossières qui paraissaient les confirmer, et qu'ils eurent tort de généraliser. Elles prouvent encore que les erreurs prolongées sont toujours mêlées à quelques vérités capables de faire illusion, et sans lesquelles elles ne sauraient trouver créance.

Telles furent, en résumé, les sources de la thérapeutique et de la matière médicale de Paracelse. Ces deux branches de l'art de guérir complètent son système de médecine, dont les diverses parties, malgré leur incohérence et leur singularité, ne manquent ni d'harmonie ni d'unité.

VI

Quelque étranges que puissent paraître une anatomie, une physiologie et une pathologie fondées sur l'astronomie, une thérapeutique dont les éléments essentiels sont empruntés à l'art des *signatures*, issu de la kabbale, on ne saurait contester que ces diverses branches de l'art de guérir ne dérivent très logiquement d'une conception générale que l'on explique, et qu'à ce titre, la question de son point de départ étant réservée, la doctrine de Paracelse ne soit conforme aux lois constitutives de la science.

Toute science, en effet, quel qu'en soit l'objet, se fonde, pour me servir du langage de Paracelse, sur une triple base, ou plutôt peut être ramenée à trois termes qui en forment l'élément logique et en règlent le développement.

Ces trois termes sont : 1° l'objet même de chaque science ou son point de départ ; 2° son but ; 3° sa méthode ; et toute doctrine scientifique implique leur existence nécessaire de la même manière que la construction d'un édifice implique l'appropriation des matériaux, le choix du terrain et l'aptitude de celui qui en a conçu l'idée et formé le plan, et que toute œuvre humaine suppose la triple connaissance du but, le désir de le réaliser, et la connaissance des motifs de cette réalisation. Prenez la mécanique et l'astronomie, la physique et la chimie, la médecine et la physiologie, chacune de ces sciences gravite autour des trois idées que nous venons d'énumérer.

D'abord elle suppose un certain point de départ, ou, en d'autres termes, une conception générale sur l'objet dont elle s'occupe, c'est-à-dire sur les êtres, les causes, les agents dont elle prétend pénétrer le secret. Par exemple, l'arithmétique est la science des nombres : qu'est-ce qu'un nombre? La physiologie est la science de la vie : qu'est-ce que la vie? Les sciences prises dans leur ensemble s'occupent des êtres spirituels ou matériels : qu'est-ce que l'être?

En second lieu, chaque science se constitue d'après l'idée d'une certaine fin, d'un certain but à atteindre.

Enfin elle dépend, dans les théories auxquelles elle arrive, de la méthode ou des procédés logiques qu'elle emploie.

Ces trois idées concourent à donner aux sciences leur caractère et leur direction ; mais c'est la première évidemment qui est la plus importante. Elle engendre les deux autres et surtout la troisième. « Une méthode est une route ; or, comment choisir une route, si l'on n'a pas, avec un but, un point de départ déterminé? » (1)

Un exemple emprunté à la physique (nous pourrions en choisir d'autres) rendra ces faits saisissables.

(1) Fréderic Morin. — *De la Genèse des sciences.*

Cette science a pour objet, disent les physiciens modernes, les corps et leurs phénomènes généraux, indépendants de toute modification de leur nature intime, et les agents de ces phénomènes. Rien de plus simple, sans doute, que cette définition ; mais ne voit-on pas que les mots corps, phénomènes, agents, qui n'avaient pas dans l'antiquité le sens précis que nous leur donnons, impliquent déjà un certain travail de l'esprit, une certaine pénétration de la nature des corps, une connaissance préalable de leur inertie et de la nature présumée de la cause de leurs mouvements? Or, cette cause présumée et cette connaissance, sans lesquelles l'esprit se perdrait à l'aventure dans l'infinie multiplicité des phénomènes de la nature, constituent précisément ce que nous appelons le point de départ de la science. Celle-ci désormais peut entrevoir et déterminer son but, c'est-à-dire découvrir les lois des agents, pesanteur, attraction, calorique, lumière, électricité, qui produisent les mouvements des corps ou leurs phénomènes. Et, ce second travail accompli, il en résulte une dernière conséquence, à savoir que les phénomènes, visibles seulement dans les corps, peuvent être étudiés dans les corps eux-mêmes ; que, ne révélant jamais une *essence* (car l'essence des corps est invisible), ils ne révèlent que des lois, c'est-à-dire ce qu'il y a de naturellement constant dans leur succession. De là ces méthodes ingénieuses qui éclairent les faits les uns par les autres et ont enrichi la physique moderne.

Cette conception primordiale et ce point de départ sont tellement importants dans la constitution des sciences, que leur transformation détermine une transformation corrélative de la science à laquelle ils se rattachent et une modification intégrale de ses éléments essentiels. Les révolutions scientifiques ne sont, en réalité, qu'une modification du point de vue d'après lequel ont été observés, recueillis et coordonnés les faits.

Exemple : Tant que l'esprit humain, appliqué aux phénomènes astronomiques et à la découverte des lois qui règlent le mouvement des astres, conçut le mouvement, point de départ de toute science astronomique, comme inhérent à la nature et à l'essence des corps, on put imaginer avec raison que le mouvement en ligne courbe traduisait dans les astres une essence différente de celle des corps sublunaires qui se mouvaient naturellement en ligne droite, et cette distinction radicale des essences des astres et de la terre fut le principe générateur de l'astronomie de Ptolémée.

Cusa et Copernic nièrent énergiquement cette distinction essentielle ; ils affirmèrent que le mouvement était indépendant de la nature des corps, identique chez tous, et cette affirmation fut le premier mot de la grande révolution astronomique du quinzième et du seizième siècles (1).

Autre exemple emprunté à la chimie : Les principes

(1) Toutes ces considérations sont empruntées au travail déjà cité de M. Frédéric Morin.

et la méthode de cette science paraissent aujourd'hui bien assurés; cependant ils datent à peine d'un siècle et méritent d'être connus dans leur origine. Tous les corps de la nature, disaient les alchimistes, véritables précurseurs des chimistes modernes, sont composés de parties grossières et de parties subtiles, d'esprit et de matière. Tant que cette conception primordiale sur la nature des corps fut admise, on définit la chimie la science qui apprend à résoudre les corps en leurs premiers principes, et sa méthode consista à décomposer les corps, à brûler, à rejeter, à putréfier les parties grossières pour ne s'occuper que des subtiles.

Mais lorsqu'au dix-huitième siècle, sous l'influence des découvertes de Newton, il fut admis que certains corps étaient simples ou irréductibles, d'autres composés, et que les molécules de ces corps pouvaient être soumises à une force spéciale analogue à celle qui faisait mouvoir les astres, la chimie fut définie la science qui a pour objet la décomposition des corps et la connaissance approfondie de leurs actions moléculaires. Sa méthode consista dès lors à analyser les diverses substances, à tenir compte de tous leurs éléments sans en rejeter aucun, à multiplier les décompositions et les combinaisons, à expérimenter enfin, sans trêve ni relâche et à l'infini leurs effets divers; et, telle est la méthode de la chimie moderne qu'a renouvelée de fond en comble une simple modification de son point de départ.

Ce que nous venons d'établir au sujet de l'astronomie

et de la chimie, on pourrait le dire de la médecine, dont les nombreuses révolutions s'expliquent par le point de vue auquel on s'est placé pour étudier la vie et ses phénomènes. On pourrait le dire de toute science.

Ces principes posés, il nous devient facile d'apprécier le système de Paracelse, Il débuta, avons-nous dit, par une affirmation sur la vie. « La vie dans l'homme, dit-il, n'est pas différente de la vie dans la nature; » elle a donc pour support nos corps composés d'éléments analogues, ceux de la nature, astres et principes élémentaires, et ce point de départ que nous allons discuter étant accepté, le novateur en fit sortir très logiquement la méthode d'observation et les applications physiologiques et médicales que nous avons esquissées.

VII

Il est parfaitement exact, d'ailleurs, que la méthode générale de Paracelse était conforme à celle des galénistes, et que ces principes généraux n'étaient pas essentiellement différents des principes de ses adversaires.

Qu'était-ce, en effet, que le galénisme, sinon une déduction de la doctrine des formes substantielles, une application de cette doctrine à la définition de l'homme et de la vie?

L'homme, disait-il, est un composé de forme et de matière; l'union de ces principes lui donne l'être, la forme anime la matière, et celle-ci, étant composée de quatre éléments et de leurs qualités, représentées par les quatre humeurs, la santé consiste dans l'équilibre de ces humeurs, que représentent les qualités de chaleur et de froid, d'humidité et de sécheresse. La maladie consiste dans leur défaut d'équilibre. Sur ce principe fut édifié tout leur système médical. Les galénistes ne pouvaient donc, sans se condamner eux-mêmes, blâmer et combattre la méthode de Paracelse. Quant à ses principes spéciaux sur le microcosme et le macrocosme, nul ne contestait au seizième siècle, surtout en Allemagne, au temps de Luther, la légitimité d'une intervention de la Bible et des saintes Ecritures dans les discussions scientifiques et leur autorité absolue et sans appel. Or, il était écrit tout au long, dans le livre de la Genèse, que Dieu avait créé l'homme du limon, et on s'accordait à penser que ce limon n'était autre que celui dont il avait créé le monde. La Bible justifiait donc, à certains égards, la théorie du microcosme (1). Pour

(1) Peut être Louis Cruveilhier exagère-t-il un peu ici l'influence des écritures sur la propagation de la théorie du microcosme. Les écritures étaient interpelées, en matières de physique, d'une façon si élastique qu'elles ne favorisaient guère plus un système qu'un autre. (Note de l'éditeur.)

ce qui regarde les influences sidérales, les croyances astronomiques des anciens et la fonction supérieure qu'ils attribuaient aux astres, régulateurs suprêmes de la vie, ne leur permettaient pas de s'inscrire en faux contre les chimères anatomiques et physiologiques de Paracelse. Ils eussent dû, à ce même titre, se prononcer contre Aristote, qui attribuait aux astres une action prépondérante et directe sur tous les phénomènes de la vie et sur les destinées morales de l'homme lui-même. Le Dieu d'Aristote, le *Noûs*, forme pure, éternelle, incommunicable, ne pouvait agir sur le monde que par son intermédiaire ; et cet intermédiaire, disait-il, c'est le ciel avec son cortége d'astres éternellement mobiles, qui donne à tous les êtres de la nature la vie et ce qui la conserve. « Lui seul, dit Fernel, peut donner l'être, indépendamment de tout germe, à une foule de plantes et d'animaux ; le germe, soustrait à cette influence céleste, ne saurait rien produire. » Le ciel a pour fonction de conserver et de renouveler les choses de la nature, et n'est, à proprement parler, que le ministre de Dieu.

Fernel reproduit à cette occasion la preuve morale qu'en donne Aristote dans son livre *Du monde*. Si Xerxès, roi, ne peut, sans compromettre sa dignité, vaquer personnellement ou présider aux fonctions qu'exige l'administration de son vaste empire, comment attribuer cette indigne tâche à Dieu lui-même et ne pas borner son action aux mouvements du soleil, de la lune et des astres, qui seuls président aux destinées du monde sublunaire et de l'homme, et exercent des actions aussi variées que les constellations elles-mêmes ?

Enfin, et pour tout dire, le principe de la matière et de l'esprit des alchimistes ne rappelait-il pas la forme et la matière des péripatéticiens ? Le mot esprit n'avait pas, sans doute, dans la pensée des alchimistes, la même acception que le mot forme des galénistes. L'esprit des premiers, essentiellement actif, était à lui seul une substance agissant intérieurement ou extérieurement sur chaque être, tandis que la forme n'était qu'un des éléments de l'être et n'existait pas en dehors de son union avec la matière ; cependant, la vague définition que donnaient du mot esprit les kabbalistes et les disciples d'Hermès, et l'application qu'ils en firent aux propriétés essentielles du soufre, du sel et du mercure, permit aux galénistes de confondre celles-ci avec leurs qualités élémentaires et l'esprit avec la forme, et c'est sur ce terrain, le seul par lequel ils prêtassent le flanc à leurs adversaires, que furent attaqués vigoureusement Paracelse et les alchimistes. — Leurs autres principes furent généralement passés sous silence.

Le faux réformateur et ses acolytes, dit quelque part Erasme, l'adversaire opiniâtre et passionné de Paracelse, se vantent d'extraire de tous les corps de la nature une matière inflammable qu'ils appellent soufre, une autre matière volatile qu'ils appellent mercure, une matière crasse et épaisse ou terreuse enfin, qu'ils appellent sel, et ils prétendent que les trois substances que leur fournit leur analyse représentent les éléments et les principes des choses. Quelle imprudence! et qui ne voit que tous ces grands manipulateurs sont à peine dignes des Petites-Maisons! Que prouve, en effet, leur analyse, à supposer qu'on puisse avoir confiance en eux et dans leurs fourneaux? Elles prouvent que cet élément prétendu dont l'essence est de brûler, et qu'ils appellent soufre, n'est autre que le véritable élément du feu, et que leur mercure et leur sel représentent au même titre les éléments de la terre et de l'air. L'esprit de ces corps, essentiellement inflammable, essentiellement volatil ou pesant, se confond évidemment avec les qualités primordiales de sécheresse, de chaleur ou de froid, et s'il n'y a point identité entre eux, leur analyse n'a pas le sens commun.

Aristote et les anciens admettaient, en effet, deux espèces d'analyses des corps. La première, toute superficielle, avait pour objet de séparer les diverses parties d'un corps, la tête du tronc, par exemple, celui-ci des bras, des jambes, des pieds, etc., etc.; l'autre, plus intime, ayant pour objet de parvenir jusqu'aux éléments primordiaux de la substance. A l'égard de cette dernière analyse, qui était celle aussi à laquelle prétendaient les alchimistes, on était obligé de convenir que la *forme* seule donnait à la matière la vie, et que leur union engendrait chaque être dans sa forme spéciale, bien que la vie fût considérée dans les êtres comme la conséquence de transformations successives. Dans le premier cas, il était convenable que la forme, étant séparée de la matière après la mort, celle-ci, qui n'était qu'une partie des corps, pût être ramenée par une analyse à ses éléments simples, les mêmes pour tous les corps et tous les êtres, et que dans l'autre, l'analyse des alchimistes ait dû, pour arriver jusqu'aux premiers principes d'un corps, passer logiquement par toutes les formes qui avaient précédé son développement final. Chose impossible et absurde !

Paracelse et ses adhérents soutiennent encore, disait à ce sujet Erasme, que leur analyse est l'analyse par excellence et qu'elle répond à tout. Je ne sais ici ce qu'il faut le plus admirer, de l'ignorance du maître ou de la sottise des disciples. Leur imbécillité ne va-t-elle pas jusqu'au point d'ignorer qu'il y a une différence essentielle entre l'analyse des parties qui forment un tout par juxtaposition et l'analyse de celles qui sont unies et confondues, après une entière transformation de leur substance ?

Au moyen de leurs feux et de leurs fourneaux, ils peuvent diviser et séparer les parties juxtaposées ; mais pensent-ils pouvoir arriver à leurs principes, et les a-t-on vus jamais convertir le vinaigre en vin, le vin en raisin, le raisin en fleur, pour arriver au principe même de tout développement ?

« La nature ne rétrograde pas, dit Aristote, et si la terre humide et modérément chaude fait pousser les moissons qui nourrissent l'homme, si le pain se convertit en sang, en chair et en os, qui deviennent à leur tour la matière d'un nouvel être, il n'est pas d'art ou d'analyse qui puisse, dans le corps de l'enfant qui vient de naître, retrouver la substance et la forme de toutes les choses. »

Les alchimistes n'avaient pas cette prétention, sans doute; mais cette objection, qui nous ferait aujourd'hui sourire, avait du poids sous l'influence des formes substantielles, et autorisait les galénistes à traiter d'absurdes et de ridicules la logique et les analyses de Paracelse.

C'est ainsi que, placés à des points de vue différents, galénistes et alchimistes tiraient des mêmes faits des conclusions opposées, et pouvaient y trouver, avec une égale raison, les premiers une simple confirmation de l'antique doctrine, les seconds un motif d'abandon et de répulsion pour tout ce qu'enseignaient les écoles, et la confirmation d'une théorie nouvelle. Preuve évidente que les objets et les phénomènes de la nature, étrangers à l'homme tant qu'il n'y arrête pas sa pensée, n'ont de réalité que par le côté qui nous frappe ou le motif qui nous dirige. De là les divergences d'appréciation et d'opinion qui nous frappent tous les jours.

Pour détruire les objections des galénistes, Paracelse eût dû se placer sur leur propre terrain et discuter leur point de vue; or, ce point de vue était celui de la doctrine des formes substantielles, et le médecin ne pouvait accomplir avant l'heure l'œuvre de Descartes.

Les galénistes eux-mêmes, pour convaincre les alchimistes d'erreur, eussent dû discuter leur point de départ; ils ne le firent pas, et c'est ainsi que cette lutte se prolongea sans résultat jusqu'à la fin du seizième siècle.

VIII

Nous venons d'examiner le système de Paracelse dans ses rapports avec les idées et le mouvement intellectuel du seizième siècle, et de constater sa légitimité relative ; il nous reste à parler de ses erreurs. Celles-ci furent capitales, et par elles nous touchons aux questions les plus hautes de la philosophie des sciences.

Dans tout système de coordination scientifique, avons-nous dit précédemment, il y a trois choses principales à considérer : son point de départ, son but et sa méthode, et de la première découlent naturellement les deux autres. Le point de départ est donc l'élément primitif, essentiel et pivotal de toute science. Les transformations qu'il subit déterminent une transformation analogue de la science à laquelle il se rattache ; c'est enfin par les mêmes transformations que s'expliquent les révolutions scientifiques. Nous avons ajouté qu'il consiste dans une sorte de vue sommaire de l'objet même de la science, et qu'il était analogue à ce qu'on peut appeler *idéal* dans les arts. Rien n'est plus intéressant dès lors et plus utile que de rechercher comment l'esprit humain entre en possession de ce principe générateur.

Dans le moyen âge comme dans l'antiquité, cette conception première fut exclusivement métaphysique, et toutes les sciences se résument à cette époque dans une sorte de physique générale qui comprend à la fois la théorie des éléments et l'astronomie, la médecine et la psychologie. Tout s'explique dans ce vaste système, nous l'avons dit, par sa théorie métaphysique de la matière et de la forme (1). Ces deux principes définis par Aristote, il n'y eut plus qu'à traiter le monde et les phénomènes par la voie du syllogisme et à montrer comment la connaissance de tous les êtres était contenue dans l'analyse de l'être en général ; de là le caractère dialectique et abstrait de toute la science antique.

Ce rôle de la métaphysique dans les sciences était à la fois une erreur et un abus. Or, tout excès produit tôt ou tard une réaction en sens contraire, et la réaction est en raison directe de l'action ; la renaissance réagit donc avec une sorte de fureur contre cette idolâtrie de l'antiquité et du moyen âge. Paracelse, Copernic, Kepler, Jordano Bruno, Galilée, Bacon, n'ont ni assez de colère, ni assez de haine pour détester et stigmatiser ces dogmes odieux qui, pendant près de vingt siècles enchaînèrent l'esprit humain. Débarrassés de ces entraves, les novateurs purent s'engager

(1) Voir spécialement ici le travail de M. Frédéric Morin.

dans des routes inconnues jusqu'alors, créer une méthode plus vivante et transformer le monde des sciences. Séduits par la corrélation de ces nouvelles méthodes et de ces progrès, on en vint à penser que les progrès dépendaient uniquement de ces méthodes; la découverte de Newton et ses discussions avec les cartésiens donnèrent force de loi à cette opinion, et l'on proclama bientôt que l'observation était l'élément unique et fondamental, l'élément essentiel de chaque science.

Cette opinion dure encore : elle a acquis de nos jours, grâce à quelque tentatives de réaction outrée, une nouvelle force, et les meilleurs esprits proclament à l'envi qu'il faut bannir à tout jamais la métaphysique des sciences.

Tout n'est pas absolument faux pourtant dans le point de départ scientifique des anciens; et l'on aurait tort de proclamer l'indispensable nécessité de l'exclure absolument. L'observation et l'expérience constituent de puissantes méthodes, sans doute; mais si puissants que soient ces procédés, ils ne constituent pas les instruments uniques du progrès. D'un autre côté, la transformation des sciences, au seizième siècle, ne s'est pas opérée, comme on penche à le croire, par l'exclusion de toute métaphysique. Les notions de substance, de mouvement et de force se trouvent au fond de toutes nos théories scientifiques modérées, et ces notions sont purement métaphysiques.

Ce qui a contribué surtout à accréditer le préjugé

anti-métaphysique, c'est la pensée que la métaphysique d'Aristote contient toute métaphysique, que le rôle de celle-ci dans la science est toujours le même, et qu'à l'observation des faits elle substitue nécessairement des chimères et des abstractions logiques.

Cette pensée est une erreur contre laquelle proteste l'histoire de la philosophie et des sciences. Manifestation de la raison humaine, cherchant en dehors d'elle ou en elle-même la nature et ses lois, la métaphysique n'est ni immuable ni éternelle ; elle se transforme, au contraire, d'âge en âge, elle progresse, et il y a loin, quoi que semble dire l'école officielle, du système de Platon et d'Aristote à celui de Descartes et de Leibnitz.

Les anciens crurent trouver avec Aristote la nature de l'être dans chaque être. Les modernes, au contraire, admettent, après Descartes et Leibnitz, que l'homme ne connaît les êtres que par la connaissance qu'il a de sa propre substance et de son être, et qu'il ne peut voir le monde et les phénomènes extérieurs qu'à travers sa propre pensée.

Eclairée par cette lumière intérieure qui nous fait connaître ce qui est phénomène et substance, la science actuelle ne saurait être, comme dans l'antiquité, une simple déduction d'un principe métaphysique ; elle conçoit le monde des êtres, des phénomènes et de leurs rapports, d'après la vue que lui fournit sa propre conscience, mais ces concepts sont eux-mêmes subordonnés à la réalité des faits perceptibles, et elle suppose nécessairement l'observation et tous les procédés qui en dérivent.

C'est assez dire que nous ne faisons abstraction ni de la métaphysique ni de l'observation, et que l'une et l'autre sont les éléments essentiels de toute connaissance.

J'ajouterai que ces notions générales qui découlent de la métaphysique sont incomplètes, et qu'elles restent à l'état d'abstraction tant qu'elles ne se réalisent pas dans le monde extérieur. L'homme n'est pas un pur esprit pouvant saisir le réel par sa seule lumière intérieure. Esprit et corps à la fois, la connaissance qu'il peut acquérir participe de sa double nature ; la pensée et les sens se prêtent en lui un mutuel appui et concourent à un résultat qui procède à la fois de l'un et de l'autre.

Le point de départ de toute connaissance, dans l'ordre des phénomènes sensibles, repose donc à la fois sur l'observation et la pensée, et cette conception primordiale qu'on trouve à l'origine de toute science consiste dans une sorte de synthèse dans laquelle sont unis et confondus le sujet et l'objet, l'idéal et le réel, l'observation et la métaphysique.

Paracelse croit, comme Thalès; Anaxagore et les anciens physiciens, que la nature de chaque être pouvait être indiquée par celle du monde en général, et il fut à cet égard moins près de la vérité qu'Aristote et Galien ; d'un autre côté, il fit une large part au mysticisme et à la théologie, et, par cette dangereuse intervention, il s'interdit toute vérification de son système.

En effet, si le concept primordial qui sert de point de départ à une science est tel qu'il doive être respecté quand même et s'impose fatalement à l'esprit, toute vérification devient inopportune, et les faits n'ont plus qu'une valeur secondaire ; tout le travail du savant consiste à les enregistrer et à les coordonner au point de vue de ce principe, qui ne se discute pas.

Or, il en est ainsi toutes les fois qu'on place à l'origine d'une science un principe religieux, une parole, un acte divin, et telle est la situation dans laquelle se placent tous les mystiques fatalement entraînés par leurs principes.

C'est ainsi que, dans les œuvres de Paracelse, se pressent et se coudoient le chimérique et le réel, l'absurde et le nul, le possible et ce qui ne l'est pas ; c'est là ce qui explique les analogies fantastiques qui lui font comparer en esprit les mouvements du foie à ceux de la planète Jupiter, et admettre la réalité de tous ces êtres imaginaires, géants, pygmées, nymphes, sylvains, dont il trace l'histoire d'après les témoignages de ses contemporains.

IX

Cependant, et malgré ces erreurs fondamentales qui ont exclusivement frappé la plupart des historiens, tout n'est point à dédaigner, comme on l'a dit, dans ce bizarre système, et l'on aurait tort de croire que l'effort du novateur fut complétement perdu pour le progrès ultérieur des sciences.

Pour être vraiment sérieuse et fondée, nous l'avons dit en commençant, la critique scientifique ne doit pas s'arrêter au côté extérieur et superficiel des choses, et le vrai point de vue, pour juger d'une théorie ou d'un système, n'est ni dans la forme ni dans la considération abstraite de ses lignes principales et de son plan. Les choses, quelles que soient leur essence ou leur nature impénétrable, n'ont de valeur réelle et positive que par leurs rapports avec le monde extérieur. Les êtres se distinguent les uns des autres par ces mêmes rapports. Chaque être est plus ou moins le centre d'un petit monde dans lequel tout se lie et s'enchaîne, et l'homme n'est vraiment le roi de la création que parce que le rayon de la sphère à laquelle il appartient va jusqu'à l'infini. — Il en est ainsi des créations de l'esprit : elles sont grandes par l'espace qu'elles embrassent et contiennent, et par la lumière dont elles éclairent un certain nombre de phénomènes ou d'objets jusqu'alors restés dans l'ombre. Tout système se mesure par le nombre et la variété des phénomènes qu'il coordonne, et par l'étendue des horizons qu'il développe, c'est-à-dire par la multiplicité de ses rapports et sa puissance transformatrice et progressive. Plus de lumière encore, plus de lumière, n'est-ce pas la loi vivante du progrès?

Etudiées à ce point de vue et dégagées de leur bizarrerie, de leur extravagance et de tous les écarts de pensée et de style qu'impliquait à certains égards l'état de la science et des esprits au seizième siècle, les œuvres de Paracelse contiennent à la fois une critique sérieuse de théories reçues, une théorie physiologique générale et une méthode nouvelle, et sous ce triple aspect il fut heureusement novateur.

A l'égard de sa critique, il saute aux yeux que ses attaques contre les doctrines officielles et son mépris superbe de l'autorité doivent donner force et courage aux novateurs, et quant à leur effet général, je ne veux d'autre témoignage que celui d'un historien dont on ne saurait mettre en doute l'impartialité :

« Je remarquerai, dit Leclerc, que, parmi tant de mauvaises choses que contiennent ses écrits, il s'en trouve qui ont servi à l'avancement de la médecine; et s'il n'a pas substitué lui-même une doctrine nouvelle à celle de Galien et d'Aristote, il a du moins donné aux médecins et aux philosophes occasion de le faire, en découvrant le peu de solidité de cette vieille philosophie. »

La théorie générale de Paracelse, basée sur les relations directes et immédiates du macrocosme et du microcosme, et sur la décomposition du corps humain en ses éléments, soufre, sel et mercure, était essentiellement vicieuse; mais l'idée qui lui servit de point de départ était depuis longtemps prise dans la science; une foule d'intelligences remarquables l'avaient adoptée. Or, toute idée, quel qu'en soit d'ailleurs le mérite, et c'est là ce qui distingue le monde de l'esprit de celui des corps, ne disparaît et ne s'efface pas sans avoir produit ce qu'elle doit produire ; une fois posée, il faut que son évolution s'achève, et peut-être était-il nécessaire, à ce point de vue, que Paracelse fît entrer les rêveries de la kabbale dans le domaine d'une science positive, soumise, dans ses acquisitions, aux données expérimentales. Le fait réel, mis en présence de l'idée chimérique qui n'en tient pas compte, a bientôt raison de celle-ci, et c'est ainsi que les extravagances de la kabbale disparurent peu à peu, pour ne laisser après elles qu'un ou deux principes féconds qu'elles contenaient à l'insu des adeptes.

Astrologiens et alchimistes (je n'entends parler ici ni des devins ni des chercheurs de pierre philosophale, race de charlatans, qui, sous une forme ou l'autre, sont de tous les temps) n'eurent plus de raison d'être après Paracelse, et l'alchimie transformée devint bientôt la chimie moderne.

J'ajouterai d'ailleurs que son point de départ, tout extravagant qu'il fût, lui fit imaginer des méthodes d'investigation et entrevoir des horizons dont ne pouvaient se douter les galénistes, ses contradicteurs.

Quoi de plus simple ? Les doctrines anciennes, fortement constituées, enchaînaient les esprits et les faisaient tourner dans le même cercle. Qu'on s'imagine un homme forcé de tourner au fond d'un large puits depuis sa naissance jusqu'à sa mort ; ou qu'on se représente plutôt les hommes de la caverne de Platon et les idées obscures qu'ils se formaient nécessairement des choses. Paracelse brisa sa chaîne et prouva que, pour voir mieux et plus loin, il suffisait bien souvent de s'affranchir.

Il est des époques, a dit Mme de Staël, où l'esprit merveilleux l'emporte sur l'esprit géométrique, et Mme de Staël a raison. Il est, en effet, des époques où l'enthousiasme et l'inspiration sont des guides plus sûrs que la froide logique, et c'est pour avoir méconnu cette grande vérité que la prétendue sagesse du monde a déversé le blâme et le mépris sur des hommes que les générations futures s'honoreront de compter parmi les apôtres de l'humanité. L'ironie complaisante et le dédain par lesquels on accueille, de nos jours encore, les œuvres et les noms de R. Owen, de Saint-Simon, de Fourier, n'ont pas d'autre raison que la sotte ignorance ou l'hypocrisie. Il n'appartient qu'aux âmes pharisaïques et sensuelles de paraître s'offenser de certaines formes et de certains excès, et leurs déclamations n'empêcheront pas la vérité d'être toujours la compagne de l'idéal.

Ces réflexions sont vraies en général et vraies à l'égard de Paracelse, que son esprit de nouveauté et ses opérations scientifiques conduisirent à des vues supérieures à celles de Fernel, son contemporain, et à des conceptions qui ne furent pas étrangères au progrès des sciences. La chose vaut la peine d'être prouvée, et la preuve en sera facile.

D'abord, en ce qui concerne l'être ou la vie, et

nous savons quelle est, en médecine et en physiologie, l'importance de cette notion.

Pour Fernel, le législateur de la médecine française, le divin Fernel, comme on l'appelle dans l'université de Paris, la vie n'est pas une force, mais un résultat, le résultat de l'union d'une certaine forme unie à la matière des quatre éléments primitifs. Cette forme, considérée dans l'homme, n'est autre chose que l'âme. C'est donc l'âme qui préside à toutes les fonctions et aux plus petits mouvements du corps. A ce point de vue, il n'est pas de phénomène physiologique qui ne réponde à une faculté de l'âme.

L'estomac retient les aliments, dit-on, parce qu'il a la faculté de les retenir; il les élabore, parce que telle est sa faculté; les corps s'accroissent, parce qu'ils ont la faculté de s'accroître. A ce point de vue, il n'est pas nécessaire d'interroger la nature : tout est expliqué, et la physiologie n'est qu'une branche de la psychologie.

Paracelse, à son tour, pense que le corps est composé d'un triple élément matériel et d'un esprit sidéral ou astral qui l'anime, le rend sensible et met en jeu ses organes; mais cet esprit sidéral, et c'est ici que s'arrêtent les analogies et ce qui fait la supériorité de ce dernier, cet esprit sidéral diffère essentiellement de l'âme immortelle.

Cette simple distinction de l'esprit astral et de l'âme constitue une heureuse modification à la théorie des anciens, et nous verrons qu'elle fut bientôt utilisée.

Parlerons-nous de la maladie?

D'après Fernel et les anciens, la maladie est le contraire de la santé.

Or, la santé consiste dans le parfait équilibre des quatre humeurs et de leurs qualités primordiales ; donc la maladie consiste essentiellement dans la destruction de cet équilibre, ou dans une intempérie.

La maladie était donc, à leurs yeux, une essence, une nature, au lieu d'être un état ou plutôt un acte anormal de l'organisme humain.

Elle était aussi essentiellement physique, comparable à ces divers états que produisent, dans certains corps spongieux, la sécheresse ou l'humidité, et indépendante de ces actions que nous appelons vitales.

Pour Paracelse, au contraire, la maladie est un germe qui se développe dans le corps humain comme les semences dans la terre, sous l'influence de la lumière du soleil, et cette conception, fondamentalement vicieuse en ce qu'elle sépare la maladie de l'organisme et en fait deux êtres distincts, rappelle néanmoins la manière dont nous concevons la production de certaines maladies contagieuses ou spontanées et se rapproche de nos idées modernes, en ce qu'elle implique le mouvement et la vie dans l'organisme malade et la connexion des phénomènes morbides.

Même observation à l'égard des causes des maladies. Dominés par leur théorie, qui subordonnait immédiatement les faits à la métaphysique, obligés de considérer la maladie comme une essence, ils se perdaient de prime abord dans les abstractions logiques des causes matérielle, finale, efficiente et formelle, distinguaient la cause efficiente en évidente, antécédente, continente, principale et adjuvante, subdivisant encore chacune de ces dernières, pour aboutir enfin à les rapporter toutes à l'excès ou au défaut de froid ou de chaleur, à la sécheresse ou à l'humidité.

Paracelse admettait, lui, cinq causes principales de maladies, ou cinq espèces d'influences capables de les produire; les trois principales sont :

1° L'influence astrale ou sidérale, qui développe en nous certains germes de maladie et engendre les épidémies qui frappaient d'époque en époque l'homme, les animaux et les poissons eux-mêmes. L'influence astrale de Paracelse a beaucoup d'analogie, dans son mode d'action, avec cette inconnue que la science moderne désigne sous le nom de constitution épidémique ;

2° L'influence des venins qui naissent de la corruption de l'aliment ou d'une autre cause, et engendrent une foule de maladies, et la science moderne n'a point à répudier absolument cette théorie ;

3° L'influence naturelle, à laquelle se rapportent toutes les maladies qui consistent dans une dissociation ou désagrégation des principes constituants du corps humain ; — il fait sur elle, nous l'avons dit plus haut, une classification des maladies en général et des ulcères en particulier, et ici encore l'étiologie de Paracelse offre, malgré ses extravagances pratiques, certaines analogies avec celle de nos chimistes modernes.

Une quatrième influence, à laquelle il attribue un certain nombre de maladies et qui se trouve aussi confirmée par les guérisons, est l'influence de l'esprit. C'est à elle qu'il attribue la mélancolie et la manie, la danse de Saint-Guy et la chorée, ainsi que plusieurs autres maladies qu'engendrent l'imagination ou la frayeur ; il admet la possibilité d'une action à distance pour les causer ou les guérir, et range sous ce titre un grand nombre de phénomènes qui relèvent directement du magnétisme animal.

Nous n'insisterons pas davantage ; il nous serait facile pourtant d'établir que si le traitement essentiellement chimique de Paracelse fut aussi défectueux que le traitement purement physique de Fernel, l'audace thérapeutique du novateur et la multiplicité de ses ressources l'emportent de beaucoup sur celles du grave et méthodique Fernel.

Et tels furent les bénéfices immédiats de cet esprit merveilleux, qu'une foule de savants bourrés de méthode et de logique s'obstinent à condamner ; mais l'œuvre de Paracelse ne se borne pas à ces simples acquisitions, et il nous reste encore à montrer comment il agit le plus fortement sur la transformation et les progrès des sciences médicales.

Nous le ferons en peu de mots.

X

Dégagées de leur enveloppe mystique, les innovations de Paracelse en médecine aboutirent, d'une part, à la notion de l'unité organique, exprimée par la force vitale, et, de l'autre, à l'analyse des principes constituants du corps humain par la chimie.

La première notion n'est qu'obscurément indiquée, sans doute, dans les œuvres du novateur, mais elle s'y trouve, et sous la forme un peu vague de l'*Enormon* d'Hippocrate. On ne saurait douter que, rapprochée de ces principes du médecin grec, dont les œuvres furent traduites à cette époque et commentées en tous lieux, la notion de l'esprit ou archée de Paracelse n'ait ressuscité ou réveillé le culte du vitalisme hippocratique.

« Or, il faut savoir, dit Paracelse, que Dieu n'a créé aucun être sans son esprit spécial : que serait le corps sans l'esprit qui l'anime? un pur néant, car c'est l'esprit qui donne et entretient la vie. L'esprit reste toujours vivant, et quand le corps tombe en dissolution, il rentre à la source d'où il était parti. » Cet esprit de Paracelse se rattache évidemment à l'âme du monde des platoniciens et des kabbalistes. Cependant il déclare qu'il y a autant d'esprits que d'espèces d'êtres; « et je conçois très bien, dit-il, qu'il puisse exister des esprits célestes, des esprits humains ou infernaux, un esprit des plantes, des pierres ou des métaux, essentiellement différents les uns des autres. « Ailleurs il écrit : » Ne confondez pas cet esprit et ce qu'on appelle âme ou raison, car il se développe dans l'homme et naît de lui comme l'étincelle qui jaillit du choc d'un caillou ; il représente dans chaque être la vertu de l'aimant. » Cet esprit de Paracelse n'est donc pas ce qui constitue la substance propre de l'être, puisqu'il en est indépendant ; il n'est pas davantage son essence ou son âme, et l'on voit qu'il diffère en ceci de la forme substantielle des anciens. On pourrait donc le considérer comme le principe actif, le *posse* de Cusa, ou la *force* de Leibnitz et des modernes (1). Il dit ailleurs qu'il existe dans l'homme une sorte d'esprit général du corps, tantôt immatériel, tantôt participant de la nature corporelle, une sorte de fluide (magnétisme animal) qui peut se séparer de lui, exister sans lui et agir à distance. Cette forme fluidique, distincte des organes, lui explique les apparitions mystérieuses d'outre-tombe, et cette forme vivante et agissante dans un corps sans âme est pour lui ce qui constitue la nature de tous les

(1) Il convient d'ajouter ici la *monade* de Bruno. L'idée de *force*, très enveloppée de mysticisme au XVIe siècle, fut en apparence éliminée par le mécanisme de Descartes, qui lui substitua celle du *mouvement* pur. Descartes en systématisant la révolution scientifique dont il fut le premier organisateur, la fit triompher, mais la rétrécit. Seulement les idées novatrices qu'il avait élaguées s'agitèrent vaguement, même pendant la domination, et reprirent le dessus avec Leibnitz. (Note de l'éditeur).

êtres chimériques, faunes, ondines, sylvains, gnomes, qui peuplent les quatre éléments de la nature.

Au fond, et par les explications qu'il en donne, il est facile de voir que Paracelse n'a aucune notion positive sur cet agent dont il parle ; mais il a le sentiment de son existence et de sa réalité, et cette notion obscure et vague dans ses œuvres lui permit de concevoir la vie autrement que Galien, Avicenne et leurs nombreux disciples.

Peu différente au fond de l'*Enormon* (souffle vivant) d'Hippocrate, la notion de l'esprit vital de Paracelse fut acceptée cinquante ans après par Van Helmont, corrigée et développée par lui sous la dénomination d'*archée*, et devint ainsi la source du vitalisme des Stahl et des Barthez, qui rattachent Paracelse à l'hippocratisme moderne.

La seconde direction qu'ouvrit Paracelse à l'activité scientifique du seizième et du dix-septième siècle fut celle de l'analyse chimique des éléments du corps humain. L'alchimie forme, nous l'avons dit, une des bases principales de la doctrine de Paracelse, et c'est par elle qu'il mérite d'être considéré comme l'ancêtre naturel des médecins chimistes anciens et modernes. La parole véhémente et le prosélytisme ardent du novateur contribuèrent à répandre ce nouvel esprit d'analyse en Allemagne ; la traduction latine de ses œuvres principales lui fit bientôt d'assez nombreux disciples en France et dans la Flandre. Van Helmont, à la fois si profond et si crédule, relève directement, par son culte pour la chimie, de Paracelse, qu'il cite honorablement en maint endroit de ses écrits et dont il se plaît à réhabiliter la mémoire. Or, la chimie fit de si rapides progrès sous l'impulsion de Van Helmont, et son influence devint bientôt si générale, que le docte Sennert, qui ne révère pas moins Galien que les Arabes, crut devoir, malgré son caractère officiel et son profond respect pour la forme, faire sa part à la chimie dans son livre *Des institutions médicales.* Il la relègue, il est vrai, pour ne pas soulever contre lui l'animosité de ses collègues et s'épargner bien des tempêtes, à la place la plus infime de l'atelier médical et la condamne à n'être qu'une branche de la pharmacie ; mais le rôle qu'il lui attribue dans le fond de son âme est tout autre, s'il faut en juger par la citation suivante, que nous empruntons à son traité de l'art pharmaceutique : « On a tort de confondre, dit-il, la philosophie de la nature et la chimie, et de croire que ces deux sciences n'en font qu'une. Il faut reconnaître, toutefois, que la chimie constitue un des éléments essentiels de la connaissance des choses naturelles, à ce point que, sans son intervention, il me paraît très difficile de connaître et de savoir quoi que ce soit en physique et ailleurs. »

Après Sylvius vient Boërhaave, qui lui accorde une place d'honneur dans son vaste système d'éclectisme médical ; après Boërhaave, Quesnay, le médecin physiocrate, et plus tard Baumès, Lavoisier, sous les auspices duquel la chimie aspire une seconde fois (nous sortons à peine de cette période dont MM. Liebig et

Dumas ont été les instigateurs) à régner souverainement en médecine.

Tel n'est pas cependant le rôle de cette science en médecine : la chimie, féconde dans ses applications physiologiques, n'est, comme la physique ou la mécanique et la météorologie, qu'une des sciences accessoires de la médecine, qui a son domaine propre et ses limites déterminées. Cependant, comme l'on ne saurait concevoir la possibilité d'une synthèse médicale en dehors d'une analyse chimique des éléments du corps humain, il faut considérer le chimisme ou la *chimiâtrie* comme une des formes nécessaires par lesquelles a dû passer la médecine avant d'arriver à sa constitution définitive. Le vitalisme et la chimiâtrie constituent donc une des phases intéressantes du progrès médical et se rattachent l'un et l'autre par une tradition non interrompue aux principes de Paracelse.

Cette double notion de la vie, considérée comme une force, et de la réductibilité de nos tissus à certains éléments primordiaux, est obscure et confuse sans doute dans le cerveau du novateur, où elle s'agite sans conscience et sans raison ; mais elle est assez forte pour créer une nouvelle direction et d'autres tendances. L'œuvre qui en résultera sera d'abord incohérente, bizarre ; mais que l'intelligence humaine contracte, au milieu de ses errements confus et désordonnés, l'habitude de compter avec cet inconnu, qu'elle s'essaye à l'analyser pour le comprendre, et Descartes, prenant pour objet de ses méditations l'analyse de la pensée elle-même, viendra bientôt remuer de fond en comble et renouveler le monde de l'esprit et des sciences.

Les grands esprits qui prirent une si large part aux mouvements rénovateurs du seizième siècle, les Ramus, les Bruno, les Montaigne, les Campanella, ouvriers de de la même pensée, ne s'y trompèrent pas. Tous proclamèrent à l'envi la grandeur et l'utilité des travaux de Paracelse; tous reconnurent en lui, à des marques certaines, un apôtre de l'avenir. L'école, le sacré collége, les universités et les académies qualifièrent à leur tour de folies les pressentiments de ces prétendus grands hommes. Nous venons de constater, l'histoire à la main, que la folie des uns fut sagesse et la sagesse des autres erreur ou démence. Nous pouvons désormais conclure.

L'histoire de la science n'est qu'un des aspects de celle de l'humanité; le progrès est sa loi constante et la lutte sa condition la plus générale; lutte parfois calme et majestueuse, mais le plus souvent accompagnée de passions et de violences, de larmes et de sang.

Le progrès des sciences, toujours associé à celui des institutions politiques et sociales des peuples, ne consiste pas dans une simple évolution (1). Leur développement et leur conquête n'ont rien d'analogue au développement successif et fatal des réalités phénoménales que recèle et contient virtuellement le germe d'une plante ou d'un être quelconque. L'esprit humain procède ici comme

(1) « Le progrès n'est pas évolution, mais révolution. » (Frédéric Morin.)

ailleurs, par secousses et révolutions, c'est-à-dire qu'à un idéal ancien et à une synthèse impuissante succèdent un idéal nouveau et une nouvelle synthèse. Ce caractère est particulièrement visible dans l'histoire du seizième siècle. Toute sa pensée se résume en effet dans les mots d'affranchissement et d'aspiration idéale. Nicolas de Cusa, Pomponace, Marcile Ficin, Copernic, Cornelius Agrippa, Paracelse, Cardan, Ramus, Jordano Bruno, Césalpin, Vésale, Vanini, Galilée, furent les acteurs héroïques de la révolution glorieuse que vint régulariser, au dix-septième siècle, le puissant génie de Descartes ; et le mérite de chacun d'eux est en raison directe des ruines qu'ils ont accumulées et de l'audace de leurs affirmations.

Ce caractère spécial de la rénovation du seizième siècle ne lui appartient pas en propre et se reproduit à beaucoup d'autres époques. Sans sortir de l'antiquité classique et de son histoire, ne sait-on pas que, remuée de fond en comble par les hypothèses des anciennes écoles philosophiques d'Ionie et d'Elée, la science grecque trouva son équilibre et son organisation dans l'imposante doctrine d'Aristote ; que Galien, son disciple et son représentant en médecine, vint, après les tentatives infructueuses de sectes nombreuses, coordonner les faits médicaux qu'Hippocrate avait expliqués sept siècles auparavant, du point de vue un peu vague du platonisme? Albert le Grand et saint Thomas essayèrent, après les interminables discussions du réalisme et du nominalisme, de fixer la science grecque par une conciliation impossible des principes de cette science avec les dogmes chrétiens : la renaissanee réagit violemment contre l'antiquité et la scolastique, et Descartes vint, nous l'avons dit, régulariser ses conquêtes. C'est ainsi que l'histoire de la science, de même que celle de l'humanité, où l'on voit se succéder d'âge en âge les périodes organiques et les périodes critiques, se divise, à un point de vue général, en deux époques principales, l'une d'élaboration et de renouvellement, l'autre d'équilibre et d'organisation, dont l'esprit et les besoins diffèrent essentiellement.

Dans les premières, la pensée humaine, délivrée de ses entraves qu'elle a brisées et dédaigneuse du passé qui s'imposait à elle, s'élance avec transport dans des sentiers nouveaux. Cette époque est celle de l'enthousiasme, des nobles aspirations, des saintes ardeurs, époque féconde entre toutes, mais souvent aussi accompagnée d'erreurs et de folies, de chimères et de rêves.

Dans les époques d'équilibre qui ont pour but de régulariser, sans en faire de radicalement nouvelles, les conquêtes antérieures de la raison, l'esprit humain procède surtout avec calme, sagesse et lenteur : la méthode devient sa préoccupation dominante et exclusive, et le moindre écart de logique a de graves dangers. Dans l'une, enfin, l'enthousiasme et l'élan doivent l'emporter sur l'esprit de logique et de méthode; dans l'autre, c'est le contraire. Il ne faut donc pas jeter dans le même moule et identifier les hommes de l'une et de l'autre époque, ni juger Paracelse ou Bruno d'après le chancelier Bacon ou d'après Descartes; ce qu'il faut voir surtout dans les novateurs, c'est moins l'étrangeté de leurs systèmes que l'à-propos et la légitimité de leurs attaques et la fécondité des germes qu'ils ont jetés dans un sillon creusé sans méthode et sans art, germes que l'avenir a fait éclore.

Paracelse nous apparaît à ce point de vue sous des couleurs bien différentes de celles sous lesquelles il est officiellement représenté, et ce serait ici le lieu de remarquer l'à-propos et la justesse de cette pensée de Mme de Staël : que souvent les instincts de la multitude l'emportent sur les combinaisons de l'homme instruit. Le novateur de Bâle, à qui n'ont manqué ni les dédains ni les anathèmes de l'école, justifie en effet, malgré ses erreurs dogmatiques, par l'importance et les heureuses conséquences de sa tentative de réforme, les sentiments de bienveillance que son enthousiasme et son courage dans les épreuves ont toujours excités en dehors des académies et du monde officiel.

Convaincu des nécessités d'une réforme, il s'y jeta avec l'ardeur et l'élan d'une conviction profonde et assurée. Ses théories et sa doctrine sont condamnables sans doute au point de vue des lois constitutives de la science; le vague même de ses principes et de son mysticisme lui fit entrevoir la lumière, et du legs qu'il fit à l'avenir naquirent un esprit scientifique nouveau et des directions nouvelles, par lesquelles nous touchons à la médecine moderne. Nous appliquerons donc terme pour terme à Paracelse le jugement plein de sens et de haute raison qu'un philosophe de notre temps a formulé sur Jordano Bruno, l'émule de Paracelse en philosophie. « Jordano Bruno, dit quelque part M. Frédéric Morin, notre honorable ami, Jordano Bruno, quelque singulière idée qu'il eût de l'infini, valait mieux que tous les critiques très raisonnables et très anti-panthéistes qui commencèrent par le réfuter, qui finirent par le brûler. Il était un de ces esprits actifs et penchés sur les choses futures qui s'associent à une œuvre régénératrice, et qui d'abord indécis, puis passant de l'indécision à une fougue compromettante vis-à-vis des obstacles qui les arrêtent, puis remplaçant cette ardeur par une énergie concentrée, consciente d'elle-même et invincible, arrivent enfin, par une longue série d'erreurs enveloppant une vérité féconde, à la faire triompher au bénéfice de ses adversaires et à la gloire immortelle du génie de l'homme. Héros inquiet, puis martyr courageux de cette grande révolution scientifique qui restera l'honneur de la renaissance, il fut, au milieu de tous ses délires, le continuateur de Cusa et le prédécesseur de Descartes. Il sut penser et il sut mourir. J'imagine que les théologiens très exacts qui démontraient par *A plus B* au philosophe de Nole que ses folies étaient des folies, ont moins fait que lui pour l'avenir et pour l'humanité (1). »

Un mot encore, et nous terminons. Nous avons vu

(1) *Revue de l'Instruction publique.*

Paracelse attaquer avec les alchimistes les doctrines de Galien et d'Avicenne sur le terrain exclusif de l'observation et des faits, et les uns et les autres échouer dans leurs attaques. Nous avons vu d'autre part Copernic et Cusa remonter à la source métaphysique des erreurs de faits qu'ils venaient combattre, et triompher ainsi à la fois des faux systèmes et des faits qu'ils avaient accumulés. Nous avons vu en outre ces deux réformateurs de l'astronomie, et Paracelse lui-même, puiser à la source féconde d'une métaphysique nouvelle les éléments d'une réforme scientifique et inaugurer l'ère brillante de la rénovation des sciences. Ces faits prouvent, ce nous semble, l'erreur profonde de l'opinion généralement accréditée qui attribue à l'observation seule les progrès et les découvertes de la science moderne; l'erreur aussi de ceux qui croient devoir ramener tous ses principes à la pure et simple observation des phénomènes.

L'expérience et l'observation constituent sans doute, nous l'avons dit, de puissantes méthodes d'investigation, mais elles n'en constituent pas l'élément primitif. Toute observation suppose un motif, et ce motif qui la provoque et la légitime nous montre sous leur vrai jour et nous explique les transformations qu'elle a subies. L'observation des phénomènes ne date pas d'hier : en effet, elle a été de tous les temps, et les procédés d'Aristote et de saint Thomas sont aussi légitimes à leur point de vue que ceux de Linné, de Vicq-d'Azyr, de Lavoisier et des observateurs modernes.

Voir n'est donc pas observer et connaître. Connaître, c'est assimiler, et tout fait extérieur qui ne réveille point en nous une idée à la lumière de laquelle il s'éclaire et se détache nettement de ceux qui l'entourent reste dans l'ombre et passe inaperçu. L'enfant voit passer les objets et n'observe pas.

Dans la science comme dans les arts, ce motif préliminaire de l'observation a reçu le nom de point de vue, et cet élément générateur, considéré dans son origine, tient à la fois de la métaphysique, de l'expérience et de l'inspiration.

Il consiste, avons-nous dit, dans la manière dont il faut concevoir l'être ou l'objet dont chaque science s'occupe. Or, l'essence des êtres et des substances qui nous entourent échappe à nos regards et reste éternellement voilée. La substance de notre être est la seule qui soit accessible à nos investigations : c'est donc par elle, et par elle seule, que nous pouvons aborder les phénomènes extérieurs. Mais cette première vue que l'âme a d'elle-même ne suffit pas à poser les bases d'une doctrine scientifique. Pour qu'il en pût être ainsi, il faudrait pouvoir, avec Fichte, subordonner la nature entière à notre propre existence et anéantir tous les êtres en nous, l'univers entier n'étant, dans cette manière de concevoir la nature, qu'un simple reflet de notre propre substance.

Il n'en est point ainsi : et si, par un regard jeté dans les profondeurs de notre être, nous nous sentons à la fois cause et substance, cette double notion que nous transportons dans le monde extérieur nous force de reconnaître que ses phénomènes multiples et si divers ont également leurs causes initiales et substantielles aussi réelles que celles que nous découvrons en nous. Or, cette cause ne peut être suffisamment perçue que dans les phénomènes qui la représentent, c'est-à-dire dans ses manifestations. De là la nécessité d'une étude préalable et raisonnée des phénomènes et de leurs causes, pour en connaître les lois de génération et de succession. Toute coordination de faits, toute classification, qu'il s'agisse de botanique ou de zoologie, de physique, de médecine ou de chimie, suppose nécessairement la détermination préalable de la spécialité des phénomènes dont on s'occupe.

Mis en possession de ce double élément, l'esprit humain peut, par une sorte d'intuition spontanée, qui caractérise l'inspiration et le génie, saisir dans un moment d'une indivisible durée le véritable point de vue des choses, et entrevoir comme dans un éclair les secrets des phénomènes et les lois générales de la nature.

Pressentiment divin qui élève l'homme au-dessus de lui-même en le rapprochant de la cause des causes et de la substance absolue ! Sublime inspiration, qui résume en quelques traits l'œuvre gigantesque et le génie des Copernic et des Képler, des Galilée et des Descartes, des Newton et des Leibnitz !

Appuyé sur cette double base et fortifié par ces notions antérieures, l'esprit humain peut, dans un ordre d'idées et de phénomènes moins généraux, s'élever par une abstraction raisonnée jusqu'à la source et au principe régénérateur de chaque science ; et c'est ainsi que, dans leur constitution générale ou spéciale, la logique nous force de considérer le point de départ de chacune d'elles comme une synthèse qui résume en elle l'idéal et le réel, la pensée et le fait, la métaphysique et l'observation.

Dédaigneuse pour tout ce qui a nom métaphysique, enthousiasme ou inspiration, c'est-à-dire pour ce qu'il y a d'éternellement vivant et agissant dans l'âme humaine et dans l'humanité, l'école officielle, dont les événements politiques et une certaine philosophie ont favorisé jadis les tendances, s'est jetée dans le culte exclusif de l'observation et des faits. Surtout en médecine et dans les sciences naturelles, en économie politique et en histoire, elle a proclamé la souveraineté absolue du fait. Méconnaissant tout ce qu'il y a eu d'initiative intelligente et d'activité créatrice dans ce puissant développement de l'industrie et des sciences appliquées auquel notre siècle assiste, elle a cru pouvoir s'attribuer le mérite des progrès accomplis et justifier par eux la fécondité de ses procédés. Cependant il est facile de s'assurer, pour peu qu'on aille au fond des choses, — et d'autres que nous a fourni déjà la démonstration, — que tous ces faits merveilleux, dont notre époque s'enorgueillit à bon droit, relèvent d'un tout autre esprit que le sien, et qu'à elle seule il faut rapporter peut-être l'atonie intellectuelle et morale qui grandit chaque jour et menace de tout envahir dans le domaine de l'activité sociale et scientifique.

Il est en effet dans la nature des choses qu'un principe produise tôt ou tard ses conséquences, et l'observation n'en a pas d'autres que l'idolâtrie du fait et le culte du succès.

C'est ainsi qu'a pris naissance et s'est développée, par l'exagération d'un élément nécessaire du progrès scientifique, une scolastique nouvelle, dans laquelle l'idolâtrie du fait a remplacé le culte de l'antique métaphysique, et qu'une foule d'intelligences ont été logiquement conduites à l'empirisme qui courbe les fronts et énerve les âmes.

Mais déjà surgissent à l'horizon des esprits de salutaires et vastes lueurs, et c'est à cette lumière, resplendissante comme la vérité, que viendront s'éclairer les générations nouvelles pour transformer le monde de la science et préparer l'avenir.

ESSAI

SUR

LES PROGRÈS DES SCIENCES NATURELLES

AU XIXe SIÈCLE

INTRODUCTION.

I

La question du progrès des sciences et de leurs méthodes apparaît à toutes les époques de transition, et leur histoire éclaire d'une vive lumière les progrès généraux de l'esprit humain.

Brillamment inaugurée par Bacon, à la fin de la Renaissance, débattue au commencement du XVIIIe siècle par les écoles rivales de Descartes et de Newton, et, plus tard, par les grands naturalistes qui s'inspirèrent de leurs travaux et de ceux de Leibnitz, la question du progrès des sciences apparaît, à toutes les époques de transition, comme un indice des révolutions qui se préparent.

De nos jours, et par une conséquence naturelle de la préoccupation légitime des esprits, ce problème tant de fois agité et si diversement résolu, s'élève à la hauteur d'une question sociale, sans rien perdre de son intérêt scientifique.

De divers côtés, en effet, et pendant que les Ampère, les Chevreul, les Faraday, les Grove, analysent, discutent et comparent les faits, remontent jusqu'à leurs principes et s'efforcent d'y puiser les éléments d'une reconstitution féconde des sciences physiques, une nouvelle génération de penseurs, que domine et passionne l'idée de progrès, interroge avec anxiété les mystérieuses évolutions de la science, et s'applique à pénétrer les secrets de leur lente et difficile élaboration, pour y trouver un point de départ, une raison d'agir et un espoir !

Nous n'entreprendrons pas de justifier ici des tendances qu'expliquent suffisamment l'état de la science proprement dite, et celui des sciences historiques et sociales.

Il est incontestable, d'une part, que l'esprit du XIXe siècle, bercé dans ses premières années par des systèmes qui ne sauraient plus l'enchaîner désormais ni le contenir, aspire de toutes ses forces à un idéal vivant et réel que la notion réfléchie du progrès peut seule lui fournir ; et non moins certain, de l'autre, que la science actuelle, divisée à l'extrême et subdivisée à ce point, que les diverses spécialités scientifiques ignorent leur point de départ commun et s'ignorent elles-mêmes, réclame impérieusement un principe supérieur, un lien qui les associe dans leur diversité et les fasse participer au même but.

Or, la science, manifestation glorieuse de l'intelligence humaine appliquée à la connaissance du monde et de ses phénomènes, est la loi vivante du progrès ; toujours active et agissante, elle éclaire, féconde, fertilise, et chacune de ses transformations révèle un mouvement analogue de l'esprit humain.

Il ne faut donc pas s'étonner qu'à la science s'adressent les aspirations de ceux que l'absence d'idéal et l'idolâtrie des faits n'ont point entraînés dans les abîmes du scepticisme, et l'espoir que mettent en elle tous ceux qu'agite l'instinct sacré des choses de l'avenir, quelque éloignée que puisse être sa réalisation, ne saurait être déçu.

Sans doute, et si l'esprit humain, tournant dans le même cercle, ne pouvait s'élever au-dessus de théories généralement accréditées sur le progrès historique ou scientifique, il faudrait désespérer du résultat de semblables études.

Entre la doctrine du traditionalisme, par exemple, qui nie les tranformations de la science et fait dériver tous leurs progrès d'un principe initial aussi ancien que le monde, et puisé dans le dogme, et celle du positivisme, qui reconnaît pour véritables et réelles les transformations, mais exclut toute intervention primitive de la raison humaine, tout principe extérieur aux faits proprement dits, comme s'il était possible d'observer sans motif et sans point de vue; entre ces deux doctrines qu'on oppose l'une à l'autre, il est difficile, sans doute, de faire un choix, mais la pensée humaine ne s'impose pas de semblables limites.

Libre dans son essor et sûre d'elle-même, elle oppose à des théories insuffisantes ou fausses, des théories plus compréhensives et plus conformes aux faits, et élargit sans cesse son horizon.

Il ne faudrait pas croire, d'ailleurs, que la théorie du traditionalisme et celle du positivisme, fausses toutes les deux, le soient au même titre.

Suscité par les exagérations du traditionalisme rationaliste ou mystique et motivé par elles, le positivisme réagit avec vigueur et à propos contre un système qui tendait à dépouiller l'âme humaine de ses attributs les plus essentiels et immobilisait la raison dans le dogme. Il n'eut pas de peine à établir que ce développement logique d'un principe initial était contraire à tous les faits, l'humanité ayant déjà passé par les différentes phases du mysticisme théocratique et de la philosophie spéculative, avant d'arriver à l'époque dite positive, qui remonte à la Renaissance.

Il est vrai que, parvenu à cette époque de rénovation grandiose par laquelle fut brillamment inaugurée l'ère moderne, le savant auteur du positivisme, exclusivement préoccupé de l'intervention du dogme et des écarts de la métaphysique, se jeta par réaction dans l'excès opposé, et ne sut point apercevoir, par delà des faits, l'idée qui les contenait en germe, et le travail philosophique qui les fit éclore.

Mais si, dépassant le but et cédant trop facilement aux entraînements de la polémique, il eut le tort de méconnaître les droits de la raison humaine et la légitimité de son intervention dans le gouvernement des choses de ce monde, et s'il méconnut par là le plus sûr instrument du progrès scientifique et social, il en respecta du moins la pensée générale, et sa thèse nous paraît sous ce rapport bien supérieure à celle du traditionalisme exclusif.

C'est ainsi que bien souvent des erreurs très réelles enveloppent des vérités fécondes, et que la notion du vrai, pure lumière, se dégage peu à peu, sous les efforts incessants de la raison, des nuages qui l'obscurcissent et la dérobent.

Il ne s'agit donc pas, en présence de l'erreur accréditée, de s'abandonner au désespoir stérile et de s'anéantir dans la contemplation passive de ce qu'on est convenu d'appeler l'impuissance de la raison humaine, mais plutôt de se mêler activement aux idées et aux faits de son époque, d'en rechercher avec soin les principes supérieurs et les causes, de s'appliquer même à la détermination de leurs lois générales, pour hâter enfin la solution du problème qu'il est réservé à notre siècle de résoudre.

Dans cette direction, il faut le dire, il n'est pas d'effort inutile; et il nous a paru intéressant, à ce point de vue, de jeter un coup d'œil sur les sciences naturelles au XIXe siècle, d'esquisser sommairement leurs progrès et de signaler les rapports lointains, mais réels, qui rattachent leurs transformations à celles de la philosophie.

II

Premiers développements de la science moderne.

LINNÉ, CH. BONNET, BUFFON.

L'origine de l'histoire naturelle purement descriptive, et bornée à l'énumération des caractères extérieurs des animaux, remonte jusqu'aux temps les plus reculés de l'antiquité.

La véritable science naturelle, celle du moins qui comprend à la fois l'étude de l'être, considéré dans son organisation et dans ses rapports avec les milieux, celle-là date du XVIIIe siècle.

A cette époque apparaissent, en effet, trois hommes éminents dont le génie, diversement appliqué, renouvelle à ces divers points de vue les fondements de cette science, agrandit son horizon et lui imprime une direction qui se poursuit encore de nos jours.

Le premier en date, Linné, 1707-1778, esprit ingénieux et sagace, rigoureux et précis, capable de hautes conceptions, mais trop prudent pour s'y abandonner en dehors des faits acquis, conçoit, à 25 ans, un vaste plan de classification naturelle dont on n'avait pas même osé, jusqu'à lui, soupçonner la possibilité ; il s'attache exclusivement à la détermination des rapports organiques qui doivent servir de base à cette classification, met au service de cette idée la plus grande activité scientifique qu'il ait été donné à l'homme de contempler, et réalise, à 50 ans, la conception grandiose et toute nouvelle d'un catalogue général de toutes les productions de la nature, distribuées suivant leurs rapports naturels, après avoir créé une méthode, celle de la caractéristique, et une langue nouvelle, celle de la combinaison binaire (1).

(1) Avant Linné, on avait coutume de désigner les animaux et les plantes par un nom commun à plusieurs, auquel on ajoutait une phrase caractérisque. De là résultait une terminologie d'une extrême complication, et quelque chose d'analogue à la confusion qui s'introduirait dans le langage et dans la société, si, au lieu de distinguer chacun par un nom de famille et un nom de baptême, on supprimait le second en y substituant l'énumération de plusieurs qualités distinctives de la personne. Linné continua à rapporter à un même groupe tous les êtres semblables entre eux et à les comprendre sous un nom commun dont il définit et régla la valeur, et qui dès lors devint un nom véritablement générique ; mais la phrase descriptive, ordinairement ajoutée au nom commun, fut remplacée par un nom spécifique, tantot simple adjectif se rapportant à l'une des qualités extérieures de l'être, tantôt l'un de ses noms usuels, et, dans tous les cas, simple et facile à retenir. Exemple : *Laurus nobilis*, *Laurus camphora*, *Laurus cinnamomum*. Le mot *Laurus* indique le genre, et les mots *nobilis*, *camphora* le mot spécifique ; il en est ainsi en zoologie, où les mots de lézard piqueté, lézard ocellé, représentent le genre et l'espèce à laquelle appartient ce reptile.

Le deuxième, Charles Bonnet, de Genève, 1720-1793, observateur patient et habile, âme tendre et passionnée, sublime penseur, conçoit l'histoire naturelle à un autre point de vue que Linné. Pour lui, comme pour le célèbre auteur du système de la nature, cette science doit embrasser sans doute la description anatomique des êtres, leurs rapports organiques et leur classement méthodique, mais elle doit tendre à un but plus élevé et se proposer, par-dessus tout, d'approfondir les manifestations de la vie et les lois admirables de la nature.

Dominé par ce point de vue éminemment philosophique, l'illustre naturaliste étudie avec un soin merveilleux tout ce qui se rapporte à la génération des espèces animales. Tout être vivant sort d'un œuf, et il lui semble, avec Haller et Spallanzani, que cet être est déjà tout entier, mais sur un modèle infiniment réduit, dans ce petit monde, qu'il grandit par une sorte d'épanouissement de la trame primitive ; et ces observations répétées le conduisent à la théorie de la préformation ou de l'emboîtement des germes.

Il remarque, d'un autre côté, que les types infiniment variés de la nature diffèrent profondément par la simplicité ou la complication de leur structure et de leurs rapports, qu'il y en a de plus parfaits que d'autres ; et cette observation, fécondée par l'idée de continuité, de liaison et d'enchaînement qu'il emprunte à Leibnitz, lui suggère celle d'une gradation ascendante et continue qu'il réalise dans son fameux système de l'échelle des êtres. « Tout est systématique dans l'univers, dit-il, tout est combinaison, rapport, liaison, enchaînement, progrès; chaque être a son activité propre dont la sphère a été déterminée par le rang qu'il devait occuper dans l'univers. Une mite, par exemple, est un petit mobile dont l'activité s'étend à de plus grandes distances. Les sphères s'élargissent ainsi de plus en plus, et cette merveilleuse progression s'élève par degrés nuancés du tourbillon de l'ombre au tourbillon solaire, de la monade à l'homme, et de la sphère de la mite à celle des purs esprits. »

L'observation et l'expérience, l'anatomie comme l'embryologie, ont depuis longtemps fait justice du système de la préformation des germes et de l'échelle des êtres, mais la double conception de Ch. Bonnet, dégagée de ses applications immédiates, resta désormais dans la science. — L'idée de vie et de progrès, qu'il eut le mérite et l'honneur d'énoncer le premier et de vulgariser, prirent, grâce à lui, possession des esprits, et c'est par elles que fut renouvelée l'histoire naturelle et que furent transformées, dès le XVIIIe siècle, les sciences historiques.

Le troisième enfin, Buffon, 1707-1788, ingénieux et sagace comme Linné, mais dans un autre ordre d'idées, inhabile à multiplier autour de lui les faits d'observation, mais excellent à en saisir toutes les conséquences et ne reculant devant aucune hypothèse pour les expliquer, professe le dédain le plus absolu pour les divisions techniques et les classifications systématiques. La nature ne se plie pas, suivant lui, aux étroitesses de notre esprit, et ne veut pas être rapetissée; il faut l'étudier, la saisir dans ses grandeurs et ses harmonies, et, pour lui, la science naturelle doit avoir pour but d'étudier l'être en lui-même et dans ses rapports avec les milieux. Il soupçonne à ce point de vue leur distribution géographique, la diversité des centres de création et leur apparition successive sur le globe; il s'élève dans cette direction à des hauteurs inconnues jusqu'à lui, et appelle à son aide, pour peindre les grandes scènes de la nature, tous les trésors d'une élocution admirable.

Linné, Ch. Bonnet, Buffon, embrassent à eux trois les divers aspects de l'histoire naturelle, et si leur gloire n'efface pas celle des Réaumur, des Lyonet, des Pallas, des Trembley, des Spallanzani et de tant d'autres observateurs illustres, à eux seuls revient l'honneur d'avoir entrevu le but véritable de la science, l'étendue de son domaine, et d'avoir inauguré, par un point de départ nouveau, le grand mouvement scientifique du XIXe siècle.

Toutefois, leurs idées ne suivirent pas un développement parallèle. Acceptée dès son apparition avec enthousiasme et bientôt vulgarisée dans l'Europe savante, l'idée des rapports organiques et celle de classification gouvernèrent presque sans partage le XVIIIe siècle, et régnèrent à peu près exclusivement dans le premier quart du XIXe; tandis que les conceptions de Ch. Bonnet et de Buffon, longtemps méconnues et cultivées dans l'ombre, c'est-à-dire en dehors des académies et du monde officiel, ne pénétrèrent dans la science que beaucoup plus tard et par une sorte de violence de l'opinion publique. C'est qu'en effet ces trois idées représentent les trois termes d'une série croissante qu'impliquent l'analyse de plus en plus complète des éléments de l'être organique, et se superposent les uns aux autres dans un ordre progressif.

Ainsi, dans le domaine des idées et des faits, le travail d'aujourd'hui suppose l'effort de la veille ; ainsi, dans la science des êtres vivants, l'étude des types et de leur rapport a logiquement précédé celle de leur développement interne et de leurs harmonies naturelles.

III

L'idée de classification naturelle des êtres est toute moderne, et son introduction dans la science par Linné implique une révolution philosophique.

Linné eut pour successeurs immédiats Bernard et Antoine-Laurent de Jussieu ; et Cuvier, leur continuateur au XIXe siècle, relève à la fois de l'un et de l'autre.

A Ch. Bonnet et Buffon succédèrent Geoffroy Saint-Hilaire et Lamarck ; Geoffroy Saint-Hilaire surtout, qui prépara l'avénement de l'école physiologique moderne des Milne Edwards, des Serre, des Quatrefage, des Brongniard et des Geoffroy.

Linné, avons-nous dit, introduisit dans la science une idée, celle de la classification naturelle, et une méthode, celle de la caractéristique ; or, cette idée et cette méthode, complétement nouvelles, eurent pour effet de transformer la science. Cependant, on ne saurait prétendre que Linné ait inventé la classification et la méthode. Ceci mérite donc explication.

Et d'abord, il est inutile de démontrer que la notion de classification, en tant que ce mot signifie ranger avec ordre, distribuer des êtres et des choses, remonte bien au delà du XVIIIe siècle. — Ainsi comprise, cette notion est aussi ancienne que la science elle-même, on pourrait même dire qu'elle est inhérente à l'esprit humain, car c'est en vertu de cette tendance au classement, que l'enfant qui apprend à la fois à penser et à parler, bégaye le même nom pour désigner son père et tous les autres hommes qu'il aperçoit et qu'il ne confond pas avec le premier. — Elle a donc reçu de très nombreuses applications dès la plus haute antiquité.

Mais, entre cette notion de classification telle que l'entendaient et l'appliquaient les anciens, et celle que conçut Linné et que développèrent, en la perfectionnant, de Jussieu et Cuvier, il y a un abîme, ou plutôt une révolution de l'esprit humain (1).

Pour tous les naturalistes antérieurs à la Renaissance, sans en excepter Aristote et son disciple illustre, Al-

(1) C'est ce qui résulte explicitement des travaux philosophiques de M. Frédéric Morin. Voir *Genèse des sciences*, chap. III.

bert le Grand, de Bollstad, 1195-1280, qui institua, dit-on, la méthode moderne 300 ans avant Bacon, le mot de classification est synonyme d'ordre à instituer, et son intervention dans la science n'a pas d'autre but que celui de faciliter l'étude si diverse et si compliquée des êtres; tous, sans exception, ils assimilent la zooclassie au classement des livres sur les rayons d'une bibliothèque, choisissent empiriquement leurs caractères et s'adressent tour à tour à ceux qui s'offrent le plus naturellement à l'observation.

Aristote, par exemple, après avoir établi sa grande division des règnes minéral, végétal et organique, distingue les animaux en aquatiques, terrestres et amphibies, d'après la considération de leur séjour, et place ainsi l'anguille dans la même catégorie que l'écrevisse et la grenouille. Il les subdivise ensuite, d'après la considération de leur nourriture, de leur structure partielle et de leurs mœurs, et sa classification est éminemment artificielle.

Albert le Grand, d'après le même principe, classe les crustacés et les mollusques parmi les poissons, parce qu'ils vivent dans l'eau.

Pour les modernes, au contraire, la classification est destinée à présenter les rapports des êtres et leurs affinités naturelles. Elle est considérée comme le but unique de la science et doit être la manifestation des lois de la création. Aussi ne suffit-il pas aux classificatenrs modernes de prendre au hasard quelques caractères pour servir de base à leurs divisions, mais plutôt de rechercher, dans chaque être qu'on étudie, les organes essentiels et fondamentaux, et de les distribuer de telle sorte que les espèces les plus semblables occupent les places les plus voisines, que leur éloignement soit en quelque sorte la mesure de leurs dissemblances et que leur classement indique leur degré de parenté !

Entre les deux conceptions et les deux méthodes qui en dérivent, la différence est immense, comme on voit ; et cependant, il n'y a entre elles que l'épaisseur d'une idée. Il est vrai que cette idée est fondamentale et implique toute une révolution philosophique.

Placés à un point de vue très différent du point de vue moderne, les anciens n'eurent pas à se préoccuper du rapport naturel des êtres et se trouvèrent empêchés de s'élever jusqu'à cette idée. Ils virent certaines analogies organiques des êtres, celles de la patte de la grenouille, par exemple, qui se rapproche dans son dessin général de la patte de certains quadrupèdes et de la main de l'homme, et ne manquèrent pas de les signaler, car ils furent d'excellents observateurs ; mais leur esprit ne va pas au delà du fait lui-même, et leur observation reste à tout autre égard sans conclusion.

Le motif en est simple : dominée par la théorie métaphysique des formes substantielles, la science ancienne dut logiquement se proposer, quel qu'en fût d'ailleurs l'objet, la recherche des essences (1). Elle

(1) D'après cette théorie, qui remonte à Aristote, tout être que nous percevons est composé de *matière* et de *forme*. Or, cette matière, qui n'a rien de corporel dans le sens que

s'appliqua, dans ce but, à l'aide de l'observation la plus attentive et de l'analyse la plus quintessenciée et la plus subtile, à déterminer ce qu'était chaque être ou chaque chose en soi, simple ou composée, naturelle ou contre nature, et se tenait pour satisfaite quand elle avait cru reconnaître ce qui la distinguait essentiellement (1).

C'est ainsi qu'en médecine et en physique, toutes les recherches eurent exclusivement pour objet de déterminer les qualités essentielles des corps, de constater leur présence dans les éléments et leur existence dans le corps humain sous la forme d'humeur, et qu'en histoire naturelle on se préoccupa surtout de la nature essentielle de chaque être sans s'inquiéter de ses rapports.

les modernes comprennent, est dénuée de toute détermination et ne peut être saisie par l'intelligence ; et comme en dehors de la matière il n'y a rien autre chose que la forme ou l'essence, la science dut avoir pour but exclusif de déterminer l'essence de chaque être.

(1) Voir *Genèse de la science moderne*, par Frédéric Morin. M. Morin a montré dans cet opuscule que la méthode des anciens n'est point un simple chaos de syllogisme et d'a-priori; qu'elle se relie à un certain nombre d'idées métaphysiques fausses, mais nettes et rigoureuses, qui en donnent le secret. Il a montré de plus que ces idées métaphysiques avaient dû conduire les anciens à ne rechercher que les différences spécifiques des êtres et non leurs rapports universels. Mais il a surtout vérifié son observation historique dans le domaine des sciences physiques. L'auteur du présent travail étend aux sciences de la vie ce que M. Frédéric Morin a démontré quant au développement des sciences relatives à la matière inorganique.

Ce que firent dans cette voie restreinte Aristote, Théophraste et Albert le Grand fut immense, mais leur classification diffère aussi essentiellement de celle de Linné, et leur anatomie de l'anatomie de Vicq-d'Azyr et de Cuvier, que l'astronomie de Ptolémée diffère de celle de Copernic et de Galilée, et la physiologie de Galien de la physiologie de Harvey et de Bichat.

Et pendant tout le temps que la théorie des formes asservit ou enchaîna les esprits, la science naturelle dut nécessairement conserver un caractère purement individuel, c'est-à-dire anatomique et descriptif.

Tel est en effet le caractère des œuvres que nous ont léguées Aristote, Théophraste, Pline, Dioscoride, Oppien dans l'antiquité, Albert le Grand, Vincent de Beauvais dans le moyen âge, et les premiers naturalistes de la Renaissance.

A cette époque seulement, de 1550 à 1600, il devint visible qu'une conception nouvelle, très indépendante de la métaphysique péripatéticienne et de la doctrine des formes substantielles, préoccupait les esprits. Copernic et Cusa, précurseurs de Galilée et de Descartes, avaient fait pressentir que le mouvement que les anciens croyaient inhérent à la nature des corps et variable comme cette nature, était un dans ses manifestations et soumis à des lois universelles. N'était-ce pas une raison de supposer que l'organisation des animaux ou des êtres qui peuplent la surface du globe obéissait comme les corps à des lois universelles?

D'un autre côté, les philosophes novateurs de la Renaissance, reprenant la thèse des universaux à laquelle se mêlèrent bientôt les idées néoplatoniciennes de Porphyre et de saint Augustin, et développant sous mille formes cette idée, que tous les êtres participaient, dans une mesure déterminée, aux archétypes divins, on en conclut logiquement que les êtres participant d'une certaine essence, placée au-dessus d'eux, avaient des rapports communs, et que ces rapports pouvaient être déterminés.

Cette idée de rapports et de lois ne fut d'abord qu'un simple pressentiment, mais peu à peu le soupçon prit corps, et l'idée d'un plan de la nature, pénétrant dans la science, modifia graduellement le point de départ et le but de l'histoire naturelle.

Deux siècles environ séparent la première apparition de cette idée d'un classement naturel des êtres, de sa réalisation définitive, mais deux siècles de travaux incessants et d'efforts sans relâche.

Gessner, 1516-1564, qui sous tant de rapports relève de l'antiquité, affirma, l'un des premiers, que si l'ordre alphabétique ou artificiel était avantageux pour ranger commodément ce qui avait été observé, il rompait trop la parenté et les affinités des animaux; et il essaya, à cause de cela même, de grouper les espèces autour du genre.

Rondelet et Césalpin, après lui, se livrèrent à quelques essais de classification naturelle, et Belon, le naturaliste voyageur, osa, dans son traité d'ornithologie, dresser le squelette d'un oiseau en face d'un squelette humain, et désigner par des signes communs les parties analogues de l'un et de l'autre. Pensée hardie qui témoigne du mouvement d'idées qui s'est accompli et présage l'avénement de l'anatomie comparée.

A ces premières ébauches de classification naturelle s'ajoutèrent bientôt, dans le courant du XVIIe et au commencement du XVIIIe siècle, les essais de Magnol, de Burckhardt, de Ray, de Levaillant, de Tournefort; et Linné, qui relève de cette tradition non interrompue, put formuler enfin le but nouveau de la science et la méthode qui en dérive.

« La classification naturelle des êtres, dit-il, doit être le but suprême de la science, et la méthode, qui a été le premier terme de la botanique et de la zoologie, en sera le dernier. »

Dominé par cette idée, qui répondait aux besoins de la science à cette époque, Linné se livra tout entier à l'œuvre nouvelle, et son traité du système de la nature fut la réalisation du vaste plan qu'il avait conçu.

Toutefois, s'il approcha très près du but auquel il aspirait de toutes ses forces, il ne lui fut pas donné de l'atteindre.

La classification naturelle, essentiellement fondée sur les rapports organiques des êtres, doit tenir le plus grand compte de la nature de ses rapports et de leur importance relative. Le lézard et la taupe, par exemple, ont l'un et l'autre quatre pattes, la chauve-souris et le rossignol sont pourvus d'ailes ou de membranes propres à la locomotion aérienne, et cependant, malgré ces caractères communs, ces divers animaux diffèrent essentiellement les uns des autres et ne sauraient appartenir au même groupe. Il ne suffit donc pas de tenir compte de certaines analogies, mais il faut encore les analyser ; et la méthode consiste à déterminer avant tout l'importance relative des organes, afin de grouper dans une première division les animaux dont les organes fondamentaux se ressemblent le plus, et dans une seconde ceux qui se ressemblent par des organes immédiatement subordonnés.

Telles furent, à n'en pas douter, les considérations qui guidèrent Linné dans son grand travail de classification ; mais cédant, sans s'en rendre compte peut-être, à l'enthousiasme qu'avaient fait naître la découverte et la démonstration rigoureuse du sexe des plantes, il eut le tort de regarder comme fondamentaux et dominateurs les organes de la génération, et de baser sa classification sur les étamines, l'ovaire et le pistil.

Ces organes ont une importance très grande, il est vrai, dans l'économie de la plante, mais ils peuvent varier essentiellement sans que la plante varie dans la même mesure, et se montrer identiques dans deux plantes de familles très distinctes, et aussi peu parentes que le chêne et la pimprenelle, par exemple, qui offrent sous ce rapport les mêmes caractères.

Cette erreur capitale de Linné, reconnue bien vite par Bernard de Jussieu, devint le point de départ d'un nouvel effort en vue du perfectionnement de la méthode naturelle, et entraîna la chute d'un système artificiel, auquel se substitua logiquement celui de Laurent de Jussieu.

A ce dernier revient, en effet, sans conteste, l'honneur de la détermination des organes dominateurs de la plante. Il les plaça dans l'embryon, et le mode d'insertion des étamines est essentiellement subordonné à cet organe fondamental.

Examinant à ce point de vue les phénomènes principaux de la vie des plantes, il observe que tout dans le végétal tend à la formation de la fleur, que tout dans la fleur tend à la formation de l'embryon du nouvel être, et il en conclut que la formation de ce nouvel être est le but, la fin de toutes les autres fonctions végétales, et que l'embryon est bien véritablement l'organe essentiel et fondamental de la plante. — Il appuie aussi son opinion par ce fait important, qu'une conformation différente dans l'embryon végétal occasionne, dans le développement et l'organisation de la plante, des différences remarquables qui constituent autant de caractères, de telle sorte que les signes tirés de l'embryon ont une valeur égale à celle que donnent tous les autres réunis.

Laurent de Jussieu était dans le vrai, et sa méthode, devenue bien vite européenne, inspira et dirigea pendant plus d'un demi-siècle tous les travaux de classification botanique et de physiologie végétale.

De nos jours, et grâce à l'influence croissante de l'école physiologique, qu'on pourrait rattacher aux précieux travaux de l'illustre De Candolle, la botanique commence à sortir des limbes de la classification, et ce qu'elle a acquis en peu d'années dans cette voie promet la plus ample moisson pour l'avenir.

IV

Cuvier transporta la méthode naturelle de A. Laurent de Jussieu dans la zoologie, mais entre l'un et l'autre se place Vicq-d'Azyr, qui créa l'anatomie comparée.

A de Jussieu, qui découvrit les caractères dominateurs en botanique, succède Cuvier qui applique la méthode naturelle à la zoologie ; c'était dans l'ordre. Mais, entre de Jussieu et Cuvier, se place un homme dont le génie scientifique rendit possible la tâche de ce dernier : nous avons nommé Vicq-d'Azyr, qui fut le véritable fondateur de l'anatomie comparée.

Daubenton, avant lui, et une foule d'anatomistes avaient sans doute étudié, analysé, disséqué un très grand nombre d'animaux, mais leurs travaux, entrepris sans méthode, sans ordre, et en dehors d'un point de vue commun, avaient naturellement abouti à une collection de faits incomplets ou sans valeur, et l'anatomie comparée était encore à naître.

Daubenton, par exemple, avait décrit avec un soin extrême tout ce qui constitue la forme générale du squelette et les grands viscères des quadrupèdes, mais nul n'avait encore décrit les articulations, les ligaments, les muscles, les vaisseaux, les nerfs, les glandes ou la structure des viscères; nul n'avait songé surtout à les comparer.

Vicq-d'Azyr le premier introduisit dans l'anatomie l'idée de rapports; et de cette simple idée jaillit la science nouvelle de l'anatomie comparée, que Cuvier devait perfectionner et appliquer avec un si grand succès à la paléontologie.

« J'ai commencé depuis plusieurs années, dit-il, ce travail de comparaison, dont les difficultés sont immenses; je continuerai de m'y livrer avec courage, espérant que ceux qui l'achèveront un jour avec gloire, me sauront quelque gré de la peine que j'aurai prise pour jeter les fondements d'un édifice dont les matériaux sont épars ou entassés dans des constructions vicieuses, ou cachés dans le sein de la nature. »

Tout organe, à quelque animal qu'il appartienne, est parfait en lui-même, d'après Vicq-d'Azyr, mais ne l'est plus relativement à d'autres. La détermination et la valeur d'un organe, examiné dans des espèces différentes, emportent celle de comparaison, et l'idée de comparaison implique, à certains égards, celle d'une commune mesure qu'il transporte à la fois dans l'organisme de chaque animal, pour découvrir quels sont les organes supérieurs et les organes subordonnés, et dans la zoologie pour classer les animaux à leur rang.

L'homme, qui occupe le premier rang dans la nature, et il le prouve, doit être posé comme type; et c'est à l'homme et à ses organes qu'il faut rapporter, comme à une commune mesure, les espèces animales.

« La véritable anatomie comparée consiste, dit-il, à placer l'homme en tête, et à décrire successivement après lui ceux des corps vivants avec lesquels il a le plus d'analogie, de sorte que dans cette série le nombre des rapports aille toujours en décroissant comme il suit : l'homme, les quadrupèdes vivipares, les cétacés, les oiseaux, les quadrupèdes ovipares, les poissons, les insectes et les vers, enfin les végétaux ; et il se trouve ainsi conduit à réaliser, par l'anatomie comparée, l'idée de série linéaire qu'avait émise Ch. Bonnet. Idée grandiose, mais prématurée, que ne justifiaient pas complétement à cette époque les faits recueillis, et que devait rectifier plus tard, en la développant, la science nouvelle de l'embryologie. »

Cependant, et soit qu'on les rapporte à l'homme ou qu'on les rapproche les uns des autres, les organes des animaux ne sauraient être comparés au hasard ; il en est parmi eux qui s'effacent et disparaissent à certaines hauteurs, et d'autres qui persistent dans la plupart des espèces. Il est donc important de déterminer l'ordre de leur étude, et Vicq-d'Azyr s'appliqua, avec un zèle qui jamais ne se démentit, à les classer et à les étudier dans la série d'après leur importance relative. Il admit en premier lieu que l'organe était déterminé par la fonction, ce qui n'est pas exact, ainsi que nous le verrons plus tard, et détermina l'ordre de leur subordination. Cet ordre était encore vicieux, car il plaça la nutrition avant la circulation, et la sensibilité bien après elles ; mais le principe était posé, et ce principe contenait en germe celui de la subordination des caractères et de la corrélation des formes que découvrit et appliqua Cuvier.

V

Analyse sommaire des travaux de Cuvier. Il développe l'anatomie comparée, perfectionne la classification et crée la paléontologie.

Le premier résultat de l'effort de Cuvier, dont la vaste intelligence sut embrasser sans efforts les diverses parties du règne animal, fut un immense développement de l'anatomie comparée. Vicq-d'Azyr avait posé les bases de cette science comparée et poursuivie jusque dans les dernières classes des vertébrés ; Cuvier en appliqua les principes et la méthode aux invertébrés, aux mollusques et à toute une classe d'êtres, celle des vers, qui avaient à peine fixé jusqu'alors l'attention des naturalistes, et se trouva, par ce seul fait, très vite conduit à la rectification de la classification de Linné.

Linné, « qui n'eut pas la perception bien nette, mais qui eut le sentiment profond de la subordination des caractères, » avait divisé le règne animal en six classes :

celles des quadrupèdes, des oiseaux, des reptiles, des insectes et des vers, réparties en deux grandes divisions, celle des animaux à sang rouge et celle des animaux à sang blanc ; Cuvier, favorisé par les circonstances et mis à portée, dès sa jeunesse, d'étudier, sur les côtes de Normandie, l'organisation intérieure de cette foule d'êtres, poulpes, argonautes, zoophytes, que Linné avait rejetés dans sa dernière classe, et qu'on avait jusqu'à lui si peu observés et analysés, ne tarda point à reconnaître que plusieurs d'entre eux présentaient, dans l'ensemble et les détails de leur organisation, des différences considérables : le poulpe et l'huître, par exemple, ont un cœur, un système vasculaire complet, et respirent par des branchies, tandis que l'araignée n'a, au lieu de cœur, qu'un simple vaisseau dorsal et respire par des tranchées ; et que la méduse n'a ni cœur, ni vaisseaux, ni organes de la respiration. — Il observa de plus près leurs parties, saisit leurs rapports, et distribua les espèces animales comprises sous ce titre, en trois classes, celles des mollusques, des insectes et des zoophytes, auxquelles il ajouta plus tard, d'après leurs caractères anatomiques spéciaux, celles des crustacés, des vers échinodermes. — Il étudia chacune de ces classes en détail, et montra, par la découverte du système circulatoire et des globules colorés du ver de terre et de la sangsue, combien était vague et inexacte la dénomination d'animaux à sang blanc, appliquée par Linné aux animaux sans vertèbres.

Parvenu à ce résultat d'une anatomie exacte des espèces inférieures, il s'appliqua, d'après la méthode qu'avait indiquée Vicq-d'Azyr, à comparer entre eux leurs différents organes, à les subordonner les uns aux autres, suivant leurs degrés d'importance fonctionnelle, et cette recherche le conduisit à la découverte de la prépondérance absolue du système nerveux sur tous les autres systèmes de l'économie animale.

Ce qui caractérise, en effet, l'animalité, c'est la faculté de sentir et de se mouvoir spontanément : or, le système nerveux préside essentiellement à ses fonctions; et toute modification dans l'état ou la forme de ce système entraîne nécessairement des différences correspondantes dans les facultés qui remplissent le premier rôle dans l'organisme des êtres animés.

Mis en possession de cet instrument de classification, il étudia les formes du système nerveux dans les diverses classes d'animaux que ses investigations lui avaient fait connaître; il crut remarquer que plusieurs des classes qu'il avait établies différaient entre elles autant qu'elles différaient des vertébrés, et fut ainsi conduit à la distribution du règne animal en quatre embranchements caractérisés par les formes distinctes du système nerveux.

Les vertébrés seuls, en effet, ont un cerveau et un double système nerveux, celui de la moelle épinière et du grand sympathique.

Les mollusques ont bien encore un cerveau, quoique infiniment réduit, mais ils n'ont plus de moelle épinière et de grand sympathique, et leur système nerveux, au lieu d'être placé au-dessus du canal digestif, comme dans les vertébrés, est toujours placé, sauf le ganglion cérébral, au-dessous de ce canal et parmi ses viscères.

Les articulés (insectes) ont un petit cerveau et une sorte de moelle épinière composée de deux cordons, qui règnent le long du ventre et s'y unissent d'espace en espace par des nœuds ou ganglions d'où partent les nerfs.

La quatrième, enfin, celle des rayonnés, n'offre que des rudiments du système nerveux, et toutes les parties des organismes qui correspondent à cet embranchement, semblent disposées autour d'un centre fictif, comme les rayons d'un cercle.

Au-dessous du système nerveux, et pour subdiviser chacun de ces embranchements en classes, Cuvier choisit, comme caractère sous-dominateur, les organes de la circulation, le cœur, les artères et les veines, auxquels se rapportent secondairement ceux de la respiration, poumons, trachée ou branchies.

Et c'est ainsi qu'analysant dans ses détails les plus intimes l'organisation si diverse des espèces animales, et poursuivant, des vertébrés supérieurs aux vertébrés inférieurs, des mollusques aux articulés, et des articulés aux zoophytes, l'application de ses principes de classification et d'anatomie comparée, il put élever à la science un monument vraiment digne d'admiration.

Cuvier était merveilleusement propre, du reste, à

cette œuvre d'analyse délicate et de minutieuse comparaison.

Doué d'une mémoire et d'une activité prodigieuses, habile à démêler le côté positif des faits et leurs rapports infiniment petits, capable enfin de s'élever à des généralisations hardies, mais trop soucieux de lui-même et de sa réputation pour oser la compromettre en devenant idéologue et théoricien, il fut un grand anatomiste et un grand classificateur, mais il n'eut ni le sentiment ni l'instinct du véritable but de la science.

A ces premiers travaux que nous avons cités, s'ajoutèrent, du reste, bientôt ceux qu'il entreprit dans le but de reconnaître et de déterminer les ossements fossiles.

Chacun sait aujourd'hui que le globe que nous habitons présente presque partout des traces irrécusables des plus grandes révolutions. Partout et en quelque lieu qu'on se place, les productions de la nature vivante recouvrent les débris d'une nature détruite. Ici, des amas immenses de coquillages et d'autres corps marins se trouvent à de grandes distances de la mer, à des hauteurs où nulle mer ne saurait atteindre. Ailleurs, se trouvent enfouis, dans le sein de la terre ou dans les cavernes des montagnes, des ossements gigantesques d'animaux entièrement disparus. Et chaque couche du globe, depuis l'étage supérieur jusqu'aux terrains profondément enfouis des roches primitives, paraît avoir nourri une population spéciale très différente dans son aspect général de celles qui lui ont succédé.

Tous ces faits, depuis longtemps connus, préoccupèrent extrêmement les esprits vers la fin du XVIIIe siècle. Mais si le temps n'était plus, grâce aux progrès de l'anatomie, où l'on pouvait confondre les ossements fossiles d'un mammouth avec ceux du géant Teutobochus, roi des Cimbres, l'explication du fait restait toujours enveloppée de nuages.

Pallas et Buffon avaient essayé l'un et l'autre d'expliquer ces faits; mais il fallait au préalable déterminer si ces êtres organisés, dont les débris se montrent universellement répandus, étaient les analogues des êtres actuellement èxistants ou les représentants d'êtres complétement disparus. Et ni l'un ni l'autre n'étaient à même de résoudre ce problème.

Maître d'un instrument qu'il venait de perfectionner, Cuvier se livra à cette étude, aux clartés nouvelles de l'anatomie comparée et du principe de la corrélation des formes; et, grâce à cette intervention, il pùt surmonter, à force de patience et d'art, les difficultés du problème d'histoire naturelle le plus compliqué, assigner leur place à ces espèces étranges, mystérieuses, sur lesquelles planait je ne sais quelle incertitude, et reconstruire tout un monde, le monde antédiluvien. Nous avons parlé du principe de la corrélation des formes : ce principe implique que tout animal est organisé en vue de l'unité et de l'harmonie de ses parties, et que chacune d'elles est disposée pour les autres et s'ajuste avec elles, de manière à former un tout harmonique et indissoluble.

La désignation de carnivore, par exemple, emporte nécessairement celle d'un animal dont les organes sont disposés pour apercevoir, atteindre, saisir, déchirer et digérer sa proie ; elle donne à entendre que tous ses organes, appropriés à ce but, sont rigoureusement enchaînés et reliés les uns aux autres, et que, si l'un d'eux vient à manquer, tous les autres sont nécessairement incomplets, car l'animal ne saurait subsister.

Or, ce qui est vrai du carnivore, est vrai aussi de l'herbivore, du rongeur, de l'oiseau, du poisson, de l'insecte, du mollusque ; partout la diversité et l'harmonie des parties tendent à la conservation du tout, c'est-à-dire à l'unité ; et leur enchaînement est tel, surtout dans les espèces des classes supérieures, qu'une seule d'entre elles peut donner le plan des autres et permettre de reconstruire l'ensemble.

C'est donc à l'aide de ce principe, qu'il formula le premier avec clarté et précision, que Cuvier put déterminer les ossements étranges et bizarres dont les fouilles souterraines enrichissaient et encombraient les musées d'Europe, et classer tous ces débris, monuments d'un monde disparu, qui semblaient jeter un défi à la science des naturalistes et lassaient leur patience.

Portant le flambeau de l'anatomie comparée et le principe des harmonies organiques dans cette Babel antédiluvienne, il s'appliqua à reconstruire, d'après les fragments connus, les formes des animaux dont ils avaient fait partie, et à déterminer, par l'intervention de la géologie, la nature des terrains dans lesquels ils avaient vécu et la date relative de leur existence et de leur disparition.

C'est ainsi que furent successivement réintégrés dans leur synthèse organique primitive les ossements du mammouth, du mastodonte, du paléothérium, du plésiosaure, de l'anaplothérium, et de cent autres espèces très différentes des espèces actuellement vivantes; celles aussi plus étranges encore de reptiles et de sauriens gigantesques, de poissons et de mollusques, et qu'on put se convaincre que la terre avait contenu et nourri, bien avant l'apparition de l'homme sur le globe, plusieurs mondes tout aussi vivants et aussi animés que le nôtre.

Quatre générations ou plutôt quatre populations, dont chacune se trouvait constamment en rapport avec certaines conditions géologiques et une faune spéciale, avaient dû vivre, d'après Cuvier, à la surface du globe, dans les temps antédiluviens; et chacune de ces populations, après avoir vécu pendant un temps indéterminé, mais nécessairement très long, avait été emporté et détruite par un cataclysme géologique. Et telle fut la dernière conclusion de l'illustre naturaliste.

L'effet produit par cette révélation scientifique d'un monde inconnu fut immense, et le nom de Cuvier personnifia désormais, aux yeux de tous, le génie des sciences naturelles.

Le monde des savants, toujours lent à l'admiration et plus rebelle à la séduction ne tarda point à subir l'ascendant de ces découvertes successives, et l'illustre auteur du règne animal, fondateur heureux de la paléontologie, devint le chef d'une nombreuse école qui s'inspira désormais de sa méthode et de son génie.

VI

L'idée de classification absolue creuse des abîmes entre les êtres et jette un voile épais sur les opérations de la nature, qu'elle enferme systématiquement dans des cadres étroits et immobiles.

Depuis sa mort, dont nous séparent à peine vingt-cinq années, on s'est posé, à diverses reprises, la question de savoir quelle avait été la part de cet illustre chef et de son école dans les progrès accomplis au XIXe siècle. Nous croyons qu'elle a été considérable. L'anatomie descriptive et l'anatomie comparée étaient avant lui bornées aux animaux supérieurs; il les a développées et étendues, il a appliqué la méthode naturelle à la zoologie, et créé pour ainsi dire la paléontologie. Pour tous ses grands travaux, il mérite d'être admiré et loué sans réserve.

Nous ne pensons pas toutefois, nous l'avons déjà dit, que Cuvier, quelque vastes qu'aient été son intelligence et ses travaux, ait assigné à la science son but véritable et définitif, mesuré ses limites et fixé irrévocablement sa méthode.

Il crut que la classification, entendue à la manière de Linné et de Jussieu, et dans un sens plus étroit peut-être, car Linné admet du moins la progression d'un règne à l'autre (*mineralia vivunt*, dit-il, *vegetelia crescunt et vivunt*, *animalia crescunt*, *vivunt et sentiunt*), constituait toute la science, et par là il borna étrangement son domaine.

On a répété à ce propos, et sur les modes les plus divers, que la méthode naturelle était l'expression généralisée de la science, que la classification était la science elle-même, etc. Je l'admets volontiers, si cette classification doit être à la fois l'expression et le résumé de l'étude anatomique et physiologique des êtres, de leurs différences et de leurs analogies, des lois de leur développement, de leur enchaînement gradué et de leurs rapports; mais, si elle n'est pas tout cela, peut-on affirmer avec raison qu'elle est l'expression généralisée de la science?

Or, pour Cuvier, dont le langage ne prête point à l'équivoque, il n'en est point ainsi, et dans sa pensée la classification a un sens beaucoup plus restreint.

Déterminer l'espèce, rattacher l'espèce au genre, le genre à l'ordre et l'ordre à la classe, tel est son but unique, exclusif, et la science ne saurait d'après lui en avoir d'autre. Ce langage est net et catégorique comme on voit, et cette affirmation ne laisse planer aucun doute sur sa pensée.

Cependant, et pour peu qu'on y réfléchisse, il est facile de constater que les idées de progrès et d'enchaînement zoologique qu'avaient essayé d'appliquer Ch. Bonnet et Vicq-d'Azyr ne trouvent pas leur place dans la science de Cuvier, que l'idée de vie en est exclue, et qu'il n'est pas même question de l'étude des milieux ; or, l'idée de développement et d'enchaînement des êtres renverse d'une part celle de barrière infranchissable et de séparation absolue qu'admet *à priori* Cuvier ; l'idée de vie, celle d'immobilité absolue, et l'espèce elle-même, manquent de base, si l'on néglige systématiquement l'étude de l'influence des milieux.

Mais en se plaçant sur le propre terrain de Cuvier, et en acceptant son point de départ, il est bien vite facile de constater que la classification naturelle, fondée sur l'anatomie comparée et sur la subordination des caractères, manque d'une base rationnelle.

Toute classification naturelle suppose en effet que les distinctions établies sont fondées à tous les degrés sur des caractères constamment identiques ou d'une valeur égale. Il faut, en un mot, que les caractères généraux de l'embranchement, et dans chacun d'eux ceux de la classe, de l'ordre et du genre soient réellement identiques on analogues ; sinon la classification, au lieu de représenter l'ordre et l'unité, ne manifeste que désordre et confusion.

Or, s'il est vrai que dans la classification de Cuvier, les quatre embranchements correspondent exactement aux quatre plans d'organisation que présentent, dans la forme de leur système nerveux, les différentes espèces animales, il est très vrai aussi que les caractères qui déterminent, d'après Cuvier, la classe, l'ordre ou le genre, varient d'un embranchement à l'autre. — Chez l'un, les organes de la respiration déterminent la classe ; dans un autre, les organes de la circulation, c'est-à-dire le cœur et ses annexes, tiennent le premier rang ; — ici, les organes locomoteurs tiennent une première place, et, dans tel autre cas, ils sont à peu près sans importance.

Mais que deviennent alors l'ordre et la régularité de cette méthode si vantée, et que penser de divisions qui ne sauraient être fondées sur des caractères identiques? Et que serait-ce encore si l'on poursuivait les variations de ces divers caractères dans les espèces les plus inférieures, chez les polypes, les infusoires et les spongiaires, et dans les groupes inférieurs de cette classe?

Ajoutons que ce parti pris de déterminer la place que doit occuper dans un cadre donné un animal quelconque, d'après un ou plusieurs de ses caractères organiques, emporte nécessairement avec lui l'oubli systématique de la plupart de ses rapports organiques et défigure l'individu.

Tout être est en effet ce qu'il est par l'ensemble et l'harmonie de ses parties, et la constatation sommaire de ses caractères supérieurs, très suffisante au point de vue du classement quelconque de cet être, dans un cadre tracé d'avance, ne saurait en donner l'idée synthétique.

Vous avez constaté et décidé, je suppose, après une série de recherches et mille analyses minutieuses, que ce chimpanzé, qui fut jadis offert en spectacle aux Parisiens, et sur lequel s'exerça la verve toute juvénile de Geoffroy Saint-Hilaire, appartenait à l'embranchement des vertébrés, à la classe des mammifères, qu'il avait le sang chaud, la circulation complète, trois sortes de dents, qu'il ne différait de l'homme enfin que par ses quatre mains et ses pouces opposables aux membres abdominaux, et qu'il devait être classé dans l'ordre des quadrumanes : tout cela est parfaitement conforme à vos principes de classification, mais ne vous flattez pas d'avoir dépeint l'animal lui-même.

Ce singe, dont vous eussiez fait un homme si la nature l'eût moins bien doté (l'homme n'est en effet et ne saurait être à vos yeux qu'un bimane), ce singe, dont vous tracez les lignes principales, est un être de raison, dont il serait impossible de concevoir la forme et le plan, si la description minutieuse des parties ou le dessin ne venaient en aide à l'esprit.

Tout être est ce qu'il est, en effet, par ce qui le caractérise essentiellement. Or, ce qui le caractérise essentiellement, ce n'est ni telle partie, ni telle autre, mais leur ensemble synthétique, en dehors duquel tout est vague et indéterminé.

Un organe supprimé ou systématiquement négligé, un détail méconnu, ce n'est déjà plus l'être tel qu'il est ; et tel est le vice fondamental de toute classification, qui toujours procède par l'exclusion des organes réputés accessoires et par la fragmentation de l'individu.

Et que serait-ce encore si nous jugions la classification du point de vue des rapports naturels de chaque espèce ?

VII

Nouvelles tendances scientifiques. Geoffroy Saint-Hilaire étudie les êtres au point de vue de leurs ressemblances et de leurs analogies. Il introduit dans la science un élément nouveau, celui de la vie, et transforme la méthode. Principe de l'unité de composition.

« On a dit que Cuvier, vers la fin de sa vie, et quand une observation incessante eut fécondé son génie, n'hésita point à proclamer que la classification la plus rationnelle était nécessairement imparfaite et ne saurait être la traduction fidèle de la science, par cela seul qu'elle était impuissante à exprimer les rapports multiples des êtres. »

Malheureusement cette vérité ne lui apparut que fort tard, et, pendant près de trente années, ce grand naturaliste n'eut pas le moindre soupçon que la science pût avoir un autre but que celui-là.

Plusieurs fois pourtant, et si des préoccupations exclusives ne l'eussent empêché d'aller au fond des choses, il eût pu s'apercevoir du nouveau point de vue que laissaient entrevoir les remarquables travaux de son ancien collaborateur et ami Geoffroy Saint-Hilaire; mais son siége était fait, et rien de ce qui ne s'y rattachait pas directement ne pouvait l'émouvoir.

C'est ainsi que passèrent inaperçus une série de mémoires que publia successivement Geoffroy sur le sternum et l'os furculaire des oiseaux, sur la tête osseuse et les nageoires pectorales des poissons. La chose méritait attention pourtant, car leur auteur, quittant les sentiers battus et pénétrant hardiment dans des terres jusqu'alors inexplorées, n'allait rien moins qu'à établir, d'après un ensemble de considérations entièrement nouvelles, l'analogie ou l'uniformité, dans des classes très éloignées, de certains organes que l'école anatomique, préoccupée du nombre et de la figure des parties, regardait comme essentiellement différents.

Geoffroy démontrait, par exemple, que la tête osseuse des poissons, qui paraît de prime abord composée d'un nombre d'os beaucoup plus considérable que le crâne des mammifères, présente avec ce dernier la plus grande analogie de composition, et que leur différence apparente provient uniquement de ce que plusieurs de ces pièces osseuses sont soudées entre elles chez les mammifères, et partagées en deux moitiés latérales chez les poissons. Il établissait, en outre, que les nageoires pectorales de ces derniers étaient de tous points comparables aux membres thoraciques des classes supérieures des reptiles, des oiseaux et des mammifères ; et de tous ces faits il concluait très légitimement qu'à l'étude des différences, dont la science s'était jusqu'alors exclusivement occupée, il était temps de substituer celle des analogies, par l'étude du développement comparé des organes. Geoffroy se croyait, d'ailleurs, en droit d'affirmer que plusieurs classes d'animaux, qu'on avait jusqu'alors distinguées d'après de simples considérations anatomiques, se rattachaient à toute évidence au même plan d'organisation.

Ces diverses assertions constituaient sans doute une attaque directe contre le point de départ, la méthode et le but de la science de l'école descriptive : cependant Cuvier, dont les idées étaient ailleurs, ne parut pas s'en apercevoir, et lorsque, poursuivant ses études et généralisant les faits qu'il avait acquis, Geoffroy affirma, dans son admirable *Traité de Philosophie anatomique :* 1° « qu'un même nombre de pièces osseuses formait la charpente osseuse des vertébrés ; 2° que la seule différence qu'on remarquait entre elles dépendait invariablement du développement de quelques-unes au détriment de quelques autres ; 3° que l'étude des analogies organiques des animaux avait une haute importance, et ne devait plus être négligée ; ces propositions ne rencontrèrent aucune opposition dans le sein du corps illustre qu'animaient alors l'esprit et la méthode de Cuvier, et le maître lui-même donna à ces vues une adhésion très explicite.

Mais il n'en fut plus ainsi lorsque, deux ou trois ans

plus tard, Geoffroy crut devoir appliquer, en le modifiant légèrement toutefois, son principe d'unité de type, à l'embranchement des articulés.

Cuvier, regrettant peut-être de n'avoir pas compris, ou plutôt effrayé par le spectre du panthéisme des Spix, des Oken et des Carus, qui se dressait audacieusement sous ses yeux en pleine académie, s'éleva avec force contre cette prétention de ramener toutes choses à l'unité absolue, et poursuivit de ses critiques et de ses sarcasmes la théorie de l'unité de composition.

Geoffroy répondit en homme convaincu, et le conflit, s'envenimant de plus en plus à mesure que se produisaient de nouveaux faits dont ne manquaient jamais de tirer parti les deux adversaires, aboutit enfin, après une longue série d'attaques et de répliques, à la mémorable discussion de 1830, qui préoccupa l'Europe savante et tint, en dépit de la gravité des événements politiques, l'opinion publique attentive.

Nous ne ferons que toucher à la cause immédiate de cette lutte grandiose, dont le souvenir est d'autant plus vivant qu'elle marque pour ainsi dire, le début d'une nouvelle direction scientifique. Un mémoire de M. Meyraux, relatif aux mollusques céphalopodes, en fut à la fois l'occasion et le prétexte. Ce jeune observateur, trop vite ravi à la science, avait cru remarquer que l'organisme de cette classe d'êtres représentait, dans ses parties fondamentales, un animal supérieur replié sur lui-même; Geoffroy Saint-Hilaire, nommé rapporteur, analysant ces faits à son point de vue, crut devoir en conclure que la grande loi d'unité de composition qu'il avait appliquée aux articulés était également applicable aux mollusques.

Cuvier combattit énergiquement cette nouvelle assertion de son fougueux adversaire. — Geoffroy Saint-Hilaire développa sa thèse avec entraînement et éloquence, et c'est alors que furent abordés et développés les problèmes les plus élevés de philosophie scientifique, ceux de la classification, de la fixité ou de la variabilité des espèces, de leur distribution méthodique sur la surface du globe, et que fut rendu visible, aux yeux de tous, le dissentiment profond qui divisait ces deux grands maîtres sur les questions fondamentales de la science.

Pendant plusieurs années les voûtes de l'Institut retentirent de ces débats solennels, dont le mérite et la haute position des auteurs augmentaient encore l'intérêt et rehaussaient l'éclat. Gœthe lui-même s'en émut, et avec lui l'Allemagne entière.

Cependant, en présence d'un conflit sans retour ni réconciliation possibles la discussion dut bientôt prendre fin. Les deux illustres adversaires le comprirent à temps, et chacun d'eux se retira sous sa tente, plus fortifié que jamais dans ses opinions antérieures.

Au dehors, la discussion ne fut pas sans résultat : chacun prit fait et cause pour les opinions de l'un ou de l'autre, et, tandis que les savants se prononçaient généralement pour Cuvier, l'opinion publique, peu favorable à ce dernier, qui ne fut jamais aussi heureux, a-t-on dit, de sa gloire acquise, que désireux de faveurs nouvelles, parut donner raison à Geoffroy Saint-Hilaire.

Ces oppositions du sentiment et de la logique ne sont pas rares dans l'histoire de la science, et souvent on a vu le sentiment, qui laisse place à l'expansion des idées, l'emporter heureusement sur la logique scientifique. C'était ici le cas.

Certes, si l'on ne considère que la question spéciale de l'*uniformité de composition*, qui paraît aux yeux de plusieurs résumer la doctrine et les tendances de Geoffroy Saint-Hilaire, et qu'on l'entende dans le sens où l'entendait Cuvier, ce dernier eut mille fois raison contre son adversaire.

Il n'est point, en effet, de naturaliste qui puisse sérieusement admettre, dans l'état actuel de la science, que les êtres qui peuplent la surface du globe se rapportent sans exception au même plan, au même type, et qu'ils soient composés des mêmes parties dans les espèces les plus dissemblables.

D'un autre côté, Geoffroy Saint-Hilaire s'expliquait assez peu clairement sur sa méthode pour qu'on pût en conclure qu'elle était réellement nouvelle. Lorsqu'il affirmait, par exemple, « que nos plus nobles facultés, le jugement et la sagacité comparatives, ne doivent point être bannies de la science ; qu'après l'établissement des faits doivent arriver leurs conséquences scientifiques, tout comme après la taille des pierres il faut bien qu'arrive leur mise en œuvre, » Cuvier était parfaitement en droit de répondre que cette méthode n'avait rien de nouveau, qu'elle était depuis longtemps usitée dans les sciences, et que lui-même avait pu découvrir par elle les lois des harmonies organiques de la *corrélation des formes* et de la *subordination des caractères*.

Mais il nous paraît à peu près certain, d'une part, que la doctrine de l'unité de composition, modifiée graduellement par Geoffroy, n'avait plus, en 1830, le sens que lui attribuait Cuvier; et si elle se définissait alors par le principe de la position relative des parties, toujours et constamment la même dans tous les êtres vivants, à quelque classe qu'ils appartiennent, les arguments de Cuvier tombaient nécessairement dans le vide et n'avaient plus de raison d'être.

Et si, négligeant, d'autre part, le côté extérieur des choses, qui prend toujours une large place dans les discussions publiques, on va droit au cœur de la question, sans se préoccuper de la doctrine mal définie ou mal comprise de l'unité de type, on ne tarde point à s'apercevoir que les idées et les procédés de Cuvier et de Geoffroy diffèrent essentiellement; que la méthode de ce dernier est indépendante de la théorie de l'uniformité de composition, qu'elle ouvre à la science une direction puissante et féconde, et qu'elle est par cela même bien supérieure à celle de Cuvier.

Quelle est, en effet, la pensée dominante de ce dernier? Nous l'avons déjà dit, d'anatomiser, de décrire sans cesse pour comparer ensuite. Ce grand maître ne voit dans l'être, objet de la science naturelle, que le type ou la forme et leurs rapports ; il étudie chaque animal dans son organisation définitive à l'état adulte, et sa méthode, constamment analytique, a pour but d'en approfondir les éléments anatomiques, pour les classer ensuite suivant leurs affinités et leurs rapports naturels.

Geoffroy, au contraire, considère dans cet être, non le type ou la forme, toujours les mêmes, mais le mouvement général de leurs parties, leur développement plus ou moins marqué, leur arrangement symétrique, leur évolution ; et l'on sent qu'il y a dans cette méthode d'étudier les parties de l'organisme toute une révolution scientifique.

Il n'est pas une œuvre de ce grand naturaliste, pas de mémoire quelque peu étendu qu'il soit, qui ne fournisse la preuve de ce que nous avançons. Nous pourrions en donner mille, une seule suffira, et nous l'empruntons à la conclusion d'un de ses premiers mémoires relatifs aux os operculaires chez les poissons : « Les quatre osselets de l'ouïe, dit-il. ne sont toujours, chez es mammifères, les oiseaux et les reptiles, que les quatre os operculaires des poissons. » Mais à l'aide de quel procédé d'investigation démontre-t-il cette assertion ? La suite va nous le dire. « Vus de plus haut, continue-t-il, ce sont quatre matériaux donnés de l'organisation, susceptibles d'un maximum et d'un minimum de développement ; ils sont portés au plus haut degré de développement et de fonctions dans les seuls poissons ; dans les autres animaux vertébrés, ils descendent de ce rang élevé pour tomber dans ce que je nomme les conditions rudimentaires, et comme tels ils sont susceptibles de se rapetisser de plus en plus, quelquefois ils vont jusqu'à disparaître entièrement ; incapables, dans les animaux à respiration aérienne, des hautes fonctions de leur primitive destination, ils s'y trouvent comme des îlotes à la disposition des organes qui les entourent. »

Ce qui signifie que Geoffroy, négligeant l'examen de la forme et du type absolus, porte ses investigations sur le mouvement des organes, sur leur développement et leurs transformations dans les diverses classes, sur leurs modes divers et leurs ressemblances, qu'il constate dans les types les plus différents ; et, par cette conception qu'on ne rencontre pas avant lui, il introduit dans la science un nouvel élément, celui de la vie, et une méthode nouvelle, celle de l'embryogénie comparée.

Or, ce principe et cette méthode n'ont rien de commun, ce me semble, avec les principes et les procédés des anatomistes classificateurs,

Mais, dira-t-on, cette méthode dérive de la doctrine de l'unité de composition, et cette doctrine est fausse. Mais, à notre tour, et à supposer qu'il en soit ainsi, cette théorie exclut-elle, oui ou non, le mouvement et la vie dans la nature ? Si elle est contradictoire à tout mouvement spontané interne dans la nature, tout est dit ; mais sinon, quelle objection peut être faite ?

Or, la doctrine de l'uniformité de composition, à supposer qu'elle identifie tous les êtres, n'exclut ni le mouvement ni la vie dans la nature.

Et la preuve qu'elle ne saurait l'exclure, c'est qu'elle implique par une sorte de nécessité logique le mouvement dans chacun d'eux. Admettez, en effet, que tous les êtres sont, au fond, identiques; dites-nous alors comment se produira, dans l'identité absolue, cette multiplicité d'aspects que présente la nature animée, si la vie qui préside à leurs mouvements internes n'a pas la puissance de varier à l'infini la forme des organes sans modifier le plan primitif.

D'ailleurs, à un autre point de vue, qu'est-ce que la théorie de l'unité de composition, sinon une hypothèse sur les manifestations de la vie? Or, cette hypothèse peut être fausse sans que la vie cesse d'être une réalité doctrinale; et sa méthode, qui consiste à étudier ces manifestations dans les êtres, peut être parfaitement mise en œuvre en dehors de la théorie. La meilleure preuve assurément qu'il peut en être ainsi, c'est que depuis longtemps la théorie de l'unité de type est abandonnée et que la méthode de Geffroy, toujours vivante, a produit dans les mains de ses élèves les plus heureux résultats.

VIII

Origine philosophique des idées de Geoffroy Saint-Hilaire. Elles se rattachent directement à la théorie leibnitzienne du mouvement spontané et de la force. — Mais entre Leibnitz et Geoffroy se place le système de l'échelle des êtres de Charles Bonnet.

On a dit de Geoffroy qu'il avait emprunté à Gœthe, à Wolff et à Kielmeyer le fond de ses idées sur l'unité de composition. On eût pu dire avec autant de raison qu'il avait été le plagiaire de Newton, de Buffon et de Vicq-d'Azyr, qui tous les trois ont exposé la même pensée, à peu près dans les mêmes termes.

« Il existe, avait dit Buffon, un type primitif et universel dont on peut suivre très loin les diverses transformations. » « La nature, avait dit Vicq-d'Azyr, semble opérer toujours d'après un modèle primitif et général, dont elle s'écarte à regret et dont on rencontre partout les traces. »

Ce qu'il y a de vrai dans cette assertion, c'est qu'à l'époque des premières études de Geoffroy, vers 1790 et longtemps avant, se trouvait posée dans la science, parallèlement au système de Ch. Bonnet sur la préformation des germes et l'échelle des êtres, la question de l'unité de type, et que ces divers problèmes, agités dans le monde savant, durent fixer l'attention du jeune naturaliste.

Ce qu'il y a de vrai encore, c'est que la question de l'unité de composition ou de type était implicitement contenue, comme le système de Ch. Bonnet lui-même, dans la théorie leibnitzienne de la force, et qu'elle devait tôt ou tard se produire en Allemagne et en France comme une conséquence légitime et nécessaire de cette théorie (1).

Geoffroy Saint-Hilaire saisit d'instinct ou d'inspiration ces tendances légitimes de la science ; il s'appliqua à développer les éléments qu'elles contenaient, et son puissant effort, rapproché de son origine et de ses principes, est une nouvelle preuve que le progrès des sciences, dont il faudrait bannir, dit-on, toute spéculation philosophique, est intimement lié aux développements internes de la physique et de la raison.

Rappelons-nous à cet égard la théorie de l'unité de types et la notion de la vie qu'elle suppose.

Cette théorie et la méthode qui en dérive impliquent essentiellement, avons-nous dit, qu'un mouvement spontané interne, qu'une force inhérente à l'être et constamment agissante, crée, transforme, renouvelle et modifie à l'infini dans chaque espèce le plan primitif unique auquel ces espèces se rapportent. Or, cette notion particulière de la vie, qu'on est habitué à considérer comme très ancienne et que plusieurs ont fait re-

(1) *Genèse des sciences*, par Frédéric Morin, chap. IV et V.

monter jusqu'à Aristote, est de date récente et implique une révolution correspondante dans la métaphysique.

Il est facile de s'assurer, en effet, que chez les anciens, de même que chez les scolastiques, la nature du mouvement spontané, que nous déclarons inhérente à l'être, n'existait pas et ne pouvait exister. Ils admettaient, il est vrai, le mouvement et une cause efficiente ; mais cette cause ne sortait jamais de l'être lui-même, et systématiquement ils plaçaient entre elle et son effet un premier moteur, qui, par le fait de son intervention céleste, rapprochait les formes de la matière. Les astres, incorruptibles, étaient suivant eux le point de départ et la cause première de tous les mouvements terrestres, et leur théorie particulière de la génération, *homo et sol generant hominem* n'était qu'une application spéciale de la doctrine métaphysique générale et de leurs idées sur les principes constitutifs de l'être (1).

Descartes, à son tour, après avoir fait disparaître de la physique toutes les vertus et les qualités occultes, et ramené, par un sublime effort de son génie, le monde entier et tous ses phénomènes et la substance ellemême aux deux principes de la matière et du mouvement, se trouva logiquement conduit à placer entre eux une action divine, un intermédiaire divin ; car le mou-

(1) *Genèse des sciences*, chap. III. M. Frédéric Morin s'est attaché à élucider la théorie du mouvement chez les anciens, et c'est par cette théorie qu'il a montré clairement que l'idée de *force* fut toujours étrangère à la philosophie et à la science antiques.

vement, de même que les formes des scolastiques et d'Aristote, ne va pas essentiellement de lui-même à l'étendue.

Or, l'intervention nécessaire de cet intermédiaire excluait toute idée de spontanéité, et la physiologie de Descartes et de son école fut purement mécanique.

Leibnitz le premier, distinguant avec soin l'idée de substance de celle de quantité et d'étendue, qui n'ont rien de commun et ne sauraient être confondues, affirma que les phénomènes tressaillaient d'avance au sein des êtres et qu'ils y étaient virtuellement contenus. Tout être est en soi, d'après lui, une monade inétendue, une simple possibilité active d'être par soi et de devenir, en dehors de toute intervention extérieure; tout être est une force, en un mot, et cette force possède essentiellement une efficacité d'efforts en vertu de laquelle tous les possibles sont réalisés par elle et rien que par elle.

« La véritable force active renferme, dit-il, l'action en elle-même; elle est *entéléchie* (Aristote définissait l'entéléchie une chose qui va à sa fin par elle-même), pouvoir moyen entre la simple faculté d'agir et l'acte déterminé ou effectué. Elle contient ou enveloppe l'effort; elle se détermine d'elle-même à l'action et n'a pas besoin d'être aidée, mais seulement de n'être pas empêchée... La substance créée ne reçoit pas d'une autre substance créée la puissance même d'agir, mais seulement une limitation et détermination de son propre effort préexistant et de sa vertu active. »

Ce qui signifie, en d'autres termes, que chaque substance a son activité en elle-même ; et, pour Leibnitz, cette activité spontanée ou cette force contiennent l'être lui-même et le caractérisent dans son essence.

Il y a loin de cette conception à l'idée de la prémotion physique des scolastiques et des cartésiens, et l'on conçoit que ce principe de la force, transporté dans le monde des êtres animés, dut bientôt renverser toutes les théories et les explications de statique ou de mécanique animale que contenaient les notions de mouvement et d'étendue. Il est à remarquer, toutefois, que la notion de la force ne pénétra pas immédiatement dans la science, et que la logique de Leibnitz eut tout d'abord le pas sur sa métaphysique (1).

Le temps n'était pas venu, en effet, d'étudier l'être dans son développement interne ; la description des organes et de leurs rapports préoccupait à bon droit les esprits, et l'idée de classification devait pendant longtemps encore faire oublier toute autre direction scientifique.

Leibnitz, cependant, par une simple déduction de ses principes métaphysiques et par une application logique de la loi de continuité qui en découle, put ouvrir un sillon que les savantes recherches de Linné ne fi-

(1) M. Morin a démontré que la rénovation des sciences naturelles se rattache à la métaphysique de Leibnitz ou à ce qu'il appelle la troisième phase de l'idée de force. Mais il n'a pas fait sa juste part à Linné dans cette rénovation.

rent point oublier et que fécondèrent, mais plus tard, les travaux de Ch. Bonnet.

IX

Leibnitz prévoit, trente ans avant Trembley, la découverte du polype. — Ch. Bonnet applique à l'histoire naturelle les principes de la loi de continuité. — Il imagine son échelle des êtres et introduit l'idée de progrès dans la zoologie.

Pour Leibnitz tout être est une force, avons-nous dit, et cette force, simple monade sans étendue, s'exprime par les phénomènes dont elle contient la possibilité. La force est donc à la fois la cause efficace et le lien des phénomènes (1) ; mais si elle est véritablement le lien des phénomènes, n'en résulte-t-il pas que tout phénomène tient essentiellement au phénomène qui précède et se rattache aussi très intimement à celui qui suit? et ne peut-on pas en conclure que tous les phénomènes se succèdent dans un ordre logique, et que dans l'ordre des choses naturelles il ne peut y avoir ni vide ni solution de continuité? — Tel fut le raisonnement de Leibnitz, et cette logique le conduisit à la découverte la plus inattendue.

« La loi de continuité, dit-il, exige que tous les êtres

(1) Voir *Genèse des sciences*, chap. IV.

naturels ne forment qu'une seule chaîne, dans laquelle les différentes classes, comme autant d'anneaux, tiennent si étroitement les unes aux autres, qu'il soit impossible de fixer précisément le point où quelqu'une commence ou finit, toutes les espèces qui occupent les régions d'inflexion ou de rebroussement devant être équivoques et douées de caractères qui se rapportent également aux espèces voisines. Ainsi l'existence de zoophytes, par exemple, d'animaux-plantes, non-seulement n'a rien de monstrueux, mais il est même convenable à l'ordre de la nature qu'il y en ait. »

Et plus tard, dans une de ses lettres, citée par Bonnet, il ajoute :

« Telle est chez moi la force du principe de continuité, que non-seulement je ne serais point étonné d'apprendre qu'on eût trouvé des êtres qui, par rapport à plusieurs propriétés, par exemple, celle de nourrir ou de multiplier, pussent passer pour des végétaux à aussi bon droit que pour des animaux, et qui renversassent les règles communes, bâties sur la supposition d'une séparation parfaite et absolue des différents ordres des êtres simultanés qui remplissent l'univers; j'en serais si peu étonné, dis-je, que même je suis convaincu qu'il doit y en avoir de tels, et que l'histoire naturelle parviendra à les connaître un jour, quand elle aura étudié davantage cette infinité d'êtres vivants que leur petitesse dérobe aux observations communes, et qui se trouvent cachés dans les entrailles de la terre et dans l'abîme des eaux. »

Or, cet être, qui devait tenir de l'animal par certaines propriétés, et par d'autres de la plante, cet être dont Leibnitz avait fait une sorte de nécessité métaphysique, existait réellement; et Trembley, dont les expériences et les observations sur le polype sont restées célèbres, vint confirmer, trente ans après la mort du philosophe, son admirable prédiction.

Le monde savant se prit, comme il est d'usage, d'une universelle admiration pour la découverte du naturaliste, et s'émut fort peu de l'admirable perspicacité du philosophe. Mais Ch. Bonnet, qui avait longtemps médité les œuvres du métaphysicien et sa loi de continuité, émerveillé de cette vérification posthume et des expériences remarquables de son compatriote et ami Trembley, resta convaincu que la double hypothèse de Leibnitz sur les espèces mitoyennes ou de rebroussement, et sur l'enchaînement continu des êtres dans la nature, était absolument vraie, et s'appliqua à lui donner une base scientifique.

« Il n'est point de sauts dans la nature, dit-il; tout y est gradué, nuancé. Si, entre deux êtres quelconques, il existait un vide, quelle serait la raison du passage de l'un à l'autre? Il n'est donc point d'être au-dessus et au-dessous duquel il n'y en ait qui s'en rapprochent par quelques caractères et s'en éloignent par d'autres. »

Voilà le principe posé, et il démontre qu'en fait et malgré « les bornes de nos connaissances, » les groupes les plus divers se rattachent les uns aux autres par des espèces intermédiaires. Le polype, par exemple, unit la plante à l'insecte ; le ver à tuyau, l'insecte au coquillage ; la limace, le coquillage au reptile ; l'anguille, le reptile au poisson ; le poisson volant est un milieu entre les poissons et les oiseaux, et la chauve-souris enchaîne l'oiseau au quadrupède.....

Mais si tout est enchaîné et si rien ne tranche dans la nature, il est évident que nos distributions ne sont pas les siennes. Celles que nous formons sont purement nominales, et nous ne devons les regarder que comme des moyens relatifs à nos besoins présents et aux bornes de nos connaissances; et le naturaliste philosophe en conclut que la science ne consiste pas à diviser, mais plutôt à relier les espèces entre elles.

De cet enchaînement universel des êtres à l'ordre de leur distribution et au plan de la nature, il n'y a qu'un pas, et ce pas fut bien vite franchi. — Ch. Bonnet pense que les êtres doivent être classés dans l'ordre de leur perfection relative, et la mesure de cette perfection est dans les rapports que chaque être soutient avec le tout.

Tous les êtres sont parfaits, suivant lui ; considérés en eux-mêmes, tous répondent à une fin. Mais à une fin plus noble répondent des moyens plus relevés, et l'être appelé à remplir cette fin est enrichi de facultés qui lui sont assorties. Ainsi l'être dont les rapports en tout sont plus variés, plus multipliés, plus féconds, possède une perfection plus relevée, et comme entre le degré le plus bas et le degré le plus élevé de la perfection corporelle ou spirituelle, il est un nombre presque infini de degrés intermédiaires, la suite de ces degrés compose une chaîne universelle, magnifique progression qui a l'atome pour premier terme, et pour dernier terme le plus élevé des chérubins. — On peut supposer, d'ailleurs, dans l'échelle de notre globe, autant d'échelons que nous connaissons d'espèces. Les dix-huit à vingt mille espèces de plantes qui composent nos herbiers, sont donc dix-huit à vingt mille échelons de l'échelle terrestre. — Et parmi ces plantes, il n'en est peut-être aucune qui ne nourrisse plusieurs espèces d'animaux. Ces animaux en nourrissent d'autres à leur tour. Ce sont autant de petits mondes qui renferment d'autres mondes plus petits encore.

Quant à la construction de cette échelle, il fait remarquer tout d'abord que le simple produit le composé, que la molécule forme la fibre, la fibre le vaisseau, le vaisseau l'organe, et l'organe le corps. L'échellle de la nature se construit donc en passant du composant au composé, du moins parfait au plus parfait.

Telle fut la direction de ce grand naturaliste, et cette direction ne manque, comme on sait, ni de vérité ni de grandeur. L'idée de gradation et de progrès qu'il formula très nettement, et introduisit le premier dans la science, était alors toute nouvelle ; elle resta après lui dans la science comme un idéal supérieur très capable d'une application directe, et elle exerça une influence considérable sur la direction générale et les tendances des esprits (l'historien Boullanger, qui appliqua à l'histoire la notion du progrès, et Turgot lui-même, nous paraissent se rattacher à Ch. Bonnet) ; et ce naturaliste inaugura par là un nouveau point de départ scientifique.

Cependant, et quoique cette idée d'un progrès zoologique soit fondamentalement vraie, il est positif qu'elle dut bientôt se trouver aussi peu fondée que possible dans l'application particulière qu'en fit Bonnet.

Le système des échelles des êtres repose, ainsi qu'il a été dit, sur la double base des espèces mitoyennes et de la superposition immédiate et directe d'une espèce sur l'autre. — Or, Ch. Bonnet, qui se borna à contempler la nature, eut le tort de déterminer ses rapports des espèces entre elles d'après des caractères superficiels que la moindre observation devait bien vite anéantir. Il est évident, par exemple, que la limace, espèce mitoyenne, et le reptile apode, ont une action commune, celle de ramper ; mais cette action, si l'on passe de la surface des choses dans les détails de l'organisme, est très différente dans l'une et l'autre espèce.

La limace rampe par la simple contraction d'un disque charnu, placé sous le ventre, et le reptile par le jeu de vertèbres à facettes très compliquées ; l'anguille elle-même, qui a les nageoires, les branchies, les vertèbres du poisson, n'a rien du reptile. Et la plupart des espèces intermédiaires que détermina Bonnet durent être ainsi successivement rectifiées.

Il est constant, d'autre part, que l'idée d'une gradation continue, en suivant une ligne droite, implique nécessairement qu'un type superposé à un autre lui est nécessairement supérieur dans toutes ses parties ; elle implique aussi que l'ascension doit être intégrale, car, s'il en était autrement, et qu'un animal quelconque fût supérieur à un autre dans certaines parties de son organisme et inférieur dans d'autres, où serait sa place dans l'échelle, où la ligne droite progressive?

Or, il n'en est point ainsi, et les lois de la distribution des êtres ne sont pas aussi simples que le pensait Ch. Bonnet.

Rien n'est plus certain, s'il faut en croire ce naturaliste éminent, que le développement intégral des espèces; car si la gradation est vraie des espèces éloignées, elle l'est aussi des espèces intermédiaires, et comme chaque être est originairement préformé dans le germe, et qu'il manifeste essentiellement, à la première heure de sa vie, ce qu'il sera plus tard, il est facile de comprendre que la loi du progrès étant voulue par l'auteur de toutes choses, chaque espèce devra offrir dans son ensemble le développement intégral que comporte son rang dans la chaîne universelle.

Tout cela était fort bien sans doute, au point de vue des idées de Haller et de Spallanzani sur l'emboîtement et la préformation des germes, mais si la théorie de l'évolution était reconnue fausse et l'être n'étant pas représenté tout entier et en miniature dans le germe, que devenait la théorie?

Or, les découvertes de Wolff sur l'œuf fécondé, et les transformations successives des organes dans l'embryon des mammifères et du poulet, ne tardèrent pas à renverser la théorie de la préformation et de l'évolution, et d'un autre côté l'on put constater que certains appareils se développaient dans diverses espèces au détriment de quelques autres, et que la supériorité relative dont on se faisait un argument n'était jamais intégrale,

Le système de l'échelle des êtres n'avait donc plus de raison d'être, et le jeune Geoffroy, après en avoir fait l'objet de ses méditations et de ses études, put dire de lui très justement, en 1795, « que cette chaîne universelle dont parlait le naturaliste genevois était une véritable chimère. »

Mais, ce système détruit, que restait-il dans la science comme principe de généralisation? — L'idée de classification, d'une part, qui, sans se préoccuper de la vie et de l'enchaînement des êtres, étudie et compare leurs appareils et leurs organes pour les faire entrer dans ses cadres; et, de l'autre, l'idée de force et de vie qu'avait inaugurée, en la dénaturant peut-être, les travaux de Ch. Bonnet. Et c'est par cette dernière que la science va se reconstituer.

X

Le principe de la force, entendue à la manière de Leibnitz, implique nécessairement la théorie de l'unité de composition, et cette théorie dut nécessairement se produire après l'effort de Ch. Bonnet.

Deux principes généraux et deux grands faits avaient survécu au naufrage de la théorie de Ch. Bonnet. Le principe ou la notion de la force, d'une part, qui se trouvait représenté dans le monde extérieur par l'œuf primordial et la cellule active de Wolff, et, de l'autre, la loi de continuité, à laquelle correspond le fait de l'enchaînement des êtres. Ces principes et ces faits avaient été utilisés sans doute par l'auteur de l'échelle des êtres, mais il en avait saisi beaucoup plutôt le côté extérieur que le côté réel ; le moment était donc venu d'en faire sortir par une analyse profonde tout ce qu'ils contenaient. Et d'abord le principe de force, entendu à la manière de Leibnitz, signifie toute autre chose que ce qu'on a vu, car il n'a été compris jusqu'ici que dans ses conséquences logiques, c'est-à-dire dans sa loi de continuité.

La force, suivant ce philosophe, n'est pas seulement le lien des phénomènes, elle est aussi leur cause efficace et leur propre substance. Mais si la force est à la fois le lien des phénomènes et la substance active et réelle de l'être qu'ils déterminent, il en résulte naturellement que chaque phénomène participant de la substance a en soi tout ce qu'il faut pour effectuer le phénomène suivant ; que le phénomène 1, par exemple, est l'antécédent, la cause, la loi du phénomène 2 ; celui-ci l'antécédent, la cause et la loi du phénomène 3. Il en résulte aussi que le phénomène 3 n'est que le phénomène 2 ou le phénomène 1, considéré sous un autre aspect et épanoui ; il en résulte enfin que toutes les monades contiennent, chacune à leur point de vue, le monde entier, et que chaque état de la monade est tous les autres états, ramenés à une certaine unité de perception.

Mais tout phénomène, dans quelque ordre qu'on l'envisage, est la conséquence de celui qui précède et la cause efficace de celui qui suit ; il s'ensuit que tout s'enchaîne invinciblement dans la nature, et que, dans le monde des êtres comme dans celui des phénomènes, chacun d'eux se rattache au précédent comme l'effet à sa cause, et reproduit sous un autre aspect le type primitif. Il s'ensuit encore que dans le monde vivant il n'y a pas d'être véritablement supérieur ou inférieur, mais que dans ce vaste ensemble où les espèces semblent échelonnées, et à quelque point de la route qu'on se place, chacune d'elles est la précédente, développée et épanouie, et représente au fond l'espèce primitive et ses modes infinis.

Ainsi de l'homme au singe ; du singe au rongeur, au pachyderme ; du mammifère à l'oiseau, au reptile, au poisson, au mollusque ; du zoophyte à l'éponge, tout est un et identique sous des formes diverses, et par là se réalise la formule de l'infinie variété des êtres dans l'unité. Or, telle est la conséquence logique du déterminisme absolu de Leibnitz, telle est l'idée mère du système historique de Herder, dont on n'a pas suffisamment approfondi jusqu'ici l'origine philosophique, et le point de départ des théories de Kielmeyer, de Gœthe, d'Oken, de Lamarck et de Geoffroy Saint-Hilaire.

Je ne prétends pas, bien entendu, que tous ces naturalistes éminents aient eu, sans exception, pleine conscience du travail philosophique qui avait préparé leurs doctrines, qu'on a assez généralement rattachées à l'idéalisme transcendental de Schelling, dont les disciples ont reçu le nom de philosophes de la nature; mais il est certain, d'une part, que ces idées étaient de beaucoup antérieures aux travaux philosophiques de Schelling, et, de l'autre, qu'il n'était donné à aucun d'eux de se soustraire à l'influence d'idées dont les conséquences étaient inévitables. Il est certain aussi que Gœthe, Lamarck et Geoffroy, Geoffroy surtout, eurent le mérite de comprendre, chacun à son point de vue, l'effort particulier que nécessitait leur époque, et que grâce à eux la science moderne a pu mieux approfondir, et asseoir enfin sur des bases solides la véritable notion de l'espèce et celle du progrès zoologique.

XI

Travaux de Geoffroy Saint-Hilaire. — Il s'inspire de l'hypothèse alors légitime de l'unité de composition organique, découvre le principe de la position relative des parties, les lois du balancement des organes et des arrêts de développement, et crée une science nouvelle, la tératologie (science des monstruosités et des anomalies).

L'année 1795 est incontestablement celle où l'unité de composition, conséquence légitime du mouvement d'idées que nous avons signalées, fut conçue par Geoffroy Saint-Hilaire.

De 1798 à 1805, il l'appliqua aux faits, s'en inspira visiblement et se trouva conduit par eux à plusieurs découvertes.

De 1805 à 1815, il réunit tous les matériaux nécessaires à la vérification de sa théorie, et publie, en 1816, son *Traité de Philosophie anatomique*, qui imprime une nouvelle direction et marque le vrai début de la période physiologique.

Cette philosophie, suivant lui, c'est la recherche des analogies substituées à celle des différences; c'est la restitution à la science d'une moitié jusqu'alors négligée de son immense domaine ; et, dominé par cette idée, qu'il développe et poursuit, Geoffroy institue sa méthode, qui permettra, dit-il, de déterminer sûrement les analogies d'organes parfaitement dissemblables en apparence.

Ce principe ne saurait être, selon lui, ni la forme ni la fonction, car la forme des organes est essentiellement variable d'un animal à un autre, et l'observation prouve, d'un autre côté, que les mêmes organes peuvent remplir des fonctions très différentes. Ainsi les appendices latéraux des articulés se montrent tantôt comme organes locomoteurs, masticateurs, respirateurs, et tantôt comme organes rudimentaires et sans fonctions.

Le véritable principe de détermination est celui de la position relative, de la dépendance mutuelle, de la connexion des organes entre eux, car un organe est plutôt anéanti que transposé. Mis en possession de ce principe qu'il appelle lui-même sa boussole, et pour en démontrer expérimentalement toute l'importance, Geoffroy s'appliqua à déterminer, ainsi que nous l'avons dit, des analogies qu'on n'avait pas jusqu'alors soupçonnées, notamment celle des nageoires pectorales des poissons, qui sont les analogues des membres supérieurs chez les quadrupèdes et les oiseaux, celle des osselets de l'ouïe et des os operculaires, chez les mammifères et les poissons ; et c'est à l'aide de ce même principe des connexions qu'il démontra les analogies de ce vaste canal respiratoire, qui, chez les poissons, met en communication la bouche et la cavité branchiale avec ce canal étroit, mais semblablement disposé, qui, chez les animaux à poumons, porte le nom de trompe d'Eustache.

Cependant parmi ces organes ou ces appareils, dont la position relative et les connexions sont les mêmes alors que les fonctions sont différentes, on observe, sous le rapport de la grandeur et du volume, des différences considérables ; souvent même les os les plus apparents dans une classe, l'os incisif, par exemple, chez les quadrupèdes, s'amoindrit dans une autre, et devient rudimentaire à ce point, qu'on en trouverait difficilement les vestige si l'esprit n'y était pas préparé. Geoffroy étudie ces faits et formule à leur sujet la loi du balancement des organes : « Tout est réglé dans l'économie, dit-il, et nul organe n'acquiert une prospérité extraordinaire, qu'un autre de son système ou de ses relations n'en souffre dans une même raison. Une augmentation, un excès, dans un point, supposent nécessairement une diminution dans un autre. » Gœthe avait dit, avant lui : « Le budget de la nature étant fixe, une somme trop considérable affectée à une dépense, exige ailleurs une économie. »

De pareils résultats ne pouvaient manquer de frapper les esprits. La plupart des naturalistes comprirent que Geoffroy venait d'ouvrir une route nouvelle; et lui-même, désireux de manifester à tous la fécondité de ce principe, appliqua avec une sorte de passion la loi des connexions et du balancement des organes à l'embranchement des vertébrés, et put s'élever enfin à la conclusion suivante : « Présentement, dit-il, que toutes exceptions disparaissent, on peut proclamer que la loi de l'unité de composition organique, est applicable à la généralité des vertébrés. »

Cette loi d'uniformité, paraissant acquise ou du moins n'étant pas contestée, produisit une sorte de révolution, et bientôt les principes de Geoffroy et sa loi du balancement des organes furent appliqués, par des jeunes naturalistes pleins d'ardeur et de talent, à l'embranchement des articulés.

Savigny venait de prouver que la bouche des insectes, quelque forme qu'elle affectât, était toujours composée des mêmes éléments.

Audouin établit en outre qu'il existait dans le tronc de ces mêmes êtres un nombre de pièces toujours invariable, que les mêmes organes entraient dans leur composition, et que toutes les différences les plus tranchées étaient toujours dues au développement plus ou moins prononcé de certaines de ces pièces. De nouveaux faits surgirent encore, et le maître, sûr de lui-même et de son principe suffisamment vérifié, crut pouvoir affirmer que sa loi d'unité, applicable aux vertébrés, était vraie aussi des articulés.

Quel est, en effet, le caractère du type des vertébrés, sinon le système nerveux, muni de ses enveloppes osseuses, le crâne et la colonne vertébrale ? Or, les vertèbres, suivant Geoffroy, se trouvent représentées chez les articulés par les anneaux devenus extérieurs, comme le sont les côtes et le sternum des tortues. Ces animaux vivent au dedans de la colonne vertébrale, comme les mollusques au sein de leurs coquilles qui sont pour eux une sorte de squelette contracté.

Quant aux organes internes, ils sont, en réalité, chez les articulés, disposés dans le même ordre, et ils ont les mêmes relations que leurs analogues chez les vertébrés, avec cette différence, toutefois, que chez les premiers le dos est en bas et le ventre en haut, double renversement que la nature présente dans quelques espèces exceptionnelles de l'embranchement des vertébrés inférieurs.

Quelques années plus tard, Geoffroy n'hésita pas à étendre son principe d'unité : des articulés il l'appliqua aux mollusques, et cette extension fut, comme la précédente, très vivement controversée. Nous croyons même qu'elle méritait de l'être, si par unité de composition il faut entendre, comme nous l'avons déjà dit, qu'un même nombre de matériaux se retrouve dans les différentes espèces, ou bien qu'il n'y a qu'une seule forme primitive à laquelle se rapportent toutes les autres. Mais si l'unité de composition implique uniquement, et nous croyons que Geoffroy entrevit toujours plus ou moins vaguement cette idée, si cette unité implique, disons-nous, qu'il y a unité de plan, c'est-à-dire que les parties, quel qu'en soit le nombre, gardent toujours, les unes par rapport aux autres, la même position, il est positif que cette théorie peut être aujourd'hui même soutenue par des arguments d'une grande valeur, et très positif aussi qu'elle n'exclut pas l'idée de progrès, auquel croyait sincèrement, du reste, nous en sommes persuadé, l'illustre naturaliste.

Et puisque nous voici placé sur le terrain des objections qu'on a adressées à Geoffroy Saint-Hilaire, il est un fait ou plutôt un ensemble de travaux qui répondent d'une manière bien victorieuse, ce semble, aux critiques dont ses théories ont été l'objet.

Les théories de Geoffroy excluent toute idée de progrès, dit-on ; et par ce seul fait on peut les déclarer radicalement fausses. Mais, s'il en est ainsi, pourrait-on dire, tous ses travaux ont dû être plus ou moins stériles, car le fait seul d'une erreur de principe conduit nécessairement à des conséquences erronées, et l'erreur ne saurait être, en soi, féconde.

Et comment expliquer dès lors que dans le même ordre d'idées, qu'on a blâmé si haut, Geoffroy Saint-

Hilaire ait trouvé une science nouvelle dont il est impossible de méconnaître la grandeur et la fécondité?

De deux choses l'une, ou la tératologie, telle que l'a créée Geoffroy, est sans valeur aucune, et dans ce cas ses titres doivent être cherchés dans un autre ordre de travaux; ou elle constitue une découverte importante, et dès lors les principes auxquels elle se rattache ne sauraient être absolument faux.

Or, nul ne conteste le mérite des travaux de Geoffroy sur les monstruosités animales; nul ne conteste qu'il n'ait créé, en vertu de ces principes, une science nouvelle, et cet aveu de ses adversaires mêmes implique nécessairement une contradiction de leur part.

Tous ceux de nos lecteurs qui ont feuilleté les traités d'histoire naturelle du XVIIIe siècle ou des temps antérieurs, savent quelle large place occupait l'étude des monstres : de Pline à Albert le Grand, et de ce dernier à Agricola Gessner et pendant toute la Renaissance, il n'est pas de conte, de vision, de chimère sur les hommes à tête de taureau, à griffes de lion ou de loup, sur les fœtus monstrueux, qui ne trouve créance; les meilleurs esprits sont à cet égard à la hauteur des simples et des crédules, et rien n'est plus curieux que le sang-froid merveilleux avec lequel notre Ambroise Paré analyse, dans leurs parties les plus grotesques et les plus étranges, les monstres impossibles qui n'eurent jamais d'autre réalité que celle que leur prêtait la crédulité de quelques cerveaux malades et le vulgaire ignorant et superstitieux.

Rien de plus facilement explicable du reste, à cette même époque, que la cause réelle de ces phénomènes étranges. On croyait aux rapprochements les plus impossibles, à l'intervention constante du surnaturel, et monsieur le diable jouait parfois de si vilains tours à ses sujets ! Un peu plus tard et quand on eut compris l'absurdité de certaines explications, on se dit que les monstres étaient un simple jeu de la nature, et confirmaient indirectement ses lois générales.

L'exception confirme la règle, disait-on, et *quando bonus dormitat Homerus*. Ainsi fait la nature.

Autre temps, autres théories. Au XVIIIe siècle, sous l'influence de la théorie de l'emboîtement, on se dit que les monstres étaient régulièrement préformés sans qu'il fût possible d'en trouver la cause ; et cette explication, adoptée par Haller et Winslow, trouva des partisans jusque dans notre siècle.

Geoffroy le premier, éclairé par l'étude du développement comparé des organes, intervint enfin dans le débat, et se crut en droit d'affirmer que les monstres eux-mêmes étaient soumis aux lois générales de l'organisation. Un monstre, quel que soit le merveilleux qui s'attache à cette dénomination, n'est, d'après lui, qu'un être originairement semblable à un autre, dont les conditions de développement ont été modifiées ou troublées.

Rien de plus curieux, à cet égard, que les expériences qu'il tenta dans le but de vérifier son assertion. Un certain nombre d'œufs furent, par lui, à diverses reprises, et pendant la période d'incubation, exposés à certaines manœuvres; et souvent, après une série d'essais qui lui permirent de déterminer le genre d'action nécessaire, Geoffroy put produire des anomalies artificielles et annoncer d'avance la série des modifications organiques ou des anomalies qui devaient nécessairement se produire. Maître du terrain et dirigeant à son gré l'expérimentation, il compare alors certaines monstruosités partielles aux formes différentes que revêtent dans leurs évolutions successives les embryons des vertébrés supérieurs et inférieurs. Il croit remarquer qu'une anomalie pour une espèce retombe dans ce qui est la règle pour une autre, et que l'homme lui-même dévie rarement de son type régulier sans que quelques-uns de ses organes présentent les dispositions normales de l'un des êtres placés au-dessous de lui dans la série.

Geoffroy se place ici, comme on voit, sur le terrain de l'observation pure du développement embryonnaire et des manifestations de la vie, et il n'a pas plutôt entrevu cette répétition fréquente des traits caractéristiques d'une espèce par les anomalies d'une autre, qu'il en découvre aussitôt la loi générale.

Tout monstre est à ses yeux un être chez lequel ne se sont point accomplies les transformations qui devaient l'élever successivement à son type normal, et il les dénomme monstres par *arrêt de développement.*

Mais parmi ces monstres il en est de doubles, liés entre eux par certaines parties qui se trouvent confondues,

Geoffroy observe que les deux individus qui forment par leur union un monstre complet sont toujours unis par les faces homologues de leurs corps, c'est-à-dire apposés côte à côte, se regardant mutuellement ou bien adossés l'un à l'autre, et que non-seulement ils sont unis aussi à l'extérieur, mais que leurs organes internes sont unis par leurs organes homologues, chaque partie, chaque viscère correspondant à un viscère, à une partie similaire de l'autre; et il exprime ce fait par l'union *de la loi similaire*, qu'il complète bientôt par celle d'attraction similaire, indiquant, par là, la tendance qu'ont les éléments primitifs de l'organisme à se porter vers ceux qui leur ressemblent. *A* va vers *A*, par exemple, *B* vers *B*, c'est-à-dire l'élément du tissu musculaire vers les muscles et ceux des tissus glandulaires ou fibreux vers la glande ou la fibre.

M. Isidore Geoffroy a complété depuis, d'une manière remarquable, l'œuvre de son père; mais ces trois grands faits généraux constituent presque à eux seuls toute la science des monstruosités.

Peu de doctrines ont été attaquées avec autant de persistance et d'animosité que celle de Geoffroy Saint-Hilaire, les uns s'élevant avec force contre l'hérésie anatomique de l'unité de composition, d'autres lui reprochant d'effacer toute différence entre les espèces animales, de rabaisser l'homme au niveau du singe ou de l'huître, et de nier ainsi le progrès zoologique. Ce sont là sans doute des arguments considérables, et, malgré le caractère extra-scientifique de plusieurs d'entre eux, nous n'en méconnaissons pas la portée. Mais d'abord, en ce qui concerne l'hérésie anatomique, la théorie de l'unité de type n'implique pas nécessairement, ainsi que nous l'avons déjà constaté, qu'un même nombre d'organes, semblablement disposés, se retrouve sans exception dans les différentes espèces animales; elle peut s'entendre avec autant de raison de l'unité de plan ou de l'analogie de disposition des appareils ou des organes fondamentaux de l'économie, de la position relative du système nerveux par exemple, et du canal digestif dans ces mêmes espèces; et dans ce cas l'objection reste sans valeur.

Quant au second chef, relatif à l'analogie fondamentale des espèces et au progrès zoologique, ce qu'il y a de certain, c'est que l'hypothèse ou la théorie de l'uniformité de composition, imaginée dans le but de vérifier expérimentalement les principes de l'identité absolue des espèces animales, ne prouve rien en soi, pour ou contre le progrès, ne prouve rien pour ou contre cette identité, car plusieurs d'entre elles peuvent être construites sur le même plan, présenter un même nombre de parties, parfaitement analogues entre elles, comme entre l'homme et le singe, par exemple, dont les similitudes organiques frappent tous les regards et ne sont pas pour cela identiques; ce qu'il y a de certain, en outre, c'est que cette hypothèse fut le corollaire nécessaire de la théorie leibnitzienne de la force, et qu'elle introduisit dans la science le seul élément par lequel pouvaient être définitivement renversées ou assises la doctrine de l'identité absolue et la notion du progrès zoologique. Ce qu'il y a de vrai, enfin, c'est que ce nouvel élément de la vie, considérée comme une force active et spontanée, est indépendant au fond de la doctrine de l'unité, et peut en être distingué et séparé.

Bientôt, en effet, les faits se dressèrent en foule contre cette théorie, et la notion de force, appliquée à l'étude des êtres, tendit à se dégager de plus en plus de l'application qu'elle avait reçue.

Geoffroy le premier, dans ses recherches sur les monstres, parut oublier un instant son point de départ, et son exemple porta ses fruits. Autorisés par lui, les naturalistes se crurent dès lors en droit de ne tenir plus aussi grand compte d'un principe que le maître avait momentanément écarté ; ils s'habituèrent peu à peu à séparer le principe de son application, et cette séparation se trouvant justifiée par les faits, l'école nouvelle, désormais sûre d'elle-même et de sa méthode, et uniquement préoccupée des phénomènes de la vie et de leurs manifestations en dehors de l'idée préconçue d'unité, put entrer à pleines voiles dans une voie de découvertes aussi remarquables qu'inattendues.

XII

Progrès de l'école physiologique après 1830. — Elle étudie les manifestations de la vie dans chaque être et renouvelle l'embryogénie. — Son principe et sa méthode diffèrent essentiellement des principes et de la méthode de Cuvier.

Ce fut à partir de 1830, et l'on ne saurait trop remarquer, à ce sujet, combien le mouvement politique vint puissamment en aide, à cette époque, à la transformation scientifique qui se préparait (nouvelle preuve que la science n'est jamais indépendante des mouvements généraux de l'esprit humain); ce fut à partir de 1830. et dans les quelques années pleines d'agitation et de vie qui suivirent, que se manifestèrent visiblement les premières tendances de la science nouvelle, dont le résultat immédiat fut, sinon la création, du moins le renouvellement intégral de l'embryogénie, qui est par excellence la science de la vie.

Jusqu'alors, et quoique Geoffroy Saint-Hilaire eût momentanément oublié, dans ses remarquables investigations sur les monstres et les anomalies des êtres, son idée fondamentale de l'uniformité de composition, il n'avait pas été sérieusement question de séparer la théorie de la méthode, et de dégager celle-ci en la rapportant à son point de départ légitime.

On s'était dit, il est vrai, que l'uniformité de structure, applicable aux vertébrés en général, ne l'était plus réellement quand de ce premier embranchement on passait à celui des articulés ou des mollusques.

On s'était dit aussi que le plan ou le type n'étaient pas identiques dans les diverses espèces, et qu'il y aurait lieu de modifier à cet égard ou de mieux définir le principe d'uniformité de composition.

On s'était dit enfin que l'étude des analogies des êtres, et celle aussi de leurs différences, qu'avait exclusivement poursuivie Cuvier, ne constituaient pas la science tout entière. Mais les observations, restées à l'état de simple négation ou de *desideratum* scientifique, n'exercèrent immédiatement aucune influence, et la méthode resta ce qu'elle était avant ; c'est-à-dire qu'elle fut purement descriptive dans l'école de Cuvier, et subordonnée à la théorie de l'unité de composition dans celle de Geoffroy.

De 1829 à 1836 la scène change, et la méthode, par une sorte d'extension logique qu'expliquent suffisamment l'état de la science et la commotion soudaine des esprits, se dégage sans efforts de la théorie de l'unité, pour n'être plus que l'instrument de nouvelles recherches sur la vie. — Il semble, à suivre le mouvement des esprits, qu'une lumière s'est faite, et que la plupart des savants obéissent à leur insu à ce mot d'ordre nouveau : que la vie est une force, dont les manifestations surgissent et s'enchaînent suivant un principe et des lois qui n'ont pas été jusqu'alors déterminés et que de nouvelles études doivent révéler.

Tout annonce, en effet, un changement de direction, et, dans l'espace de quelques années, apparaissent successivement en Angleterre, en Allemagne et en Prusse, les travaux de Prévost et Dumas, de Serre et de Muller, de Coste et de Breschet sur le développement des mammifères, de Robert Owen sur celui des monotrèmes ; d'Ehrenberg et de Ch. Morren sur le développement des infusoires ; de Milne Edwards, sur le développement des polypes ; de Quatrefages, sur celui des limnées et des planorbes, et beaucoup d'autres encore qui ont la vie pour objet, et dont la méthode consiste à suivre pas à pas et dès la première heure le développement interne de l'être pour arriver à connaître les lois fondamentales de l'organisation.

Ce principe et cette méthode ne furent point, il est vrai, nettement formulés dès l'origine, mais à dater de ces travaux, remarquables à tant de titres, ce qui n'était qu'aspiration et vague tendance prit corps pour ainsi dire, et les investigations scientifiques n'eurent pas d'autre but que l'étude des manifestations successives de la vie dans l'œuf et hors de l'œuf, et le digne chef de l'école physiologique put enfin proclamer les principes, la méthode et le but supérieur de la science nouvelle.

« Les zoologistes, dans leurs travaux de recherche, écrit M. Milne Edwards, suivent deux voies principales. Les uns s'appliquent à compléter le grand catalogue des êtres animés, à mettre en évidence les signes extérieurs à l'aide desquels les espèces peuvent être distinguées entre elles, et à grouper celles-ci de façon à en rendre l'étude plus facile et plus fructueuse. Les autres, voulant pénétrer plus profondément les secrets de la nature, s'adonnent de préférence aux investigations anatomiques et physiologiques, cherchent à voir comment la vie, considérée sous le double rapport de ses manifestations et de ses instruments, se modifie chez les divers animaux, et dirigent leurs observations vers les points qui semblent jeter quelque lumière sur les lois de l'organisation animale. Les travaux de l'école descriptive sont d'une utilité évidente, on peut même dire qu'ils sont indispensables à l'étude de l'histoire naturelle. Mais les résultats qu'ils fournissent sont loin de constituer cette science tout entière et peuvent être comparés aux mots d'une langue qui seraient soigneusement inscrits et définis dans un dictionnaire, sans avoir servi encore à la construction d'un édifice littéraire.

La zoologie, cultivée de la sorte, est une étude aride qui exerce la mémoire plus que l'esprit, et qui, dans mon opinion, ne devrait être considérée que comme une sorte d'introduction à des investigations plus élevées. Mais il en est autrement de cette science telle que la comprennent les zoologistes, qui, à raison de la direction de leurs travaux, constitue ce que j'appellerai *l'école physiologique*. Alors elle a pour objet essentiel la connaissance de la nature interne des animaux, et elle attaque par conséquent les questions les plus élevées de la véritable philosophie.

Voici donc nettement caractérisées les tendances de l'une et de l'autre école. Pour la première, l'école descriptive et anatomique, la science consiste à bien connaître les caractères extérieurs de chaque être, afin d'en pouvoir dresser le vaste catalogue, par classe, genres et familles, et la perfection de la science est la perfection même de la classification.

La science ainsi comprise représente sans doute le détail, détail minutieux et froid, et un certain ordre dans la nature, ordre grandiose et imposant si l'on veut; mais l'ordre, en dehors du mouvement et de la vie, c'est le repos absolu, la stabilité, la mort.

Pour l'autre, au contraire, tout est vie dans la nature, car tout en elle s'agite, se transforme et se meut; de l'éponge et de la méduse, masse informe, au polype, du polype à l'astérie, de l'astérie au poulpe ou à l'argonaute, et en s'élevant ainsi de type en type et de groupe en groupe jusqu'aux vertébrés supérieurs, un grand courant de force, d'activité ou de vie, engendre, renouvelle et modifie toutes choses : tout est mouvement, mais ce mouvement, infiniment varié comme les manifestations de la vie dans la série des êtres, obéit à des lois simples et harmoniques que la science a pour but de découvrir, et se déroule suivant un plan dont la grandeur et la simplicité étonnent et ravissent.

XIII

Phénomènes généraux du développement des êtres. Tout animal sort directement ou indirectement d'un œuf et subit une série d'évolutions intra ou extra embryonnaires avant d'arriver à l'état adulte. — Esquisse sommaire du développement embryonnaire de l'homme.

Tout être vivant et animé, grand ou petit, visible à l'œil le plus exercé ou invisible, supérieur ou inférieur, dérive en effet directement ou indirectement d'un animal semblable à lui-même par l'intermédiaire d'un œuf ou d'un germe.

Quelques espèces inférieures, très voisines du règne physiologique, telles que l'hydre de Trembley, la naïs de Laurent, les infusoires d'Ehrenberg, se reproduisent par un simple développement de la moindre parcelle de leurs corps (sciscíparité), ou propagent par gemmation comme les végétaux (gemmiparité); mais ce mode de propagation n'exclut pas le phénomène de l'ovulation, car les polypes et les infusoires présentent à la fois le double mode de reproduction et ne sauraient être invoqués à titre d'exception contre la grande loi de la genèse anthropo-zoologique.

Tout animal vivant, avons-nous dit, dérive primitivement d'un germe, et ce germe, qui constitue la partie essentielle de l'œuf, contient virtuellement en lui la raison d'être et le développement de l'être futur. Il est la vie en puissance et cet être lui-même à l'état de possible ou de devenir.

Une force énergique, immense réside en lui ; et cette force, éveillée pour ainsi dire ou virtualisée par la fécondation, tend à se manifester d'une manière irrésistible.

Abandonné à lui-même dans son milieu le plus favorable, l'ovule, infécondé, reste à l'état de simple vésicule passive, se plisse, se dessèche, et bientôt est rejeté par l'organisme (nous parlons ici des espèces supérieures), qui s'en débarrasse comme il se débarrasse des molécules inutiles (1) ; mais dès qu'il est imprégné de la liqueur fécondante, le petit corps inerte s'anime, la scène change, et l'œil étonné s'arrête devant le plus merveilleux spectacle qu'il soit donné à

(1) Cette nécessité de la fécondation et du concours des sexes, absolue dans les espèces supérieures, présente de nombreuses exceptions chez les invertébrés, dont plusieurs naissent, se développent et se reproduisent sans accouplement préalable. Tel est le cas des pucerons, dont le premier couple a la singulière propriété d'engendrer des individus privés de sexe, pendant une série de générations (on en a compté jusqu'à dix), dans la formation desquelles la fécondation n'existe pas. Tel est encore celui d'un grand nombre d'hyménoptères, papillons, abeilles, etc., chez lesquels on observe la production d'être vivants, par des femelles vierges, en dehors de toute fécondation (phénomènes de *parthénogénèse*, observés et constatés par Sieboldt, Leuckart, Quatrefages, etc.).

l'homme de contempler. Il semble, en effet, qu'obéissant à un signal donné, tout s'agite et se meuve dans les parties intérieures et profondes de ce petit monde, et ces mouvements n'ont rien d'analogue aux phénomènes physiques de l'ébranlement des corps. Ici tout est nouveau, primesautier, imprévu. On dirait un nuage chassé par la tempête, puis un second, puis un troisième, puis ces nuages disparaissent pour faire place à des lignes tracées en creux ou en relief, qui dessinent à leur tour des montagnes ou des îles (sillonnement de l'ovule). On sent qu'un petit monde, l'analogue du grand, est en voie de formation, et que la nature, avant de fixer son choix, touche, retouche, efface et s'essaye à différents modèles.

Dès la première heure et le premier jour, la vésicule germinative s'isole du vitellus qui l'enveloppe de toutes parts. A ce premier travail s'ajoute bien vite celui qui a lieu dans le germe lui-même ; bientôt, en effet, se dessine une membrane transparente et légère, qui l'emporte sur la gaze la plus aérienne et la bulle de savon la plus délicate ; l'œuvre se poursuit, la membrane se dédouble, se recouvre, se plisse, et après apparaissent dans son extérieur, sous la forme d'un sillon vertical, les premiers traits de l'organisation, traits bien vite caractéristiques de l'embranchement auquel appartiendra l'animal : et la merveilleuse puissance que nous venons de voir à l'œuvre dès le premier jour va s'employer désormais, artiste sublime, à compléter et perfectionner sa première ébauche.

Ainsi de l'être qui vit centenaire et prolonge son existence au delà de ce terme, ainsi de celui dont plusieurs générations vivent, se multiplient et meurent dans l'espace de quelques jours.

Chez l'homme et le mammifère, comme chez la plupart des vertébrés, le développement embryonnaire a pour effet d'élever graduellement l'être jusqu'à sa forme définitive, que développeront, après sa naissance, les simples phénomènes de nutrition.

Mais dans les classes inférieures il n'en est pas ainsi; la plupart des polypes, des articulés et des mollusques, les batraciens et quelques poissons subissent, après la sortie de l'œuf, une série de métamorphoses ou de transformations progressives de leur organisme primitif.

Qui ne connaît la curieuse métamorphose du têtard en grenouille, celle de la chenille qui s'endort chrysalide et renaît papillon, celles des scarabées, des abeilles et des fourmis, celles plus remarquables encore et très récemment connues des helminthes, du ténia ou ver solitaire, par exemple, qui répète indéfiniment ses anneaux, et dont les œufs se développent, sous la forme de vésicule à crochets, dans le foie, le cerveau et autres viscères de certains mammifères, où elle acquiert sa forme définitive et s'évolutionne dans leur canal intestinal et dans celui de l'homme.

Il en est ainsi de la lamproie et de l'amocète parmi les poissons, et les belles observations de Sars de Lowen, de Siebold, Dujardin, Van Beneden ont appris, d'une part, que les méduses, avant d'arriver à l'état qui les caractérise, passent par un état comparable à celui qui est permanent chez les polypes hydraires, et, d'une autre part, que ces derniers, subissant des métamorphoses non moins considérables, ressemblent à des méduses avant de devenir des polypes.

Tous ces faits, qualifiés jadis d'anomalies, embarrassaient étrangement les naturalistes. De nos jours, et grâce aux progrès de la nouvelle méthode et de l'embryologie, on a pu les rattacher aux lois générales du développement des espèces, et éclairer par eux la question la plus haute, la plus importante et la plus ardue de l'histoire naturelle, celle du progrès zoologique et de l'enchaînement des séries animales.

La durée du travail embryonnaire proprement dit varie, du reste, dans d'assez grandes proportions et peut ne durer que quelques heures, comme chez le puceron, ou se prolonger deux ans et plus, comme chez l'éléphant. Sa durée est de 270 jours dans l'espèce humaine.

Dès les premiers jours de cette période, du sixième au dixième, autant qu'il est permis d'en juger d'après quelques faits et par analogie, se prononce le sillon vertical qui, représentant le système nerveux cérébro-spinal, le caractérise comme vertébré. Du dixième au quinzième, la membrane enveloppante qui formera plus tard la peau avec ses appendices, et la membrane interne qui formera le canal intestinal et les viscères, ses annexes, se développent, se déprimant en certains endroits et renflées en d'autres. pour former ici des fentes, et là des nodosité; et au vingt et unième jour apparaissent, sous la forme de tubercules, de lignes et de points, les rudiments des membres, de la tête, de la bouche et des yeux.

Au commencement du second mois, la longueur de l'embryon varie depuis quelques lignes jusqu'à un demi-pouce ; les extrémités sont visibles sous la forme d'appendices foliacés et la cavité buccale est largement ouverte. Les yeux situés latéralement se portent en avant; les fosses nasales se développent, et l'insertion du cordon ombilical, placée très bas, s'élève peu à peu, jusqu'à ce qu'elle ait atteint le milieu du ventre.

Vers la fin du second mois, l'ossification commence sur quelques points, et l'on voit paraître les premiers vestiges du système musculaire. Le cœur est couvert, et sa cloison commence à se former. Les arcs aortiques sont réduits à deux, qui s'unissent ensemble pour produire l'aorte descendante, et dont l'un devient plus tard l'artère pulmonaire. Les viscères glanduleux, poumons, foie et corps de Wolff existent; la formation des corps de Wolff est bientôt suivie du développement des rudiments des organes de la génération. A cette époque, les cavités orale et nasale ne sont point encore séparées l'une de l'autre : les rudiments des paupières et de l'oreille externe existent; les divers segments des membres deviennent perceptibles, et des échancrures au bout des mains et des pieds indiquent les doigts futurs. La longueur de l'embryon est alors de près d'un pouce.

Pendant le cours du troisième mois, époque à laquelle apparaît la membrane pupillaire, toutes les parties continuent à se développer, ainsi que la configuration extérieure. Le cou et les segments des membres deviennent de plus en plus prononcés.

A trois mois, le fœtus a deux pouces et demi à trois pouces de long. A quatre mois, on distingue le sexe, et la longueur du fœtus est de quatre pouces. Au cinquième mois, elle va jusqu'à douze pouces. A cette époque, il se produit de la graisse, et les premiers rudiments des ongles et des poils, dont la peau entière est couverte, se développent. Les paupières se collent ensemble. A cinq mois, les femmes sentent déjà les mouvements du nouvel être qu'elles portent dans leur sein. Un embryon de six mois peut respirer ; mais il ne saurait vivre. A sept mois, sa longueur est de seize pouces et plus, sa peau rouge : il peut quelquefois vivre. A huit mois, il a seize pouces et demi de long. Les paupières se décollent à neuf mois, les cheveux poussent, et l'embryon a dix-sept pouces de long. Au dixième mois lunaire, sa longueur est de dix-huit à vingt pouces. A cette époque ou même auparavant, au huitième ou neuvième mois, la membrane pupillaire disparaît, et la peau, moins rouge, est couverte de lamelles épidermiques onctueuses, qui se détachent après la naissance. Or, ce qui est vrai de l'homme, à l'égard de son développement embryonnaire, est vrai aussi dans une certaine mesure des autres espèces, et chacune d'elles présente, dans le cours de cette période ou de ses métamorphoses ultérieures, une série de phénomènes et de transformations qui ont pour but de développer successivement ses membranes, ses organes et ses tissus, et de l'amener à sa forme définitive, qui se trouve ainsi prédéterminée dans le germe.

XIV

Analogies que présentent les êtres dans leur développement embryonnaire. Elles conduisent à penser qu'ils se développent suivant les principes de la loi de continuité, et cette conclusion était logique au point de vue de la théorie métaphysique de la force, mais les vérifications que suscite cette nouvelle hypothèse confirment de plus en plus la réalité de l'essence des êtres et l'existence d'un principe indépendant de la force. L'essence, élément spécifique de l'être, prédétermine la force qui l'individualise.

Il n'y a pas encore fort longtemps qu'on soutenait, avec un grand sérieux, que le fœtus humain parcourait successivement, avant d'arriver à son état parfait, les divers degrés de développement qui persistent pendant la vie entière chez les animaux des classes inférieures, et que toute espèce réalisait dans son évolution embryonnaire les formes diverses des types placés au-dessous d'elle.

Cette opinion, aujourd'hui sans fondement réel, ne compte que de très rares partisans dans la science, mais elle fut, à une époque donnée, la résultante nécessaire et l'expression logique d'un système d'idées que nous avons vues naître et grandir au XVIIIe siècle, sous l'influence de Leibnitz, et la place qu'elle a occupée dans le mouvement des idées scientifiques du XIXe permet d'autant moins d'en méconnaître l'importance, que la doctrine de l'évolution systématique ou du progrès continu qui s'y rattache n'a jamais cessé d'être en honneur dans le monde de la philosophie et de l'histoire.

Il est à remarquer, d'ailleurs, que les faits dont elle put s'autoriser à l'origine ne manquent pas d'une certaine portée, et qu'ils conduisaient d'eux-mêmes à cette interprétation d'une succession naturelle des formes.

Préoccupés des ressemblances organiques des êtres, les embryologistes de l'école de Kielmeyer, de Gœthe et de Geoffroy ne pouvaient manquer de percevoir les analogies d'organisation que présentent les états permanents des espèces inférieures comparées aux formes transitoires des espèces placées au-dessus d'elles.

Ces analogies sont très réelles, en effet, et ne sauraient être méconnues, pour peu que l'esprit s'applique à les découvrir.

Ils constatèrent de prime abord que la peau du fœtus était, à l'origine et pendant un temps considérable de la vie embryonnaire, molle, unie et sans poils, comme on la rencontre constamment chez les méduses, les polypes, les mollusques et les vers, et parfois chez les reptiles nus et les poissons.

Ils constatèrent, en outre : 1° que les os des embryons des mammifères, primitivement séparés en deux moitiés latérales, qui ne tardaient pas à marcher l'une vers l'autre et à s'unir, ressemblaient, à cette première période de leur développement, aux os des poissons et des reptiles, qui restent partagés pendant toute la durée de leur vie ; — 2° que le mode de développement dans la série animale était le même que celui qu'on observe dans l'embryon des animaux supérieurs.

Ils remarquèrent aussi, que les modifications subies par le système nerveux font passer l'embryon par plusieurs degrés inférieurs d'organisation ; car, de même que, dans la série animale, l'encéphale s'élève progressivement au-dessus de tout le système nerveux, le cerveau au-dessus du cervelet, les hémisphères au-dessus des tubercules quadrijumeaux ; de même, dans l'embryon des animaux les plus élevés, l'encéphale a un volume fort petit comparativement au cordon rachydien et au reste du système nerveux ; le cerveau est peu considérable en comparaison de la moelle allongée, et les tubercules quadrijumeaux sont énormes en proportion de toutes les autres parties de l'encéphale. (Meckel.)

Ils constatèrent enfin que le cœur, le foie, les poumons et l'appareil digestif manifestaient dans la série animale un développement parallèle à celui qu'on observe dans les embryons des animaux supérieurs, et l'on en vint bientôt à conclure que l'homme, ainsi que nous l'avons dit, parcourait successivement, avant d'arriver à son état parfait, les divers degrés de développement qui persistent pendant la vie entière chez les animaux des classes inférieures.

Cette conclusion était prématurée sans doute au point de vue de l'observation et des faits ; mais elle était appelée pour ainsi dire par les idées qui les avaient suscités, et elle présente une grande force logique dès lors qu'on se place dans l'ordre des idées qu'avait énoncées Leibnitz et qu'admettaient la plupart des naturalistes.

S'il est vrai, en effet, que la substance de tout être est essentiellement constituée par la force, et qu'en dehors de la force, élément ou universel de l'être, il n'y ait rien de réel en lui ; la force étant à la fois la cause substantiellement efficace et le lien des phénomènes, c'est-à-dire la raison interne de leur apparition successive et de leur enchaînement nécessaire, il en résulte logiquement qu'un premier phénomène appelle de toute nécessité et détermine celui qui vient immédiatement après lui ; que celui-ci appelle, à son tour, le troisième, le quatrième, le cinquième, et que tous ces phénomènes doivent nécessairement se produire dès que la condition de leur développement leur est offerte ; — il en résulte, en outre, que tout animal, en tant que force et substratum des phénomènes, doit s'évolutionner dès qu'il rencontre la condition du milieu favorable, et que cette évolution doit être graduée, car il ne saurait y avoir de solution de continuité dans la nature.

Et c'est ainsi que l'observation et la théorie, la philosophie et la science, semblèrent un instant s'unir pour asseoir sur des bases inébranlables la doctrine du progrès et de l'évolution continue. — De cette époque, qui va de 1820 à 1835, date la vulgarisation en France des idées de Herder, qui règnent encore de nos jours sous différents aspects à l'Institut, et dominent à leur insu les plus remarquables esprits du temps ; — c'est d'elle aussi que date la théorie, jadis très répandue, de la transformation progressive des espèces sous l'influence directe des milieux.

La possibilité de l'être étant donnée dans le germe, qui est fondamentalement et primitivement identique dans toutes les espèces, ce germe se développe, disait-on, et s'élève de la forme du radiaire à celle du mollusque qu'autorise le milieu. Mais cette nouvelle forme diversifiée, réagissant à son tour sur le milieu, l'améliore et le transforme, et ce nouveau milieu appelle une forme ou synthèse supérieure. Or, cette action réciproque du milieu sur le développement de l'être et de l'être sur le milieu est générale et incessante, et c'est par elle que s'explique la série zoologique. Toutes les espèces se transforment et progressent, en effet, dans la condition déterminée des milieux, et l'animalité s'élève ainsi de progrès en progrès jusqu'à la synthèse humaine, qui les résume toutes dans sa période embryonnaire.

Il y a du vrai, sans doute, dans cette idée d'une sériation progressive des synthèses zoologiques et d'une transformation des milieux. Il est vrai aussi que les agents extérieurs, la lumière, la chaleur, l'électricité, impressionnent et modifient profondément l'animal; mais l'expérience des siècles constate que cette influence ne dépasse pas certaines limites, et la science, ainsi que le constate avec raison M. Chevreul, n'a jusqu'ici enregistré aucun fait qui témoigne positivement de la transmutation d'une espèce dans une autre.

Il résulte aussi des travaux de Baer, Muller, Sieboldt, Coste, Milne-Edwards, et de la plupart des physiologistes contemporains, que l'hypothèse de la réalisation successive dans les embryons supérieurs des formes permanentes des espèces inférieures, n'a pas le moindre fondement. Et jamais l'embryon humain ne ressemble réellement à un radiaire ou a un insecte, à un mollusque ou à un ver.

Tous les germes étant originairement constitués par une cellule homogène, ce qui n'implique pas leur identité, il peut se faire, sans doute, que l'embryon d'un vertébré puisse être comparé à celui d'un radiaire, ou même à l'état permanent de quelques zoophytes inférieurs, tels que les amibes; mais dès qu'il fait un pas de plus, il se constitue comme animal vertébré et affecte des formes qui ne reparaissent pas ailleurs dans le règne animal.

Il n'est pas vrai non plus que l'embryon humain ressemble dans un certain moment aux poissons, dans d'autres à un reptile, à un oiseau ; car l'analogie n'est pas plus grande entre lui et un poisson qu'entre lui et un reptile et un oiseau, et ne dépasse pas celle qu'ont entre eux tous les animaux vertébrés. — Pendant les premiers temps de leur formation, les embryons des vertébrés offrent dans toute leur pureté les traits les plus généraux et les plus simples du type d'un animal vertébré, et c'est là ce qui fait qu'ils se ressemblent alors à tel point qu'on a souvent de la peine à les distinguer les uns des autres. Le poisson, le reptile, l'oiseau, le mammifère et l'homme sont d'abord l'expression la plus simple du type commun à tous, mais ils s'en éloignent bien vite, et les extrémités, après s'être ressemblées quelques instants sous la forme de simples tubercules, prennent les caractères de nageoires, d'ailes, de mains, de pieds. — Voilà pourquoi les embryons des vertébrés ont d'abord au cou des arcs, séparés par des fentes, auxquels on donne improprement le nom d'arcs branchiaux, comme si l'homme et le mammifère passaient par l'état de poisson, qui respire, comme on sait, à l'aide de branchies. — Ces arcs forment en se réunissant la crosse de l'aorte, et chez les poissons seuls s'accomplit une métamorphose qui a pour résultat l'apparition de lamelles branchiales, destinées à filtrer l'eau que contiennent, dans diverses proportions, les eaux des mers et des lacs, des rivières et des fleuves.

Il en est ainsi, du reste, des analogies que peuvent offrir la peau et les os de l'embryon des mammifères avec la peau et les os des mollusques et des poissons, et de beaucoup d'autres qu'on pourrait déduire du simple examen de leurs différents organes et de leurs tissus. Les ressemblances sont plus extérieures que réelles, et aucune d'elles ne caractérise réellement l'animal. Il ne suffit donc pas, pour être en droit d'affirmer que le mammifère n'est qu'un poisson transformé, de constater que les os de l'embryon du premier sont divisés en deux moitiés latérales comme ceux du second, mais plutôt d'établir que l'embryon du mammifère présente, à une certaine période de son évolution, la forme caractéristique ou le type du poisson. — La question, si elle n'est pas absolument posée dans ces termes, est sans valeur aucune, et nous avons vu qu'à ce point de vue l'identité qu'on avait admise ne repose sur aucun fondement réel, sérieux.

Rien n'est à blâmer, toutefois, dans les tentatives de l'esprit humain, et toute hypothèse, pour peu qu'elle se lie à une ordre d'idées et de faits nettement perçus et déterminés, constitue ou prépare un progrès réel. Il ne faut donc pas s'étonner que la vérification du système de l'évolution, à laquelle se sont livrés et se livrent encore de nos jours des physiologistes du plus rare mérite et de la plus grande autorité, ait mis peu à peu en lumière des analogies qu'on n'avait pas même soupçonnées, et préparé un progrès philosophique en assurant inébranlablement la réalité permanente de l'espèce.

Tout animal, parti d'un point zoologique initial qui est le germe, parcourt, en effet, avant d'atteindre son développement intégral, une série d'évolutions nettement caractérisées, qui constatent de prime abord sa parenté zoologique et ses affinités naturelles. Mais elles constatent, d'une manière non moins évidente, la puissance qu'il recèle de parcourir une certaine voie et d'atteindre un but déterminé.

Tout être, quelle que soit la direction qui lui est propre, devient ce qu'il doit être, c'est-à-dire ce qu'ont été les parents dont il est isssu. Il touche successivement à diverses formes, mais sans se confondre avec elles, et tout le labeur de ses transformations n'est qu'une aspiration constante vers sa forme définitive, en dehors de laquelle il ne saurait exister et ne saurait être conçu.

Les circonstances et les milieux, essentiellement variables, pourront entraver, modifier, troubler son développement ; ils pourront le favoriser ou l'anéantir, mais jamais, quelle que soit leur action, favorable ou défavorable, ils n'auront la puissance de le faire dévier de la direction qui lui est propre et de transformer sa nature. — L'animal sera avec des imperfections d'appareils, d'organes et de tissus ou ne sera pas, mais jamais, à aucune période de sa vie embryonnaire ou de relations, on ne le verra spécifiquement différent de ce qu'il devait être.

Ainsi le veut la science moderne, qui, par l'organe d'un de ses plus dignes représentants, proclame sans crainte de démenti « qu'il n'est aucune espèce qui, à l'état adulte, ne possède pas en propre certains caractères organiques et présente, avec l'embryon de quelque autre espèce animale, une identité parfaite. »

Cependant, si tout être poursuit dans sa période évolutionnaire une route déterminée et s'il possède en propre à l'état adulte des caractères organiques qui sont inhérents à son espèce, on est logiquement amené à cette conclusion, que cet être a primitivement en lui un principe qui le fait participer à cette espèce, et que le principe, existant à l'état de puissance dans le germe, prédétermine ses évolutions futures. — Il en résulte aussi que si la force, telle que la conçut Leibnitz et que l'étudient les modernes, constitue l'un des éléments essentiels de l'être, elle n'est pas le seul, et que dans tout être existe, conjointement avec la force, un principe qui la prédétermine, c'est-à-dire un principe spécifique, une certaine essence, en un mot, à laquelle nous donnerons, si l'on veut, le nom d'âme chez l'homme, et que nous ne répugnons pas à appliquer aux animaux, dont les âmes sont spécifiquement différentes de la nôtre.

Et comme il ne nous répugne pas davantage d'admettre que cet élément primitif, intimement lié à celui de la force qu'il prédétermine et dirige, subit comme la force elle-même, ou plutôt comme l'organisme qui réalise la force, une sorte d'évolution intérieure qui s'élève par degrés de la région obscure des sensations à celle des idées, et du sentiment de la responsabilité de ses actes à la notion réfléchie des phénomènes de conscience.

Nous nous croyons en droit de conclure qu'on ne devra plus se poser désormais la question de savoir si les crétins et les idiots ont une âme, et à quelle heure précise ou plutôt à quel âge de la vie l'âme pénètre dans le corps, — ni soutenir, comme les modernes thomistes de l'école sicilienne, que l'âme anime directement le corps.

Le principe spécifique est présent, en effet, dans le germe, et agit dès la première heure et la première minute de l'existence embryonnaire ; et l'essence, principe spécifique de l'être, est fondamentalement distincte de la force, qui l'individualise.

XV

Le fait de la participation de chaque être à un principe spécifique justifie à la fois les critiques qu'on adresse à l'éclectisme et les tendances nouvelles de la philosophie.

S'il en est ainsi pourtant, et si chaque être est réellement participant d'une essence incommunicable, il ne sera plus exact de dire que les termes de la série zoologique s'engendrent nécessairement les uns les autres ; et la théorie de l'évolution continue appliquée au progrès zoologique n'a plus de raison d'être.

Il en résulte aussi que tous les systèmes historiques qui s'appuient sur le fait de cette évolution manquent de base réelle, et que toute philosophie qui se place systématiquement et d'emblée dans le monde phénoménal, dévie de sa route légitime, et se condamne fatalement à l'impuissance.

Or, tel est le cas de l'éclectisme, qui, né d'une protestation contre le sensualisme, s'enferme systématiquement dans l'observation des faits de conscience, et se rattache par là directement à la métaphysique leibnitzienne.

Si l'être est une force en effet, et que cette force, ainsi que l'entendait Leibnitz, se manifeste nécessairement dans les phénomènes qu'elle engendre et détermine la véritable méthode de toute science, qui doit être de sérier et de grouper les phénomènes pour en découvrir les rapports et les lois, et arriver ainsi à saisir l'être lui-même dans sa nature ou son essence, alors l'éclectisme est dans le vrai.

Mais l'être n'est pas seulement une force, nous l'avons dit; et cette conclusion de la science coïncide trop exactement avec les tendances de la philosophie moderne, pour n'être pas signalée.

Que reprochent, en effet, à l'éclectisme les hommes des idées nouvelles et de l'avenir?

Précisément de se perdre dans le détail des phénomènes de conscience et de négliger systématiquement l'étude de l'être en soi.

Que lui reprochent-ils encore? De supposer que

l'observation et le classement des phénomènes contiennent toute la méthode, et nous ne résistons pas au plaisir de citer ici une des belles pages qu'a écrites à ce sujet notre excellent ami M. Frédéric Morin.

« On dira peut-être, dit-il, que les faits bien et dûment classés nous font connaître l'être lui-même. Les scolastiques et les anciens avaient cet espoir. Il ne serait guère permis aux modernes de le conserver encore. Les physiciens reconnaissent eux-mêmes qu'ils ne peuvent rien dire de la nature intime ou de la substance des êtres dont ils déterminent les lois. Quant à l'induction appliquée aux phénomènes psychologiques, elle ne saurait, quoi qu'on en dise, leur faire produire des résultats qu'ils ne contiennent pas en eux-mêmes, c'est-à-dire des théories métaphysiques.

» Du reste, si cette vérité n'était pas évidente en soi, l'histoire contemporaine n'en serait-elle pas l'attestation vivante? C'est l'école écossaise qui a prétendu tirer toute philosophie, nous ne dirons pas de la conscience (ce serait une prétention légitime), mais des phénomènes qu'elle atteste. De bonne foi, qu'a-t-elle produit en métaphysique? En constatant cette stérilité absolue, nous ne voulons pas nier, Dieu nous en préserve, l'immense service que ses adhérents les plus illustres ont rendu à la France, lors qu'ils ont protesté avec éclat contre les doctrines sensualistes que la science officielle y avait restaurées au commencement de ce siècle. Il ne s'agit pas pour nous, on le sent bien, d'intenter un inutile procès à la mémoire de Reid, de

Royer-Collard et de Jouffroy; que nous importe la figure plus ou moins grande qu'ils feront dans l'histoire! Seulement, nous remarquerons que les phénomènes psychologiques minutieusement caractérisés, définis, classés dans leurs interminables analyses, ne les ont pas conduits à une seule idée nette, décisive, personnelle sur la nature de l'âme en particulier et des êtres en général. Sur tous ces chapitres, quand ils ne se taisent pas, ils reproduisent les idées généralement acceptées, ou, comme ils disent, les dogmes du sens commun, sans pouvoir les appuyer sur des preuves rigoureuses, sans remonter à leur véritable origine, sans les comprendre dans leur portée vivante. Et quel a été le résultat de leur méthode? un abandon presque universel de toutes les hautes parties de la philosophie, un douloureux abaissement de la raison publique et du sens moral. Cet abaissement nous effraye peu parce qu'il sera de courte durée. Mais qui le niera? Qui ne le touche à chaque heure qui passe? Qui ne se sent étouffer dans une sorte de prison sans air et sans lumière? Si la pensée de ce siècle a subi de lâches insultes, qu'elle s'en prenne aussi un peu à ses propres fautes. Elle a été humiliée parce qu'elle s'était abdiquée elle-même dans les plus hautes et les plus nobles de ses tendances. »

M. Frédéric Morin conclut de ces faits et de beaucoup d'autres que la philosophie doit enfin sortir de ce recoin solitaire, où, à l'écart de la civilisation, elle reste éternellement accroupie sur deux vérités immuables, s'amusant par manière de distraction à couper en quatre quelques cheveux psychologiques ; qu'elle doit élargir son horizon, se faire ouvrière de l'œuvre et pénétrer dans les profondeurs créatrices où la pensée, face à face avec elle-même, élabore une notion toujours nouvelle de l'être, et par là de nouveaux axiomes moyens, et par là encore une logique, une science et une humanité nouvelles ; et nous appelons de tous nos vœux le grand jour de ce renouvellement, d'autant plus salutaire, qu'il sera plus radical et plus complet.

XVI

L'embryogénie transportée dans la classification, l'a rectifiée et complétée.

Nous avons dit antérieurement que les recherches entreprises dans le but de vérifier expérimentalement la théorie de l'évolution sans limites, avaient introduit dans les sciences naturelles la notion du principe spécifique de l'être et amené la réfutation de la théorie leibnitzienne de la substance ; c'est par elle aussi que l'embryologie, qui saisit la nature sur le fait et constate sans interruption l'ordre de succession des phénomènes embryonnaires et la parenté naturelle des espèces, a été transportée dans la classification ; et les remarquables essais de classification de M. Milne-

Edwards ont déjà montré tout ce qu'on peut attendre de l'intervention de cette méthode.

Deux formes primitives qui s'expriment par les rapports de l'embryon et du vitellus (on appelle vitellus la partie jaune de l'œuf) indiquent dès le début, d'après M. Milne-Edwards, la grande division des vertébrés et des invertébrés.

Chez les vertébrés, le vitellus se greffe à la face ventrale de l'embryon, et par la face dorsale chez les invertébrés.

Immédiatement et presque simultanément apparaissent dans l'embryon les formes particulières du système nerveux, auxquelles correspondent les quatre embranchements, des vertébrés, des annélés, des mollusques et des radiaires.

Chez les vertébrés, le premier travail organogénique consiste dans la formation d'une gouttière médiane, correspondant à l'axe cérébro-spinal et à ses enveloppes, le crâne et la colonne vertébrale ; chez les seconds il n'existe pas de sillon vertical, mais on observe des sillons transversaux qui correspondent aux diverses sections de l'animal. Chez les mollusques il y a absence de sillons, et l'animal tend à se replier sur lui-même. Quant aux rayonnés, on n'observe chez eux ni sillon médian ni sillon transverse ; mais le tissu primitif, au lieu de s'étendre en une lame mince, se constitue en une masse arrondie, dans les profondeurs de laquelle se creusent les cavités et les organes spéciaux. Ceux-ci n'apparaissent que très tard, et se rangent circulairement autour d'un axe, de façon que le corps, d'abord plus ou moins binaire, prend bientôt une forme sphéroïdale ou radiaire.

Examinés au début de la deuxième période de leur évolution, les vertébrés offrent pendant quelque temps des caractères analogues, mais bientôt apparaissent, dans l'œuf, les phénomènes et des modifications organiques qui ne permettent plus de les confondre. Chez les uns, la totalité du feuillet externe du blastoderme entre comme un élément constituant dans la formation de l'embryon, et celui-ci demeure à nu dans la tunique vitelline. Chez d'autres, ce même feuillet acquiert un développement considérable, sa portion centrale seulement entre dans la constitution de l'embryon et sa portion périphérique est employée à la formation de tuniques qui s'interposent entre le corps du jeune animal et son enveloppe vitelline. De là, deux groupes qu'on ne saurait plus confondre dans leur période embryonnaire et qu'on désigne par les noms de vertébrés allantoïdiens, et de vertébrés anallantoïdiens, qui comprennent les deux groupes naturels des batraciens et des poissons.

Ceux-ci ont, pendant un certain temps, un mode de développement analogue, et continuent à s'élever dans la même route zoogénique; mais, à une certaine période, cette route se bifurque, et des modifications différentes sont imprimées aux organes de la sensibilité, de la locomotion et de la circulation.

Quant aux vertébrés allantoïdiens qui comprennent

les trois groupes des mammifères, des oiseaux et des reptiles, des modifications organiques fondamentales indiquent bien vite les différences profondes que va manifester intérieurement leur développement embryonnaire, différences qui sont en rapport avec le mode d'existence du jeune animal, qui chez les uns se suffit à lui-même, tandis que chez les autres il a besoin de puiser dans le sein de sa mère les éléments de son développement (ovipares, vivipares).

Si, des vertébrés, on passe à l'étude des mammifères, deux caractères nettement tranchés établissent de prime abord une distinction entre les mammifères proprement dits, qui ont un véritable placenta, et les mammifères didelphiens, qui n'en ont pas ou qui l'ont très rudimentaire.

Des premiers, les mammifères à placenta se distinguent bien vite les uns des autres par la forme spéciale de cet organe, qui est zonaire chez les uns : les carnivores et les amphybies appartiennent à ce groupe ; tantôt discoïde, comme chez l'homme, le quadrumane, les chéiroptères, les rongeurs et les insectivores ; tantôt diffus ou par cotilédons disséminés, comme chez le ruminant, le pachyderme, les édentés et les cétacés.

Chacun de ces groupes secondaires entre à son tour dans une direction qui lui est propre, et c'est ainsi que se prononcent les caractères du genre, de la famille et de l'espèce, qui seule se complète à l'état adulte.

Nous regrettons de ne pouvoir insister ici ; mais ce que nous avons dit à ce sujet suffit pour donner une idée de la méthode, et l'on a déjà compris que, si la classification de M. Milne-Edwards, basée sur l'embryologie, offre plus d'un point commun avec celle de Cuvier, et confirme sa division du règne animal en quatre embranchements, elle en diffère au fond essentiellement, et renverse ses idées fondamentales.

Et d'abord, l'embryologie est venue prouver que la division des animaux en vertébrés et invertébrés devait logiquement précéder (car ici l'ordre logique est celui de la nature elle-même) leur division en vertébrés, mollusques, annelés et rayonnés, dont les caractères typiques apparaissent un peu plus tard; elle a prouvé, en outre, que dans l'embranchement des vertébrés la présence ou l'absence de la membrane allantoïde établissait une première division naturelle qui avait été jusqu'alors méconnue; que dans la classe des mammifères l'absence ou la présence du placenta constituait deux caractères d'une grande valeur, et que, dans chacun de ces groupes généraux, les ordres n'occupaient pas leur rang naturel.

L'embryologie a prouvé enfin, dans la direction de la méthode, que le genre et l'espèce elle-même, qu'on avait jusqu'alors établis d'après les caractères externes des êtres, ne pouvaient être sûrement déterminés que par l'étude approfondie de leur évolution embryonnaire et métamorphique.

C'est ainsi qu'ont été de prime abord rectifiées les erreurs fondamentales d'une classification qui, fondée exclusivement sur l'analyse des formes extérieures, avait érigé en genres et en espèces des formes transitoires et purement embryonnaires. Le phyllosome et le zoé, par exemple, dont l'école avait fait deux genres à part, sont les embryons de la langouste et du homard, et diffèrent presque autant de ces derniers que le têtard diffère de la grenouille.

C'est aussi par l'embryologie qu'ont été définitivement renversés les cadres étroits et immobiles qui creusaient un abîme entre chaque division plus ou moins naturelle du règne animal, et mutilaient la nature. Tout se tient et s'enchaîne en effet, tout vit et progresse dans la nature : de l'embranchement à la classe, de la classe à l'ordre et de l'ordre au genre, les êtres les plus dissemblables en apparence se rattachent les uns aux autres par des transitions ingénieuses et graduées, et les idées de séparation radicale, d'abîme infranchissable, n'ont plus de raison d'être désormais.

Cet enchaînement de toutes choses renverserait-il, comme on l'a dit, toute idée de classification ? Nous ne le pensons pas. La réalité des formes de transition et l'enchaînement universel des êtres ne prouve pas, en effet, que chacun d'eux ne puisse participer, à diverses périodes de sa vie embryonnaire ou métaphorique, à certains types généraux, auxquels participent, dans une certaine mesure, d'autres espèces animales ; mais il prouve que les types, dont la science constate l'existence et que réalise, sous des aspects infinis, l'infinie variété des êtres, ne constituent pas des cadres étroits et immobiles. Seule, l'espèce, ou plutôt la nature spécifique de l'être, dont nous prenons inébranlablement conscience en nous-même dans l'identité persistante du moi, reste invariable ou plutôt ne varie que dans certaines limites. Mais, en dehors d'elle, tout s'enchaîne et se meut; et, dans cet admirable mouvement de toutes choses, la nature a écrit, en caractères ineffaçables, les mots de vie et de progrès.

Du corps simple au corps composé, du minéral à la plante, de la plante à l'animal vivant, et dans le règne animal comme dans chaque être, tout est mouvement et progrès, et tout a sa place nécessaire dans le concert harmonique de l'univers. Que serait, en effet, la plante en dehors de la nature minérale, de l'eau, de l'atmosphère et du gaz qu'elle assimile et convertit en cellules, en fibres et en sucs de natures diverses; et que deviendrait l'animal sans la plante qui lui sert d'aliment?

Chaque animal, à son tour, a sa sphère d'activité propre à laquelle correspond un organisme déterminé; et cette sphère est d'autant plus haute, que ses rayons sont plus étendus et les attributs de l'animalité plus nombreux. Le poisson, par exemple, est plus élevé que l'huître, car il possède un plus grand nombre de ces attributs; il se meut dans de grands espaces et peut aller au-devant de sa nourriture; mais il est lui-même moins élevé que le chien, qui lui est supérieur à tous égards.

Cependant, s'il est facile le plus souvent de constater

le mouvement ascensionnel qui se manifeste d'un règne, d'un embranchement ou d'une classe à l'autre, il n'en est plus ainsi à l'égard du genre et des espèces les plus rapprochées, dont les unes, appartenant à un type donné, paraissent subir un développement rétrograde ou récurrent, analogue à celui que manifeste l'orang, dont la face devient proéminente et bestiale en passant du jeune âge à l'état adulte, et dont les autres suivent une ligne tantôt divergente tantôt progressive. Et ces faits prouvent qu'il y a progrès, mais que ce progrès ne se fait pas en ligne droite continue et par superposition d'espèces, de la manière qu'avait exposée Bonnet, mais plutôt par groupes et par séries, originairement parallèles et plus tard ascendantes, à diverses hauteurs.

XVII

Les procédés par lesquels la nature opère le perfectionnement des êtres et diversifie leurs formes à l'infini, sont ceux de la division du travail et de l'économie des moyens.

Chacun de ces groupes et de ces séries très multipliés, surtout dans les embranchements inférieurs, comprend un très grand nombre d'espèces, et peut-être l'incompréhensible variété de ces formes, dont nous ne connaissons encore que la plus faible partie, est-elle moins admirable que la simplicité des moyens qui les ont produites. Rien n'est plus merveilleux, en effet, que la simplicité des procédés par lesquels la nature opère le perfectionnement de l'animal et diversifie ses formes à l'infini. Il lui suffit d'appliquer à toutes choses les principes de la ***division du travail*** et de l'*économie des moyens.*

Si l'on compare, en effet, des animaux différant les uns des autres par le nombre et l'étendue de leurs fonctions, on voit que toujours le perfectionnement de ces êtres coïncide avec une localisation considérable de leurs fonctions. Quand le même instrument sert à la production de plusieurs phénomènes, le résultat physiologique est grossier et imparfait, et un organe remplit d'autant mieux ses fonctions, qu'il leur est plus spécialement affecté. Or, c'est là précisément, comme le fait remarquer judicieusement M. Milne-Edwards, ce qui se passait jadis dans l'industrie, où le même ouvrier étant à la fois fondeur, dégraisseur, peigneur, tisseur, apprêteur, n'aboutissait, en dépit de ses efforts multipliés. qu'à des produits misérables et très inférieurs, tandis que la division actuelle du travail a complétement changé la face de cette industrie.

Ainsi, dans les animaux dont les fonctions sont les plus bornées et dont la vie est réduite à ses premiers éléments, le corps présente partout la même structure; les parties qui le composent sont toutes semblables entre elles, et l'identité d'organes entraîne un mode d'action analogue. Tels sont les polypes ou les hydres d'eau douce dont on peut diviser le corps en une multitude de segments sans y arrêter la vie ; au contraire, chaque fragment ou zoonite continue à vivre, et souvent même prend, par cette espèce d'excitation, un développement inaccoutumé, de manière à constituer bientôt un nouvel être semblable par sa forme à celui dont il faisait partie.

Mais lorsqu'on examine des êtres dont la vie est moins simple, on ne trouve plus cette uniformité dans la distribution des principaux organes, et il devient impossible de mutiler l'animal sans le priver de ses facultés.

Chez les insectes on distingue déjà une division du travail plus considérable dans les fonctions ; la faculté de déterminer les mouvements volontaires et de recevoir les sensations se concentre dans le ganglion cérébral, et les organes spéciaux se montrent façonnés, de manière à accomplir les actes divers dont dépendent la vue, l'ouïe, etc. Or, pour arriver à ce résultat, la nature ne crée pour ainsi dire qu'à regret des organes nouveaux, et, dans le plus grand nombre de cas, elle se borne à modifier les parties déjà existantes chez d'autres animaux moins parfaits et à les disposer en vue d'un autre résultat.

Chez le crabe des Moluques, les membres de la partie céphalique et thoracique entourent immédiatement la bouche et servent à la fois de pattes, de mâchoires et de bras, et les mêmes organes servant à trois fonctions sont nécessairement impropres à chacune d'elles ou imparfaits; mais chez des individus plus élevés de cette même classe, chez l'écrevisse, par exemple, les organes qui entourent immédiatement la bouche sont les instruments de la mastication, d'autres sont les organes de la préhension, et une troisième série de membres est affectée à la locomotion.

Ce sont les mêmes modifications qui, chez des êtres plus élevés, constituent en se modifiant diversement, tantôt une patte ambulatoire, tantôt une aile, tantôt une main ou une nageoire, et c'est ainsi que la nature semble avoir voulu obtenir la plus grande variété possible de produits par la plus grande économie des moyens.

Cette grande simplicité de moyens est surtout visible dans le procédé si simple de la répétition, l'un des plus fréquemment employés par la nature pour varier les formes animales. Bien souvent, en effet, elle se borne à augmenter la masse des tissus vivants, de manière à accroître le travail fonctionnel. Le tigre royal, par exemple, n'est au fond qu'un chat élevé à la seconde ou troisième puissance. La phyllodocé lamelleuse, qui compte jusqu'à 800 anneaux parfaitement semblables, et qui mesure de 7 à 8 décimètres de longueur, diffère à peine des annélides voisines qui n'ont qu'une centaine d'anneaux et 1 ou 2 décimètres de long.

Cette tendance à l'économie se manifeste ainsi très visiblement dans les procédés de localisation des fonctions, car, presque toujours, au lieu de créer un instrument nouveau, elle commence par utiliser les organes déjà existants. Ainsi, chez un très grand nombre d'annélides, la fonction de la respiration s'exerce par toute la surface du corps. Chez d'autres, elle se localise vers la base des pieds qui ne changent en rien de forme, mais où la peau devient seulement plus mince et se couvre de cils vibratiles. Chez quelques autres, ces cils s'allongent, deviennent plus vasculaires et jouent le rôle de branchies. Plus tard seulement on voit se montrer des organes respiratoires proprement dits.

Chez les crustacés inférieurs, on constate des faits presque semblables, car la peau d'abord, puis les pattes, puis une portion seulement de ces dernières servent à la respiration, et le tube digestif est souvent utilisé au profit de cette fonction. Nouvel exemple que l'organe ne saurait être déterminé par la fonction, ou plutôt que la fonction ne dépend à aucun titre de la forme des organes. Partout enfin la nature se répète et emploie les mêmes procédés de différenciation. — Le type des mammifères, par exemple, présente deux modifications fondamentales. — Chez les uns les petits se développent dans le sein maternel et viennent au monde entièrement formés (mammifères monodelphiens). Chez les autres, les petits naissent à l'état d'embryon et passent les premiers temps de leur existence extra-utérine dans une poche placée sous le ventre, et se suspendent aux mamelles de leur mère (mam. didelphiens).

Chez les premiers, comme chacun sait, de légères différences organiques dans les dents, le tube digestif, les organes de locomotion... constituent des caractères qui les ont fait diviser en un certain nombre de groupes naturels, tels que ceux des chéiroptères, des rongeurs, des pachydermes. Ces mêmes caractères naturels sont reproduits dans le groupe primaire des didelphiens qui se développent ainsi très régulièrement, dans un rang subordonné, suivant une ligne parallèle à celle des mammifères proprement dits. Et cette répétition de certains procédés de différenciation ne s'observe pas seulement dans ces deux groupes supérieurs, mais elle se produit aussi bien chez les oiseaux et les reptiles que dans les types inférieurs, à chacune des phases du développement de l'animal, pour chaque appareil, chaque organe et chaque tissu.

XVIII

Les œuvres de la nature sont progressives et s'échelonnent par groupes et par séries plus ou moins paralléliques et constamment ascendantes.

L'étude de ces développements paralléliques, sur lesquels M. Isidore Geoffroy Saint-Hilaire a appelé le premier l'attention des naturalistes, et que poursuit activement de nos jours l'école physiologique, jette une vive lumière sur le mode d'enchaînement des êtres et le développement des séries naturelles.

Considéré au point de vue de l'enchaînement des êtres, le règne animal comprend une variété innombrable de types primitifs superposés à diverses hauteurs ; et chacun de ces types comprend à son tour une multitude de types dérivés, dont les uns, subissant une sorte de mouvement rétrograde ou récurrent par rapport au type primitif, se rapprochent graduellement des dérivés inférieurs, et suivent, dans diverses directions, une voie qui leur est commune ; et dont les autres, subissant un développement ascensionnel, vont se mêler aux dérivés des groupes supérieurs. — Ainsi, chaque type a, par ses dérivés, des points communs avec les groupes qui le précèdent et le suivent plus ou moins immédiatement, et dans cet universel enchaînement des êtres il n'est pas de solution de continuité.

Toutes les formes, quelque différentes qu'elles soient, sont reliées entre elles, en effet, par des formes de transition, et le passage d'un type à l'autre est toujours habilement ménagé.

C'est ainsi que le daman établit un lien de transition entre les animaux à placenta zonaire et les animaux à placenta diffus ; que l'ornithorhynque et certaines espèces ménagent la transition des mammifères aux oiseaux ; que d'autres espèces détruites relient entre eux les oiseaux et les reptiles. C'est ainsi que l'axolotl unit les reptiles aux poissons, et qu'un polype, l'éleuthère, établit le passage entre les zoophytes nageurs et les zoophytes sédentaires.....

Mais si tout est enchaînement dans cet immense faisceau, et si chaque type communique avec ceux qui l'entourent par des types dérivés, reliés entre eux par des affinités naturelles, il en résulte qu'on peut à certains égards se représenter l'ensemble du règne animal comme un vaste tronc duquel surgissent, à diverses hauteurs et dans l'ordre le moins régulier, une foule de rameaux primitifs ou de types qui se subdivisent bientôt, et dont les subdivisions ou les dérivés, tantôt s'élevant, tantôt s'abaissant, dans les directions les plus inattendues, viennent se mêler à celles qui les entourent, sans jamais se confondre avec elles.

Cependant ce mode de représentations qu'ont adopté de nos jours certains naturalistes, a le tort grave de ne pas indiquer suffisamment le caractère éminemment progressif des œuvres de la nature et de défigurer, par une sorte de systématisation du développement récurrent, particulier à chaque type et à chaque groupe, l'effort incessant de la nature et ses aspirations vers le perfectionnement.

Toutes choses restent sans doute ce qu'elles doivent être, et la nature spécifique de chaque être demeure essentiellement la même ; mais toutes choses sont échelonnées suivant un ordre constamment progressif et ascendant, et chaque titre ou chaque être, complet en lui-même, paraît tendre à un idéal de perfection qui se réalise au-dessus de lui dans un autre type ou dans une espèce supérieure.

A la nature cahotique succède, en effet, à l'origine,

dans l'ordre des temps, après une évolution dont il est impossible de présumer la durée, une nature dont les éléments s'épurent peu à peu par leur combinaison avec les gaz liquides atmosphériques, sous l'influence de la chaleur et de l'électricité. La nature du milieu se trouve par là modifiée, et sur la croûte primitive d'amphiboles et de granits commencent à paraître les premiers vestiges de la vie sous la forme des cryptogames cellulaires qu'accompagne sans doute un monde d'infusoires. A ce premier monde minéral et phythologique succède celui des mousses, des lichens, des prêles et des fougères : viennent ensuite les phanérogames dicotylédonés, qui se retrouvent de nos jours dans les terrains houillers, mêlés à la famille des conifères, aux pins et aux sapins, après lesquels apparaissent, dans les terrains supérieurs ou tertiaires, des végétaux fossiles appartenant pour la plupart aux familles actuellement existantes ; mais, à chaque époque nouvelle, les formes phythologiques et animales appartenant à ces divers mondes concentrent en elle plus de mouvement et de vie, et réalisent un idéal supérieur.

Jusqu'ici l'histoire seule et l'étude comparée des couches du globe ont témoigné de l'existence réelle d'une sériation progressive de leurs principaux éléments ; à ce premier témoignage vient s'ajouter aujourd'hui celui de l'embryologie qui nous fait assister au développement interne de l'animal et constate ses évolutions progressives. Et non-seulement il est vrai de dire que tout animal se développe, mais chacun de ses organes, fonction de l'ensemble, s'évolutionne en vue de l'harmonie du tout.

Au premier échelon et par en bas, apparaissent le proto-zonaire, le monade, l'amibe, le rotifère, simples vésicules munies de cils vibratiles, et qu'on peut représenter par un nombre infini de signes parallèles s'élevant à des hauteurs très peu différentes, et perpendiculairement à un plan donné. Entre ces premières lignes et sur ce même plan s'élèvent les espèces innombrables des polypes qui suivent pendant quelque temps une direction parallèle aux premiers et s'élèvent bien vite au-dessus d'eux, tout en suivant les espèces et les types auxquels ces espèces correspondent. Du polype aux tuniciers et des tuniciers aux mollusques, la progression est toujours croissante, et peut être représentée par une ligne qui, ponctuée dans la première partie de son parcours, se prononce à une certaine hauteur et marche dans une direction parallèle à beaucoup d'autres pour former avec elles ce qu'on appelle des séries paralléliques ; et ce que nous avons dit des mollusques par rapport aux polypes peut s'appliquer aux nombreuses classes d'annelés, et parmi les vertébrés à tous les groupes et à tous les types que cet embranchement contient.

L'homme, dans cette manière de concevoir son développement composé, serait représenté par une ligne qui, partie de l'ordre inférieur des amibes, s'élevant brusquement à la hauteur des vertébrés, serait ponctuée à cette hauteur pour indiquer ses analogies lointaines avec certaines formes propres aux premières classes de cet embranchement, se prononcerait ensuite nettement à la hauteur des mammifères pour s'élever bientôt, suivant un mode d'ascension qui ne concerne que lui seul, bien au delà des limites assignées aux autres espèces.

Ainsi, la réunion d'un nombre infini de lignes parallèles, constamment progressives et sériées à diverses hauteurs et dans une étendue déterminée, représenterait à certains égards les progrès et la série zoologiques. Ajoutons toutefois que cette image de la série est elle-même très imparfaite, en ce qu'elle voile la parenté naturelle des êtres et leur enchaînement, et qu'elle ne tient aucun compte du développement récurrent que manifestent les dérivés d'un très grand nombre de types.

Il semblerait, en effet, qu'après avoir fait effort pour réaliser un idéal supérieur, la nature ne trouve plus en elle le ressort nécessaire pour fixer irrévocablement son œuvre qui subit dès lors, par une sorte de réaction organique, correspondante à l'action primitive et graduée comme elle, un développement récurrent plus ou moins prononcé. Et ce fait est vrai non-seulement des types en général, mais aussi des espèces; car plusieurs d'entre elles, sujettes à métamorphoses, réalisent des formes supérieures, à l'état de larves, rétrogradent en grandissant et retombent du premier étage au rez-de-chaussée en prenant leurs formes définitives : d'où il faut conclure que toute représentation plastique ou figurée de la nature vivante est nécessairement imparfaite.

Deux mots résument, du reste, ainsi qu'il a été dit, ses tendances les plus prononcées et les plus constantes : le mot de progrès universel d'une part, et de l'autre celui de l'enchaînement des séries naturelles.

XIX

Nouvelle direction de la science. Étude nécessaire de l'être dans les différents milieux, fondement de la pathogénie comparée et de la médecine future.

Désireux de poursuivre l'étude des idées et des faits dans l'ordre de leur filiation et de leur développement logique, nous avons successivement étudié l'animal au point de vue de sa nature ou de son essence ; telle fut, nous le savons, la préoccupation exclusive de la science antique, que nous donna l'anatomie descriptive ; au point de vue de ses rapports organiques, d'où naquirent, du XVIe au XVIIIe siècle, l'anatomie comparée et la classification naturelle ; nous l'avons, en dernier lieu, considéré dans son mode de développement comme force, en tant que la force constitue un de ses éléments essentiels ; il nous reste à l'étudier dans ses raports avec les milieux.

Et d'abord, l'observation et l'expérience la plus vulgaire démontrent que si le germe possède une virtualité de développement qui lui est propre, il dévie de sa ligne ou s'immobilise quand les conditions normales de son développement sont transformées ou troublées. — Chaque plante et chaque être réclament, en effet, pour leur développement, un sol et un lieu appropriés.

Le nénuphar et la vallisnère, par exemple, dont la fleur, supportée par une longue spirale mobile, vient s'épanouir à diverses hauteurs, à la surface de l'eau, se flétrissent et meurent dans le sol le plus riche ; le chêne languit dans les lieux bas et humides ; le têtard, plongé dans les ténèbres, ne passe jamais à l'état de grenouille, tous les animaux s'étiolent par la privation d'un air pur et d'aliments suffisamment réparateurs, leur forme extérieure et leurs divers organes se modifient sous d'autres cieux et dans d'autres climats, et la plupart des larves d'insectes se dessèchent et meurent en dehors de certaines conditions de lumière et de chaleur. — Ainsi partout les lois de la nature sont identiques ; ainsi tout être réclame, pour se développer et vivre, certaines conditions en dehors desquelles il languit et meurt.

Ces conditions doivent donc être scientifiquement connues. — Elles doivent l'être, en effet, et telle est la direction dans laquelle s'est résolument engagée depuis peu, sur les traces de Buffon et de Geoffroy Saint-Hilaire, l'école physiologique moderne.

Buffon, dont les peintures éloquentes et animées ne nous entraînent et ne nous séduisent que parce qu'il ne sépare jamais l'animal de son milieu naturel, avait admirablement compris les relations nécessaires de l'être et ses conditions d'existence ; mais cette notion, qu'il n'avait point approfondie, était restée chez lui purement extérieure, et il ne sut l'utiliser qu'en artiste.

Qui ne se rappelle, à ce sujet, ses considérations sur les centres zoologiques et ces admirables peintures où l'animal et la nature paraissent s'unir, se fondre, et former un tout harmonisé dans ses diverses parties?

Lamarck et Geoffroy Saint-Hilaire après lui développèrent cette idée et lui donnèrent une forme scientifique ; mais Lamarck, se plaçant de prime-saut et par *à priori*, en dehors de l'observation et des faits, et exagérant systématiquement l'influence des milieux, qui pouvaient, suivant lui, d'un ibis faire un crocodile, compromit pendant quelque temps cette idée, tandis que Geoffroy, plus sévère et plus contenu, et uniquement préoccupé de sa théorie des arrêts de développement, inaugura presque involontairement une ère nouvelle dans la direction de l'étude des milieux.

Il démontra, par de nombreuses expériences, qu'on pouvait, en modifiant les conditions normales de l'évolution embryonnaire, produire à volonté des anomalies organiques, et que plusieurs d'entre elles, dont la cause originelle était accidentelle, se transmettaient par voie de génération ; or, ce double fait contient en germe pour ainsi dire les principes et la méthode d'un essai de pathogénie comparée.

De ce que le germe, en effet, est troublé dans son

développement normal par les accidents extérieurs, on peut conclure que ces mêmes accidents, variables à l'infini, peuvent troubler très diversement ou enrayer le développement de l'animal dans sa période ultra-embryonnaire, qu'elles peuvent exagérer certaines tendances, créer des habitudes physiologiques ou morbides ; et comme ces faits sont généralement applicables aux animaux et aux plantes, on peut concevoir que cette étude, jusqu'ici sans base scientifique, peut jeter la plus vive lumière sur le dévoloppement de l'être et sur la thérapeutique médicale.

L'école physiologique paraît avoir compris, du reste, toute l'importance de cette étude, et c'est à cette direction qu'il faut rapporter les observations si intéressantes de M. Isidore Geoffroy Saint-Hilaire sur l'acclimatement et la domestication des animaux et l'amélioration des races ; celles de MM. Payen, Deville et Boussingault sur la nutrition et l'accroissement des plantes dans des milieux différents ; celles aussi d'une foule d'observateurs distingués sur les maladies du raisin, des pommes de terre et des arbres à fruit ; sur l'étisie des vers à soie et les divers modes de dégénérescence des espèces animales et sur celles aussi de l'espèce humaine.

Partout et dans ces diverses directions, la moisson toute récente a été abondante et fructueuse, et le temps n'est pas éloigné peut-être où les faits, habilement systématisés, pourront transformer les pratiques actuelles, renouveler l'agriculture, et doter enfin l'humanité d'une médecine qui sache guérir dans la mesure du possible et prévenir la maladie, après avoir approfondi les conditions de son développement.

XX

Aspect futur de la science de l'être, étudié dans le principe de ses harmonies et de ses rapports vivants avec la nature.

Jusqu'ici et par une analyse de plus en plus approfondie des éléments de l'être et de ses rapports, nous avons pu le considérer dans sa nature intime, dans son mode de développement dans les divers milieux ; mais, de même que la force et l'essence ne constituent pas tout l'être, l'anatomie descriptive et comparée, l'embryogénie et la pathogénie comparées ne constituent pas toute la science.

Tout être est essence et force, sans doute, mais il recèle en lui un troisième élément, élément encore indéterminé, mais actif, par lequel il pénètre et modifie ce qui l'entoure en agissant sur chaque être, et devient partie intégrante de l'ensemble.

Il est de principe, en effet, que tout individu, animal ou plante, vit et se développe dans une sphère déterminée où tout est enchaînement, combinaison, rapports et actions réciproques. L'insecte est indissolublement lié à la plante qui le nourrit, celle-ci au sol où elle se développe et fructifie ; et la réunion de ces êtres et de ces plantes forme un ensemble harmonique, où toutes choses sont tellement liées entre elles et à l'ensemble des choses, que la connaissance des lois intimes de leur relation nous donnerait celle de l'univers lui-même.

Vivement pénétré de cette idée de l'harmonie des êtres et des choses, Bernardin de Saint-Pierre, qui sut parfois égaler l'éloquence de Buffon, et qui toujours l'emporta sur lui par le sentiment et la grâce, consacra les meilleurs instants de sa vie à surprendre les harmonies de la nature, et rencontra pour les peindre la langue inimitable de Rousseau.

Ces harmonies toujours le ravissent et l'enchaînent, et l'importance qu'il attache à cette étude est telle, qu'il n'en voit pas d'autres au-dessus d'elle et qu'elle paraît contenir toute l'histoire naturelle.

« Il doit suffire à l'homme, dit-il, pour étudier la nature avec fruit, de se borner à l'étude d'un seul végétal. Il faudrait, pour cet effet, choisir un arbre antique dans quelque lieu solitaire. On y jugerait aisément, à certains caractères, s'il est dans son site naturel, mais encore même à sa beauté, et aux accessoires dont la nature l'accompagne, quand la main de l'homme n'en dérange point les opérations.

» On serait convaincu que, depuis le limaçon jusqu'à l'écureuil, il n'y en a pas un qui n'ait des rapports déterminés et caractéristiques avec les dépendances de sa végétation. Si cet arbre se trouvait au milieu d'une forêt bien ancienne elle-même, il est probable qu'il aurait dans son voisinage l'arbre que la nature fait contraster avec lui dans le même site, comme par exemple le bouleau avec le sapin. Il est encore probable que les végétaux accessoires et les animaux de ceux-ci contrasteraient pareillement avec ceux du premier ; ces deux sphères d'observations s'éclaireraient mutuellement, et répandraient le plus grand jour sur les mœurs des animaux qui les fréquentent. On observerait d'abord les relations élémentaires et les caractères frappants qui distinguent les espèces du même genre, dont les uns naissent aux sources des fleuves, et les autres à leurs embouchures ; on examinerait ensuite les convolvulus, les mousses, les guis, les scolopendres, les champignons de ses racines, et jusqu'aux graminées qui croissent sous son ombre ; on apercevrait, dans chacun de ses végétaux, de nouveaux rapports élémentaires, convenables aux lieux qu'ils occupent et à l'arbre qui les porte ou qui les abrite ; on donnerait ensuite son attention à toutes les espèces d'animaux qui viennent y habiter, et alors un chapitre entier serait consacré à cette immense et sublime histoire de la nature dont nous ne connaissons pas encore l'alphabet. »

Sans doute tout est relation et harmonie dans l'univers, mais quelle est la loi de ces rapports multiples qui s'élèvent de sphère en sphère et lient indissolublement à mille autres une existence unique et lui permettent de se développer ? Quelle est la cause mystérieuse de ces actions multiples et réciproques qu'exercent entre eux les myriades d'êtres qui peuplent le globe ? Voilà ce que nous ignorons et ce que nous ignorerons longtemps encore sans doute.

Il nous est permis toutefois d'entrevoir dès aujourd'hui que des problèmes nombreux et féconds se rattachent à la question des harmonies de l'être.

Harmonies de la plante et du sol, harmonies de la plante, du sol et de l'animal, harmonies universelles de la nature, tel sera dans l'avenir peut-être le but de la science ; et nous ne voulons d'autres preuves de la puissance et de la vérité de cette direction ultérieure, que l'impression si vive qu'a produite sur ses lecteurs l'admirable livre de M. Michelet, dans lequel se révèle à l'état de sentiment et d'aspiration ce nouveau point de vue.

Pour l'auteur du livre de l'insecte et de l'oiseau, rien n'est isolé dans la nature ; tout au contraire s'enchaîne et se tient, l'homme et l'insecte, l'insecte et l'homme ; ils vivent l'un et l'autre d'une vie très diverse, mais par bien des faits se révèlent leurs nombreux rapports. De graves et profonds naturalistes riront sans doute de cet engouement universel pour une œuvre éminemment fantaisiste. Pour nous, et nous en demandons humblement pardon à ces illustres maîtres de la science, cette œuvre révèle les aspirations et les tendances de la pensée moderne et son attachement invincible pour la nature vivante et ses ravissantes harmonies ; elle est en quelque sorte un pressentiment de la science future, et ce pressentiment nous suffit.

CONCLUSION.

XXI

Toutes choses s'enchaînent dans le monde des êtres, et le progrès s'effectue dans la science et dans la nature par la substitution incessante d'un idéal toujours supérieur et toujours nouveau. Erreur et danger du système historique de Herder. Rapports nécessaires de la science et de la philosophie.

Nous venons d'esquisser à grands traits l'histoire des développements successifs de l'histoire naturelle moderne ; il nous reste désormais à conclure, ou plutôt à déduire les conséquences les plus immédiates des faits généraux que cette esquisse très sommaire a mis en relief. Nous le ferons en peu de mots.

L'histoire du progrès de la science moderne comprend, avons-nous dit, trois grandes périodes, et chacune d'elles, représentée tour à tour par un homme ou par une école, correspond très exactement aux transformations qui ont servi de point de départ aux investigations scientifiques.

Nous avons constaté, en effet, qu'à la science purement anatomique et descriptive des anciens et des scolastiques, avait d'abord succédé celle de Linné, de Jussieu et de Cuvier, qui eut pour objet l'étude comparée des organes et la classification des êtres ; plus tard, celle de Geoffroy qui étudia l'être sous un nouvel aspect, celui de la vie et de ses manifestations diverses ramenées à l'unité organique ; et que de Geoffroy était née une école nouvelle, l'école physiologique, qui, dégagée de la théorie préconçue de l'unité absolue, poursuivait de nos jours l'application de ses principes et de sa méthode dans la voie la plus large et la plus féconde.

Or, ces différents points de vue de l'être considéré successivement en lui-même et dans ses organes, dans ses rapports ou dans son développement interne dans ses différents milieux, loin de s'exclure, se complètent plutôt l'un par l'autre, à ce point que le premier se retrouve tout entier, mais agrandi, dans le second; celui-ci dans le troisième. Mais on ne saurait dire que ces termes s'engendrent l'un l'autre ; car chacun d'eux contient un élément nouveau, une conception nouvelle, qui ne peuvent sortir du précédent, et cet élément ou cette conception supposent, en quelque sorte, un *à priori* nouveau et une révolution de l'esprit humain.

Nous avons constaté, en outre, que la nature, dont les œuvres sont visiblement échelonnées dans un ordre ascendant, obéissait aux lois du progrès, et que les êtres innombrables qui peuplent la surface du globe se distribuaient très naturellement en séries constamment progressives et croissantes.

Cependant, et s'il est incontestable que ces séries ou ces groupes superposés se rattachent les uns aux autres par des liens organiques ou par des affinités naturelles plus ou moins étroites, s'il est vrai aussi que chaque espèce d'un rang supérieur présente dans sa période embryonnaire plusieurs des caractères organiques qui persistent dans les espèces placées au-dessous d'elle, il n'en résulte pas que ces espèces s'engendrent l'une l'autre, et que l'espèce supérieure ne soit que la précédente évolutionnée ou développée. Il est non moins incontestable, en effet, qu'entre chaque espèce comme entre chaque période logique du développement scientifique, existe toute la différence qui sépare deux groupes ou deux systèmes d'idées essentiellement différents. Chaque espèce constitue un système d'organisation ou un tout spécial, et réalise un certain idéal au point de vue de l'ensemble. Chaque être, en un mot, a sa nature spécifique, et ces natures sont intransformables.

Mais s'il en est ainsi, et si, dans l'ordre des idées comme dans celui de la nature, tout mouvement s'accompagne invinciblement d'un progrès ; s'il est vrai surtout que chaque terme de cette progression croissante, basée sur le précédent auquel elle se rattache, suppose un acte, un effort, une idée, que le précédent ne contient pas et ne saurait contenir, il faut en conclure que toutes choses ne s'engendrent pas elles-mêmes dans la condition persistante d'une évolution fatale et absolue, et que la doctrine du progrès continu, qui admet en principe la nécessité de cet engendrement et nie à la fois la réalité de l'essence des êtres et la spontanéité créatrice de l'âme humaine, est complétement fausse au double point de vue de la série naturelle et des transformations de la science.

Appliquée à l'histoire du développement social et politique des peuples, cette doctrine, que nous retrouvons au fond de la plupart des systèmes historiques modernes, consiste à soutenir que tout peuple et toute race contiennent en eux, dès l'origine et par le fait seul de leur constitution propre, tout ce qu'ils doivent être ultérieurement, et qu'en eux se trouvent certains germes de liberté ou de servitude que rien ne saurait empêcher d'éclore (1).

A ce point de vue, l'histoire d'un peuple n'est que la succession de formes prédéterminées, sans modifications ni retours possibles; et c'est d'elle qu'on s'est autorisé pour affirmer que la révolution française, opérée par une race fatalement vouée au principe d'autorité (la race latine), était un incident sans portée, un fait illégitime, sur lequel on avait eu le tort de

(1) Voir, pour le développement de cette idée, la *Revue de Paris :* des théories historiques de M. Guizot, par Frédéric Morin (novembre-décembre 1854).

s'abuser, car il ne fut qu'une contradiction et une inconséquence.

Trêve donc à vos chimériques espérances, ô vous qui croyez à des retours salutaires après des chutes profondes, et vous aussi, qui ne désespérez ni de l'avenir ni des progrès, ou plutôt rejetez des conclusions que repoussent vos instincts généreux et que la science condamne !

Pour qu'elles fussent légitimes, en effet, il faudrait que la fonction fût subordonnée à l'organe, ce qui n'est pas ; et le but d'activité ou l'idée à la forme spéciale de l'organisme, ce qui n'est pas davantage.

Il faudrait que toutes choses, comme dans le système de l'Inde antique, pussent naître de toutes choses, pour s'anéantir ensuite dans l'unité absolue de Brahma ! Il faudrait que le zoophyte contînt virtuellement le mollusque, l'idée de Cuvier, celle de Geoffroy, l'idée de famille, celle de cité ; il faudrait que les êtres fussent dépourvus de tout caractère spécifique, que les essences fussent transformables ; et toutes ces suppositions tombent devant la réalité de l'histoire et des faits.

Encore un mot et nous terminons.

Nous avons constaté que chaque période scientifique se rattachait directement à une transformation correspondante de la philosophie ou plutôt de la notion d'être ou de substance, la science descriptive des anciens, à la notion très arrêtée des essences visibles ; celle du rapport naturel des êtres et de la classification, aux idées néoplatoniciennes ou augustiniennes de la participation variable de chaque être aux archétypes divins; celle enfin du développement interne de l'être, à la théorie leibnitzienne de la force.

Que prouvent tous ces faits, sinon qu'entre le développement de la métaphysique et les progrès de la science il y a des relations directes et constantes, et que, dans l'ordre des sciences expérimentales, l'observation et l'expérience ne sont pas l'alpha et l'oméga de leur organisation et de leur progrès, ni les seuls instruments dont il faille tenir compte.

Gardons-nous de croire toutefois que la métaphysique crée la science de toutes pièces et l'engendre par une sorte de vertu interne qui ne peut sortir que d'elle, à l'exclusion de toute autre.

La métaphysique, appliquée à la science, est avant tout un instrument d'affranchissement et de progrès. Transportant dans le monde extérieur, où tout est phénomène, la notion de substances, de cause et de lois que nous percevons en nous-mêmes, elle brise les entraves qu'opposent parfois les théories étroites et les faits contradictoires, affranchit l'esprit en l'élevant, et, loin de bannir l'observation et l'expérience, elle agrandit leur domaine en créant de nouveaux points de vue.

C'est d'elle qu'est née, nous l'avons vu, dans les temps modernes, l'idée de force, et l'introduction de cette idée dans la science naturelle a suffi pour la transformer et créer deux sciences nouvelles : l'anatomie comparée et l'embryogénie. C'est elle aussi qui a changé les bases de l'observation, et c'est par elle enfin que chaque science a pu se constituer indépendante.

Il n'est donc pas exact d'affirmer que la vraie méthode des sciences consiste à bannir toute spéculation philosophique, mais nous nous croyons plutôt en droit de conclure qu'il est toujours utile et souvent nécessaire, dans l'ordre scientifique proprement dit, comme dans l'ordre philosophique et social, de s'élever à la région supérieure des idées qui affranchissent l'âme de la servitude des faits, ouvrent à l'esprit des horizons lointains et lui inspirent les résolutions fortes et salutaires.

FRAGMENTS

MÉDICAUX-PSYCHOLOGIQUES

SUR

LA FOLIE

I

Il n'est personne qui ne sache que de très grands progrès ont été accomplis depuis la fin du XVIIIe siècle en matière d'aliénation mentale.

Aux traitements basés sur l'intimidation, la terreur et la violence, a succédé un air de bienveillance et de douce compassion ; le mal mystérieux et terrible de la folie, dégagé peu à peu des sombres couleurs du surnaturalisme (1) et de la démonolâtrie qu'avait enfantés

(1) L'imagination de l'enfant, comme celle de l'homme ignorant, est prompte, comme on sait, à convertir les faits

le moyen âge, a pu être enfin étudié dans ses éléments véritables, et de nombreux asiles remplacent aujourd'hui, sur tous les points de la France, les tristes

les plus naturels en phénomènes extraordinaires. Cette même tendance s'observe chez les peuples primitifs, et on la retrouve encore, avec toute sa vivacité et tous ses écarts, chez les nations plus avancées dont les idées ont été faussées sous l'influence de croyances superstitieuses.

De là vient sans doute cette opinion très accréditée dans une très haute antiquité, et actuellement encore en Orient parmi les populations bouddhistes et musulmanes, que la folie n'est qu'une espèce d'inspiration supérieure ou la simple possession d'une intelligence supérieure par une influence démoniaque.

Il est aisé de comprendre combien cette interprétation des causes de la folie est contraire par son principe même à toute étude scientifique de l'aliénation mentale. Simple dépendance, non plus de la nature immuable des êtres, mais de la volonté arbitraire d'un être supérieur, ce phénomène n'a plus de lois fixes qui puissent devenir l'objet d'une théorie, et on ne peut plus l'atteindre que par des moyens surnaturels. Aussi la thérapeutique de l'aliénation mentale se trouva-t-elle, dès la plus haute antiquité, entre les mains des prêtres, qui employaient tour à tour, ainsi que le constatent les monuments anciens, les prières, la musique, la danse, les invocations, les pèlerinages dans les temples, et beaucoup d'autres moyens qu'ils croyaient propres à frapper l'imagination de ceux qu'agitaient, à l'exemple d'Oreste, les furies vengeresses.

Il en fut ainsi jusqu'au jour où, sondant, par les seules lumières de la raison, les phénomènes du monde extérieur et l'homme lui-même, la philosophie vint heureusement modifier la croyance au surnaturalisme absolu et changer la direction des idées médicales en matière d'aliénation.

Imbus des principes de Pythagore, de Platon et d'Aristote, la plupart des grands médecins de l'antiquité, Hippocrate, Arétée, Galien, Celse, Cœlius-Aurelianus et quelques autres, rejetèrent, à leur exemple, l'intervention des dieux dans les manifestations de la folie, et pour eux l'aliénation mentale implique nécessairement un état de souffrance de

refuges où croupissait dans l'ordure et la fange, au milieu des vagabonds et des forçats, la misérable population des aliénés.

l'organisme, qu'on doit s'efforcer de soulager et de guérir par les moyens naturels. Ils appliquèrent, en conséquence, à l'étude des maladies mentales, les principes et la méthode qui leur servaient de règle dans le cours des autres maladies, et la thérapeutique de la folie, assise désormais sur des théories physiologiques, fut par eux très heureusement modifiée. Il est vrai de dire, toutefois, que leurs théories physiologiques, fondées sur la considération de quelques phénomènes physiques mal interprétés et bien vite généralisés, étaient trop étroites pour donner à l'étude de l'aliénation des bases vraiment scientifiques.

Beaucoup de faits, signalés par les meilleurs observateurs, restèrent dès lors inexpliqués, et l'on sait, en outre, que les idées de Platon, modifiées par celles de l'école d'Alexandrie, non moins que la doctrine d'Aristote, acceptée et prépondérante du XIIIe au XVIe siècle, faisaient une très large part, dans le gouvernement des choses de ce monde, aux démons et aux autres intermédiaires de la divinité.

Il était donc fatal en quelque sorte, alors surtout qu'éclataient de divers côtés en Europe les aberrations les plus étranges, il était fatal, disons-nous, que les influences surnaturelles, que la philosophie elle-même déclarait réelles, fussent de nouveau convoquées à défaut de toute autre explication plausible. Et la croyance aux influences surnaturelles, que vint accroître encore l'universelle peur du diable, développée à la fois par les savants, les prêtres et les théologiens, régna bientôt en souveraine sur tous les esprits et commanda toutes les pratiques en matière d'aliénation. On considéra donc désormais l'aliéné comme un misérable suppôt de Satan, souvent même comme un complice des ténébreuses machinations de l'éternel ennemi du genre humain.

De là, aux yeux de tous, l'indispensable nécessité de réagir, par des punitions terribles et solennelles, contre des coupables indignes de pitié, et, pendant près de quatre siècles, juristes et prélats se crurent obligés de frapper sans relâche et de rôtir sur des bûchers de prétendus maléficiers,

Tels sont les merveilleux résultats dont la civilisation moderne, fille de la raison et de la science, a quelque droit de s'enorgueillir, ce semble, et qu'il faut rap-

sorciers et possédés, que le peuple entier couvrait de malédictions, et qui trouvent aujourd'hui un refuge dans nos asiles.

Loin de moi, d'ailleurs, de faire à cette occasion le procès du moyen âge et de la Renaissance ! S'il est vrai, en effet, qu'il est parfois difficile, dans l'état actuel de la science, de préciser la signification maladive des actes de certains hallucinés, combien cette appréciation devait-elle être plus difficile à une époque où le délire des malades ne faisait que refléter les croyances générales, où leurs propres aveux établissaient la solidarité de leurs actes avec ceux des puissances infernales ! Ces actes, ils ne les niaient pas ; et si les uns s'en accusaient et demandaient avec instances aide et protection à l'Église, la mère commune des fidèles, d'autres assumaient une responsabilité énorme en défiant leurs juges et en se posant, comme cela se voit pour les hallucinés de nos jours, en contradicteurs systématiques de tous ceux qui cherchent à les convaincre de folie.

« Les démonolâtres se vantaient presque tous, dit M. Calmeil, d'avoir entendu des animaux qui leur conseillaient des crimes abominables. Baluze parle de femmes détestables, qu'il dit fascinées par les séductions du démon, qui s'en vont la nuit, emportées en l'air sur des animaux, célébrer on ne sait quels mystères dans la compagnie de Diane ou d'Hérodiade. Des aliénés, atteints de démonomanie, croyaient aller aux fêtes de Satan, montés sur un bouc, sur une poule noire, sur les épaules d'un homme velu, ou bien à cheval sur un nuage. Les enfants mêmes décrivaient toutes les sensations de ce singulier voyage. C'étaient encore des hallucinations de la vue, du toucher, des organes de la génération, qui faisaient dire aux femmes que l'on cohabitait avec elles en présence de leurs époux ; c'étaient des hallucinations visuelles, les écarts d'une imagination malade, qui faisaient croire aux maris que leurs femmes avaient forfait à l'honneur sous leurs yeux, sans qu'ils puissent bouger pour venger leur affront. »

De rares savants et quelques esprits d'élite s'élevèrent, il

porter en toute justice à la Révolution française, comme à son point de départ légitime.

Pinel, que la science monarchique officielle, cons-

est vrai, au-dessus des préjugés de leur temps, et cherchèrent à démontrer que la plupart de ceux qu'on accusait de maléfices ou de sortilèges n'étaient que de pauvres malades dont la mélancolie avait troublé le cerveau. Mais les protestations isolées n'exercèrent pas la moindre influence sur les préjugés populaires et la pratique des juristes. L'entraînement était tel, d'ailleurs, que les hommes les plus considérables en matière de science, pour ne citer que Fernel et Paré, partagèrent à cet égard les croyances populaires.

Comment le peuple, dont l'imagination était chaque jour tenue en éveil et surexcitée par le récit des faits les plus étranges, eût-il pu se dégager de ce préjugé ?

N'avons-nous pas été témoins, d'ailleurs, en notre siècle de lumières, d'une véritable épidémie intellectuelle qui, partie récemment du fond de l'Amérique, a ramené chez nous la croyance à la possession des meubles et des tables par les esprits infernaux, et n'a-t-on pas écrit des volumes, bien vite dévorés, pour en démontrer la réalité ?

Les temps approchaient pourtant où allait diminuer et s'éteindre cette croyance au merveilleux. L'initiatrice du monde moderne, la philosophie apparaît à l'aube du XVIe siècle, comme l'inspiratrice souveraine, et sa vive lumière projetée dans cette nuit profonde où l'homme, s'ignorant lui-même, ignorait aussi le monde extérieur et ses lois, répandit aussitôt de vives clartés sur la plupart des problèmes qu'on n'abordait jusqu'alors qu'en tremblant. Le funeste préjugé du surnaturalisme, rejeté dans les bas-fonds du monde intellectuel, commença dès ce jour à perdre du terrain, et le feu des bûchers à décroître. Cette œuvre d'émancipation et de progrès fut celle de Descartes, qui si bien comprit les grands novateurs de la Renaissance, et l'homme, en se retrouvant lui-même dans ses écrits, crut retrouver un monde nouveau.

De Descartes, en effet, qui fut l'initiateur véritable de la science moderne, jusqu'à nous, se déroule une série non interrompue de progrès ; et toutes les sciences, aussi bien

tituée en privilége, eût laissé languir, sans doute, et s'éteindre dans l'indifférence et dans l'oubli, et que la Convention nationale choisit, à cinquante ans, pour en faire l'exécuteur de ses projets de réforme en ce qui concerne les aliénés, fut le véritable promoteur de ce mouvement de rénovation et de progrès.

La situation même des choses lui indiquant la voie qu'il devait suivre, il s'appliqua à modifier les tristes milieux où ils étaient relégués, fit tomber leurs chaînes (1), et chercha à établir un ordre et une coordina-

celles du monde que celles qui ont l'homme lui-même pour objet, en reçurent la salutaire influence.

Plater, Willis, Boerhaave, Van Swieten, Sauvage, Dehaen, tentèrent, non sans succès, de rattacher les phénomènes de l'aliénation à ses causes naturelles, et s'ils ne réussirent pas à en donner la théorie générale que n'autorisait pas l'état de la science, ils rendirent du moins impossible tout retour à la démonolâtrie et à la superstition, car on ne saurait raisonnablement se préoccuper ici de cet entraînement bizarre de quelques esprits qui, en dépit de la science et de la raison, persistent à se faire les bizarres champions du surnaturalisme.

Malheureusement, à côté de la question scientifique, qui tendait, dès la fin du XVIe siècle, à progresser, la question humanitaire resta stationnaire, et lorsque Plater, qui écrivit au XVIIe siècle, annonce que, pour étudier l'aliénation, il n'a pas craint de pénétrer dans les prisons, les cloîtres, les cabanons infects où, de son temps, on séquestrait les aliénés, il ne fait que révéler une situation qui se continue partout en Europe jusqu'à la fin du XVIIIe siècle et jusqu'au commencement du XIXe. Et Pinel lui-même eut besoin de l'appui moral de la plus grande des révolutions pour briser les chaînes avec lesquelles, de son temps encore, on maîtrisait la fureur des aliénés.

(1) Avant la révolution de 1789, les aliénés de Paris étaient divisés en deux classes : les curables, à l'Hôtel-Dieu;

tion inconnus avant lui dans les exposés des symptômes pathologiques que présentent les aliénés.

Contemporain des Haüy, des Jussieu et des Cuvier,

les incurables, à la Salpêtrière, à Bicêtre et aux Petites-Maisons. — Or, voici comment on se comportait vers 1790, à l'Hôtel-Dieu, à l'égard des aliénés curables; c'est un médecin qui parle :

« Quoique les salles Saint-Louis et Saint-Martin soient, pendant tout le cours de l'année, remplies de personnes qui ont l'esprit aliéné, on voit cependant tous les jours les hommes et les femmes destinés au service de ces salles se conduire comme s'ils n'étaient pas accoutumés à ces sortes de maladies. On s'attroupe autour des insensés, on s'occupe de leur folie, on rit de leurs extravagances; d'autres fois, on s'amuse à les obstiner, à les contrarier, à les mettre en colère, surtout à la salle des femmes. Rien n'est plus contraire à la guérison de ces maladies d'esprit, et rien ne retarde davantage le succès des remèdes. Il serait très à propos que mesdames les religieuses en imposassent à leurs domestiques, ou les choisissent capables de se conduire vis-à-vis de ces malades d'une façon convenable. »

Ténon, qui écrivait en 1786, dit à ce sujet : « Comment a-t-on pu espérer qu'on pourrait traiter des aliénés dans des lits où l'on couche trois ou quatre furieux qui se pressent, s'agitent, se battent, qu'on garotte, qu'on contrarie? dans des salles infiniment resserrées, à quatre rangs de lits, où, par un malheur inconcevable, on rencontre une cheminée qui n'éteint jamais, un fourneau pour chauffer les bains? etc. »

Quant aux aliénés incurables, Desportes, administrateur des hospices, s'exprime ainsi sur l'état de ces derniers, dans un rapport présenté au conseil, le 30 novembre 1822 :

« Les loges de Bicêtre, destinées à recevoir ces malheureux, n'avaient pas six pieds carrés dans œuvre; il semblait qu'on eût pris à tâche d'en construire les murs très épais, afin d'en diminuer l'espace. Elles ne recevaient de jour et d'air que par la porte; car le seul guichet dont elles étaient percées pouvait à peine servir à passer leurs aliments; les planches qui composaient leur couchette étaient scellées dans les murs, et l'infortuné, qui n'avait

qui appliquèrent avec tant de succès et tant d'éclat les principes de la méthode naturelle aux trois grands règnes de la nature, Pinel ne pouvait pas ne pas com-

pour tout meuble que ce grabat couvert de paille, se trouvant pressé contre la muraille de la tête, des pieds et du corps, ne pouvait goûter le sommeil sans être mouillé par l'eau qui ruisselait de cet amas de pierres, et sans être pénétré par le froid de cette espèce de glacière. Les taches verdâtres qui tapissaient l'intérieur de ces loges étaient si fortement imprégnées dans les murs, que, quel que fût le soin que l'ont mît à les gratter et à les charger de badigeon, elles reparaissaient aussitôt.

» Les basses loges de la Salpêtrière ne différaient en rien de celles dont je viens de parler; adossées les unes aux autres, elles ne recevaient également de jour et d'air que par la porte ; mais ce qui en rendait encore l'habitation plus funeste, et souvent mortelle, c'est qu'en hiver, lors de la crue des eaux de la Seine, ces loges, situées au niveau des égouts, devenaient non-seulement plus insalubres, mais, de plus, un lieu de refuge pour une foule de très gros rats, qui se jetaient la nuit sur les malheureux qu'on y enfermait, et les rongeaient partout où ils pouvaient les atteindre. A la visite du matin, on a bien souvent trouvé des folles, les pieds, les mains et la figure déchirés de morsures dangereuses, dont plusieurs sont mortes. »

Pariset, à son tour, trace ainsi le tableau de ces repaires :

« Le mouvement des affaires, c'est-à-dire la Révolution, porte Cousin, Thouret et Cabanis à la tête des hôpitaux. Malgré les réformes tentées sous le plus humain de tous les rois, les hôpitaux de la capitale étaient encore dans une barbarie déplorable. Celui qui présentait l'aspect le plus révoltant, était la maison de Bicêtre. Le vice, le crime, le malheur, les infirmités, les maladies les plus dégoûtantes et les plus disparates, tout y était confondu, comme les services. Les hommes y croupissaient, couverts de fange, dans des loges toutes de pierre, étroites, froides, humides, privées d'air et de jour, et meublées seulement d'un lit de paille, que l'on renouvelait rarement et qui bientôt devenait infect ; repaires affreux, où l'on se ferait scrupule de placer les plus vils animaux. Les aliénés que l'on jetait

prendre l'esprit de son temps et ne pas s'enthousiasmer pour les classifications, et il s'efforça, en conséquence, d'appliquer aux maladies en général, et à

dans ces cloaques étaient à la merci de leurs infirmiers, et les infirmiers étaient des malfaiteurs que l'on tirait de la prison. Les malheureux malades étaient chargés de chaînes et garrottés comme des forçats. Ainsi livrés sans défense à la méchanceté de leurs gardiens, ils servaient de jouet à la raillerie insultante ou à une brutalité d'autant plus aveugle qu'elle était gratuite. L'injustice de ces cruels traitements les transportait parfois d'indignation, et le désespoir et la rage, achevant de troubler leur raison égarée, leur arrachaient jour et nuit des cris et des hurlements que rendait encore plus effrayants le bruit de leurs fers. Quelques-uns, plus patients ou plus dissimulés, se montraient insensibles à tant d'outrages; mais ils ne cachaient leurs ressentiments que pour mieux les satisfaire; ils épiaient de l'œil le mouvement que faisaient leurs bourreaux, et les surprenant dans une attitude embarrassante, ils les frappaient à coups de chaînes sur la tête ou l'épigastre, et les renversaient expirants à leurs pieds. »

Ainsi, férocité d'une part, meurtre de l'autre. Une fois dans cette voie criminelle, comment s'y arrêter jamais, et qu'attendre de ces réciprocités abominables pour l'amélioration des maladies mentales?

Pour changer un tel état de choses, imposer silence à des préjugés séculaires, il fallait réunir à beaucoup de savoir et de volonté une grande suite dans les idées et une inébranlable constance dans l'exécution. Un homme se rencontra qui fut doué de ces admirables qualités, ce fut Pinel. Il entra en fonctions dans les derniers mois de 1792, et avec lui pénétrèrent dans ces tristes asiles sa pitié, sa sollicitude, sa bonté, dont il avait reconnu le doux empire sur les furieux les plus forcenés.

Cependant près de vingt-cinq ans après, la situation des aliénés dans les asiles départementaux était modifiée, et le ministre de l'intérieur se croyait obligé de rappeler officiellement aux préfets, vers 1819 : « Que dans plusieurs départements, les cellules ou loges destinées aux furieux sont petites et mal aérées; que les portes n'ont parfois que

l'aliénation en particulier, la méthode usitée dans les sciences naturelles.

Comment s'entendre, en effet, dans un sujet aussi difficile, si, à l'exemple des naturalistes, on ne désigne chaque objet par des signes manifestés aux sens et propres à les distinguer de tout autre?... Ce serait donc faire un mauvais choix, dit Pinel à ce sujet, que de prendre l'aliénation mentale pour un objet particulier de ses recherches, en se livrant à des discussions vagues sur le siége de l'entendement et la nature de ses lésions diverses, car rien n'est plus obscur et plus impénétrable. Mais, si l'on se renferme dans de sages limites, qu'on s'en tienne à l'étude de ses caractères distinctifs manifestés par des signes extérieurs, et qu'on n'adopte pour principes du traitement que les résultats d'une expérience éclairée, on entre alors dans la marche que l'on suit en général dans toutes les parties de l'histoire naturelle, et en procédant avec réserve dans les cas douteux, on n'a plus à craindre de s'égarer.

quatre à cinq pieds de hauteur, et que les cellules n'ont d'autre ouverture que la porte.

» Les aliénés, ajoute-t-il, même les plus furieux, ne doivent jamais être armés de bâtons, de nerfs de bœuf, de trousseaux de clefs, ni accompagnés de chiens; ils doivent être surveillés sévèrement par le médecin et par les inspecteurs de l'établissement.

» L'exemple des hospices de Paris, où plus de deux mille aliénés sont contenus sans fers, et sans qu'on exerce contre eux de mauvais traitements, doit faire abandonner partout ce moyen de répression; partout la camisole ou le gilet de force doit être substitué aux chaînes et aux colliers, etc. »

Conséquent avec son point de départ, et convaincu que le but de la science était de déterminer les caractères dominateurs ou typiques, Pinel rechercha ceux de l'aliénation, et crut reconnaître que le délire des actes, des sentiments et des idées en constituait le phénomène le plus caractéristique. Il admit donc deux sortes ou deux espèces de folie, caractérisées, la première, par un délire avec exaltation des forces vitales, ou manie ; — la deuxième, par un délire accompagné de la dépression de ces mêmes forces, et à laquelle il conserva le nom de lypémanie ou de mélancolie.

Esquirol, après lui, poursuivant le même principe, et excellant, du reste, à débrouiller les symptômes de la folie, crut remarquer que le délire caractéristique de cette affection était général, comme dans la lypémanie et la manie, et parfois aussi circonscrit et partiel. Il se crut donc autorisé, par le principe même, à faire un genre à part de cette forme particulière du délire, et lui donna le nom de *monomanie*. C'est encore dans le même esprit de classement que les modernes, éclairés par l'anatomie pathologique, ont formé le nouveau groupe de l'idiotie, de l'imbécillité et de la démence.

On admet donc généralement qu'il y a autant de genres ou d'espèces de folies que de manifestations délirantes spéciales, et que les différents modes de l'aliénation se rapportent nécessairement à six types fondamentaux, qui sont l'idiotie, l'imbécillité, la manie, la lypémanie, la monomanie et la démence.

Il n'est pas douteux que le premier effort de toute

science doit tendre à individualiser en quelque sorte les phénomènes, à les distinguer de ce qui n'est pas eux, afin de le noter et de le saisir, et qu'on a dû se préoccuper, en matière d'aliénation, de débrouiller d'abord le chaos des mille symptômes qui en sont l'expression la plus naturelle et la plus fréquente, et l'on ne saurait nier qu'Esquirol, Pinel et leurs élèves les plus scrupuleux n'aient rendu, sous ce rapport, de grands services à cette science spéciale, surtout au point de vue pratique (1). Toutefois, l'utilité incontes-

(1) Le service des aliénés, quoiqu'il laisse beaucoup à désirer, est sans contredit le mieux organisé de ceux qui ressortissent à l'assistance sociale. — Cette organisation est due, en France, à la loi du 30 juin 1838, qui renferme à notre avis, dans ses considérants et dans ses dispositions principales, les véritables principes qui doivent régir la matière.

« La société, lisons-nous dans la préface, prend sous sa tutelle tous les malheureux atteints d'aliénation mentale. Si les aliénés sont pauvres, la société pourvoit à la fois aux soins de leur guérison, aux frais qu'elle entraînera et à la protection de leur liberté individuelle, à la gestion de leur petit pécule.

» Les départements des grandes circonscriptions administratives, cette spécification de l'Etat dans la localité, accompliront l'obligation sociale. Les aliénés sont-ils au-dessus du besoin, leur fortune suffit-elle au traitement, la société ne doit à ceux-ci qu'une protection active pour leurs personnes et leurs biens, elle doit à tous une diligente surveillance, des juges et des peines pour réprimer les abus dont ils pourraient être victimes. »

Et le 1er article de la loi porte : « Que chaque département est tenu d'avoir un établissement public destiné spécialement à recevoir et soigner les aliénés, ou de traiter, à cet effet, avec un établissement public ou privé soit de ce département, soit d'un autre département. »

tée de ce premier travail n'implique pas nécessairement que leur méthode soit légitime et fondée sur la nature même des choses, ainsi que s'en flattait Pinel.

Quoi de plus inconstant, en effet, de plus variable et de plus mobile qu'un symptôme, en admettant qu'un symptôme puisse caractériser une maladie ?

On a donc successivement reproché aux classifications de Pinel et d'Esquirol d'être artificielles en quelque sorte, et d'être fondées sur des caractères essentiellement fugitifs et transitoires, — l'exaltation, par exemple, et la dépression succèdent bien souvent l'une à l'autre, ou alternent entre elles dans une même attaque de folie, — et de ne tenir aucun compte des altérations pathologiques centrales ou autres, qui pourraient du moins présenter un point d'appui fixe ; enfin, de négliger à peu près complétement un élément aussi important que celui du sentiment et de la sensibilité. Tous ces reproches sont fondés ; mais le plus grave qu'on puisse adresser à la classification d'Esquirol et de Pinel, ainsi qu'à celle qu'on a essayé d'y substituer, c'est leur principe même et leur méthode.

Toutes sont en effet plus ou moins fondées sur la considération exclusive de caractères réputés prédomi-

« Cette loi, ajoute le ministre, sera reçue avec reconnaissance par tous les vrais amis de l'humanité... Considérée dans son but et dans ses effets, elle doit être une garantie tout à la fois pour la liberté individuelle et pour la sûreté publique ; elle tend aussi à ménager l'honneur des familles et à favoriser l'application des meilleurs moyens curatifs pour la plus triste des infirmités. »

nants, et ont le très grave inconvénient d'isoler les symptômes de leurs rapports naturels, de leur attribuer une valeur toute de convention, de détruire leur enchaînement naturel en brisant l'unité de la maladie, et de jeter un voile épais sur les causes effectives et l'évolution de la folie. Et d'abord, quant à l'importance d'un caractère ou d'un symptôme, s'il est démontré en zoologie qu'il n'est aucun animal qui puisse être reconnu par un seul des traits de sa conformation, et qu'il n'est pas de caractère, quelque prédominant qu'il soit, qui suffise à le spécifier et à déterminer ses rapports, combien n'est-il pas cent fois plus évident qu'il ne saurait en être autrement à l'égard de malades dont les symptômes sont, nous l'avons dit, aussi mobiles que la pensée même, et varient d'une minute à l'autre?

Quant à la valeur réelle des symptômes réputés caractéristiques, il est vrai de dire que les plus considérables ne sauraient avoir cette importance. Les symptômes n'ont pas de valeur en soi, et leur importance se déduit très naturellement de la place qu'ils occupent dans une série déterminée, de leurs rapports généraux, de leur enchaînement et de leur évolution. La loi d'évolution n'est donc pas moins fondamentale en médecine qu'en histoire naturelle.

Or, la loi d'évolution, que nous avons esquissée jadis dans la *Libre Recherche* (1), appliquée à l'histoire naturelle, implique en substance que si un être vivant

(1) Voir les numéros de juin et juillet 1858, contenus dans le chapitre précédeut.

peut être déterminé actuellement par l'ensemble de ses caractères, il ne saurait être connu dans ses rapports généraux, ou de classification, que par la série des phénomènes ou des transformations qui ont préparé son état présent.

Le têtard, par exemple, et la chenille constituent des formes très arrêtées en apparence et des types différents de tous autres ; mais l'importance relative de ces types dépend de ce qui précède et de ce qui suit, et les phénomènes ultérieurs de leur évolution prouvent que ce ne sont là que des formes transitoires et embryonnaires de la grenouille et du papillon, et non des formes définitives ou des êtres achevés.

Il n'en est pas autrement des phénomènes ou symptômes des maladies; leur valeur est toute relative, et à chacun d'eux se rapporte une triple étude, celle de leur distinction, de leur enchaînement ou de leur succession, et de leurs causes génératrices.

Tels sont les principes qui découlent naturellement des progrès récemment accomplis en physiologie, et qui très légitimement correspondent aux tendances de la science moderne.

Ils ont déjà conquis, du reste, les meilleurs et les plus vigoureux esprits, et c'est par elle qu'un savant aliéniste, que la Révolution de février sut apprécier à sa haute valeur et mit en possession, en dépit de l'intrigue, d'un vaste champ d'expérience, a pu largement payer sa dette et transformer l'étude de l'aliénation mentale. Mis en possession de cette maîtresse idée d'évolution, M. le docteur Morel, médecin en chef des asiles de Moréville et de Saint-Yon, n'a point eu de peine à démontrer que les espèces admises en aliénation étaient purement artificielles.

La lypémanie succède naturellement à la manie, que peut remplacer, à son tour, le délire systématique ou monomanie, et ces diverses formes alternent entre elles.

La mélancolie, la manie, la monomanie, ne constituent donc pas des types distincts, mais de simples formes d'une affection déterminée.

Cette affection, examinée et poursuivie dans l'enchaînement et la succession des symptômes qui la constituent, forme une unité, une chaîne dont on ne saurait isoler les anneaux.

Dans cette évolution de phénomènes qui la constituent, certains termes s'enchaînent et se commandent réciproquement, et il y a toujours une relation intime entre les phénomènes de la folie et leurs causes génératrices.

Cette relation qu'on avait pu soupçonner jusqu'ici, mais qu'on n'avait pas même indiquée, M. le docteur Morel a pu la vérifier expérimentalement, et cette investigation, poursuivie à travers des milliers de faits, constitue la partie vraiment neuve et vraiment originale de son travail.

Les formes essentielles de la folie sont, d'après lui, au nombre de quatre, et correspondent à autant de causes génératrices distinctes, qui l'ont préparée lentement et qui la déterminent et la spécifient.

Le savant aliéniste n'est pas de ceux qui, après avoir découvert qu'un acte d'aliénation a été provoqué par une cause physique ou morale, chagrin d'amour ou d'argent, se tiennent pour satisfaits et se perdent ensuite dans les subtilités d'une pathologie quintessenciée.

La signification du phénomène-cause est tout autre à ses yeux, et pour lui tout acte d'aliénation est la résultante finale et la conclusion d'une série de phénomènes dont l'évolution se fait nécessairement en quelque sorte et fatalement dans certaines conditions, et sous l'influence d'agents déterminés.

Je n'insisterai pas davantage sur ce sujet; j'en ai dit assez pour faire comprendre combien se trouve transformé, par ce nouveau point de vue, le plan d'étude des maladies mentales, et pour montrer qu'un vaste champ est désormais ouvert aux investigations, aux recherches et au traitement préventif et curatif de ces affections redoutables.

Et pourquoi me serait-il interdit d'avouer ici la joie intime et profonde que j'ai ressentie à la lecture d'un livre qui, s'il ne réalise pas complétement mon idéal, démontre du moins, dans une question spéciale, très importante et très délicate, la fécondité du principe sur lequel doit s'édifier un jour la médecine? Ce principe, qui a déjà conquis, à leur insu, bien des intelligences, fait depuis longtemps la base de mes croyances scientifiques, au même titre que l'idée de liberté, de droit et de devoir, celle de mes convictions politiques.

C'est assez dire que j'y tiens comme au droit et à la vérité.

Puissent celle-ci et celui-là triompher bientôt de l'universel aveuglement et des sombres nuages qui en obscurcissent l'éclat et le rayonnement !

Depuis longtemps, j'avais vaguement rêvé, en ce qui concerne les affections mentales ; plusieurs des idées qu'a développées M. Morel avec une si grande autorité, étaient venues frapper à la porte de mes réflexions et de mes pensées. Mais j'avais trop peu conscience alors du principe qui devait les grouper plus tard, et j'étais trop distrait, d'ailleurs, pour m'y arrêter bien longtemps.

Chargé bientôt après de compléter l'article *Aliénation* de l'*Encyclopédie moderne*, j'eusse abordé les hautes généralités de cet intéressant problème ; mais, là encore, le cadre étant donné d'avance et tracé d'après les classiques dont il fallait ne pas s'écarter, je dus me borner à indiquer vaguement certains points qui suffirent pourtant à établir l'analogie de certaines tendances.

Cette analogie, résultant d'une communauté de pensées, est vague et lointaine, sans doute, mais elle est réelle, et c'est elle seule qui m'enhardit à reproduire ces fragments médico-psychologiques, qui peuvent, à ce titre, offrir un intérêt qu'ils n'eussent point eu en dehors des rapprochements que je viens de signaler.

Qu'il me soit permis ici de signaler, à ce point de vue, le paragraphe des causes, où la question n'est qu'effleurée et à peine indiquée, et celui du mécanisme de la folie, — simple hypothèse pour laquelle je n'ai aucune tendresse exagérée, mais qui, du moins, m'appartient en propre, et dont je tiens à assumer toute la responsabilité.

II

La manie est une des formes de la folie et la plus généralement connue, parce qu'elle s'annonce au dehors par des scènes de violence, et qu'elle réalise l'idée qu'on se fait ordinairement de cette maladie.

Il existe, en effet, beaucoup d'autres formes d'aliénation mentale, et plusieurs d'entre elles offrent au médecin et au philosophe un sujet d'études non moins intéressant que celui de la manie; mais aucune d'elles ne saisit aussi énergiquement l'attention; aucune n'émeut et n'attriste aussi profondément, et ici l'homme est si différent de lui-même, qu'il est impossible de n'en être pas frappé, et qu'il suffit d'avoir été une seule fois témoin du désordre intellectuel et des fureurs d'un maniaque pour en garder l'indélébile souvenir.

Je n'oublierai jamais, pour mon compte, l'impression étrange et profonde, l'espèce d'horreur mêlée de sympathie que firent naître en moi, dans les premiers jours, la visite d'un hôpital de fous et l'indescriptible spectacle des maniaques agités.

C'était en 1843. Je venais d'être promu à l'internat,

et l'administration des hôpitaux m'avait assigné Bicêtre et le service du célèbre et regrettable docteur Leuret. Cet honorable chef étant absent, mon premier soin fut de visiter, en compagnie de l'un des surveillants, les différentes parties du service qui venait de m'être confié sous sa direction. Nous parcourûmes en conséquence les salles, les préaux et les édifices où reposent, stationnent et se récréent, dans mille attitudes bizarres et impossibles, tout un monde d'idiots, d'épileptiques, d'imbéciles et de fous. Tout cela est triste et intéressant, triste surtout, mais ne saisit pas d'horreur et de dégoût comme le galeux qui n'a plus rien d'humain ; de stupeur et de crainte comme le maniaque agité, dont la voix bruyante, l'audace, la démarche, les gestes et les regards menaçants inspirent la terreur et l'effroi.

Mille bruits confus, qui augmentaient à mesure que nous avancions, me firent comprendre que nous approchions du quartier qui leur est spécialement réservé ; et, quand fut ouverte la porte épaisse qui nous séparait d'eux, et que nous eûmes pénétré dans l'intérieur, je me rappelai involontairement les paroles du divin poëte de Florence :

« Là des soupirs, des plaintes, des gémissements profonds se répandirent sous un ciel qui n'est éclairé d'aucune étoile. Un premier mouvement de pitié m'arracha des larmes. Mille langages divers, des cris de désespoir et de rage, d'affreux hurlements, des voix rauques ou retentissantes, accompagnés du choc tumultueux des mains, produisaient un bruit impétueux, dont ce brouillard perpétuel est agité, comme le sable est soulevé par le vent de la tempête. Et moi, qui avais la tête enveloppée d'un voile d'incertitude et d'erreur, je m'écriai : O maître, qu'entends-je ? et quel est ce peuple d'infortunés accablés par la douleur ? »

Qu'on se représente, en effet, un vaste préau rectangulaire, planté d'une quadruple rangée de tilleuls, et dans cette enceinte, bordée à droite et à gauche de pavillons et de loges grillées, quinze ou vingt infortunés, courant, criant, hurlant et s'agitant en tous sens, au milieu des transports les plus bizarres et les plus frénétiques. La plupart ont la tête nue, les cheveux hérissés ou en désordre, l'œil hagard et courroucé, l'expression égarée ou menaçante, exaltée ou sombre. Quelques-uns, que leur fureur a contraints d'emprisonner dans une étroite et forte camisole de toile, ont mis en pièces leurs chaussures et marchent nu-pieds sur un sol glacé. La plupart vont et viennent au hasard, sans trêve ni relâche, se heurtant sans s'arrêter, s'arrêtant sans motif, ou revenant sur leurs pas ; d'autres passent et repassent comme les ombres de la fable sur les bords du Styx ou du Léthé, et s'agitent dans un cercle qu'ils ne sauraient franchir. Le plus grand nombre vocifèrent et crient à en perdre le souffle, jettent au vent, à l'air, à tout propos et à tout venant les injures les plus grossières, ou parlent un langage inarticulé avec une extrême volubilité. Plusieurs même parmi les derniers ont perdu la voix et font d'inutiles efforts pour crier à l'unisson de ceux qui les entourent.

— Parfois aussi, au tumulte et aux cris du dehors, s'ajoutent encore le tumulte et les cris du dedans, et l'on voit alors apparaître aux fenêtres grillées des loges latérales ceux que leur fureur dangereuse a forcés de séquestrer, et les cris de ces infortunés apportent encore par intervalles, au milieu de cette agitation générale, une nouvelle cause d'excitation.

Triste et lugubre spectacle, qu'on ne saurait contempler une première fois et les premiers jours sans une émotion profonde, et auquel on s'habitue pourtant, lorsque aux impulsions du sentiment succèdent les préoccupations sérieuses de la science qui s'attache à connaître, pour soulager et guérir.

Tous les maniaques ne se présentent pas d'ailleurs sous cet état d'exaltation ; il en est même qui ne sont jamais furieux, et qui ne deviennent tels que parce qu'ils sont mal dirigés, mal conduits, ou confiés à des serviteurs dont les manières dures et brutales irritent leur sensibilité. D'autres fois aussi l'excitation cérébrale est moindre, et à l'exubérance des idées succède peu à peu une sorte de babil calme et décousu. Les mouvements sont moins vifs, moins impétueux, et le malade consent à se laisser conduire avec la douceur d'un homme en démence. — Mais, entre ces deux termes extrêmes, les nuances sont infinies et les symptômes innombrables. — « Qui oserait se flatter, dit à ce sujet Esquirol, d'avoir observé et de pouvoir décrire tous les symptômes de la manie, même dans un seul individu ? Le maniaque est un protée qui se cache sous toutes les formes, se soustrait à l'observation de l'œil le plus exercé et le plus attentif, bien différent du mélancolique, qui se montre toujours le même et sous un petit nombre de traits toujours faciles à saisir. »

Après cet aveu d'un observateur aussi recommandable, il y aurait quelque témérité sans doute à prétendre donner une description complète des désordres observés chez les maniaques ; ce n'est point ici le lieu, du reste, d'entrer dans de grands détails, et nous nous bornerons à résumer brièvement les symptômes les plus tranchés et les plus communs de leur délire dans ses diverses périodes, en essayant de les rattacher à leur cause.

III

Dans la plupart des cas de la manie, il est possible de ramener les désordres observés à trois périodes distinctes : l'une d'incubation ou d'invasion, l'autre d'explosion et de développement, et la troisième de décroissement ou de convalescence. La période d'invasion que la plupart des auteurs ne font jamais remonter au delà des quelques jours qui précèdent l'explosion de la maladie, mais dont les débuts remontent parfois à une époque très reculée, s'annonce le plus souvent par des malaises généraux, accompagnés de céphalalgie, et d'un sentiment de chaleur intérieure très prononcé. La figure est alors colorée, les yeux brillants, et les oreilles deviennent le siége de tintements et de bourdonnements incommodes : le sommeil est nul ou troublé par des rêves pénibles et effrayants; et ces désordres physiques sont régulièrement accompagnés de phénomènes moraux caractéristiques. Tantôt, en effet, les habitudes et le caractère subissent de notables modifications et présentent un contraste frappant avec les dispositions morales antérieures. Souvent aussi les passions habituelles, fréquemment mises en jeu, apparaissent plus indomptables et plus fougueuses au milieu des autres prodromes du délire, et amènent par réaction un état d'abattement et d'anxiété, de défense et de terreur, de douleur et d'agitation qui annoncent l'explosion imminente du délire maniaque.

Les hallucinations se montrent aussi très fréquemment au début de cette affection, et souvent leur nature, leur nombre et leur intensité activent son apparition et lui impriment un aspect et un développement variables.

Un chirurgien militaire, destitué et resté sans ressources, est abreuvé d'humiliations. Dans cet état surviennent des phénomènes d'excitation cérébrale ; il se croit entouré de fantômes, poursuivi par des ennemis qui veulent l'emprisonner, et s'échappe de sa chambre dans un état de complète nudité. Arrêté peu d'instants après, et conduit à Bicêtre, il a l'air confus et humilié et se rappelle toutes les circonstances qui ont précédé son délire. La journée est calme, mais le soir le délire reparaît avec violence, dure toute la nuit et augmente vers le milieu du jour suivant. Alors le malade a perdu la conscience de lui-même et de ses actes ; il s'écrie qu'il est le père Adam ; que sa mort doit sauver les hommes ; et il se précipite la tête contre un mur au pied duquel il tombe étourdi. Le choc fut si violent, que le cuir chevelu en fut gravement atteint, et qu'une grande quantité de cheveux restèrent adhérents à la muraille. Toutefois, il se releva bientôt et prenait son élan pour se précipiter de nouveau, lorsqu'il fut arrêté et maîtrisé. Pendant neuf ou dix jours, le délire fut extrême, et accompagné d'hallucinations. Au bout de ce temps la raison revint peu à peu, et un mois après son entrée, le malade sortit complétement remis de cette crise terrible.

Dans quelques cas, le délire maniaque succède à celui de l'ivresse ou aux emportements de la passion, et l'aliéné entre, pour ainsi dire, d'emblée dans la deuxième période du délire, caractérisée par le désordre extrême que nous avons décrit ; désordre qui se manifeste non-seulement par les signes extérieurs que nous avons signalés, mais encore par l'extrême mobilité des idées, par leur enchaînement vicieux, la perte complète du sens moral, l'impuissance de la volonté, l'absence de discernement et l'oubli profond des anciennes affections.

Il semble que le maniaque présente l'image du chaos dont les éléments, mis en mouvement, se heurtent et se contrarient sans cesse pour accroître encore le désordre, la confusion et les ténèbres. Les sensations et les idées se présentent à lui sans ordre ni liaison et sans laisser de traces après elles. Mille hallucinations se jouent de sa raison. Il voit ce qui n'est pas, s'entretient avec des êtres chimériques, les questionne, et leur répond, leur commande et s'irrite contre eux.

Vivant au sein de l'erreur, l'erreur corrompt ses désirs et déprave ses affections. Placé dans de faux rapports, il semble que ces rapports sont douloureux ; il s'irrite contre tout ce qui l'approche, et devient tour à tour colère ou furieux. Rencontre-t-il un obstacle, il le brise ou le franchit. S'oppose-t-on à ses désirs, tous les moyens lui sont bons pour les satisfaire. Veut-il descendre de son appartement, il se précipite par la fenêtre, met le feu à la maison dans laquelle on le retient, et tue son ami pour toute réponse aux conseils qu'il lui donne.

La parole, le regard et le geste qui expriment les pensées et les affections de l'homme, ainsi que ses rapports avec ses semblables, décèlent le désordre de l'intelligence du maniaque. De même que ses pensées se présentent en foule, se pressent et se poussent pêle-mêle à son esprit, de même les mots, les phrases s'échappent de ses lèvres avec une volubilité extrême ; quelquefois aussi il prononce des mots et des phrases sans rapport avec ses pensées et ses actes, et répète pendant plusieurs heures le même mot, la même phrase, le même passage, sans y attacher le moindre sens.

Il en est qui se créent un langage particulier. — D'autres, parlant d'eux-mêmes, n'en parlent jamais qu'à la troisième personne. Quelquefois le maniaque prend le ton de la bouffissure et de l'orgueil ; mais rien ne saurait le fixer dans une idée quelconque, car son esprit est aussi désordonné que ses mouvements. Parfois, il se dirige empressé vers un lieu qu'il a hâte d'atteindre ; distrait dans sa course, quelque rapide et précipitée qu'elle soit, il s'arrête tout à coup, pensif et rêveur, semble préoccupé de quelque dessein, s'échappe aussitôt, court avec vitesse, chante à tue-tête et crie, s'arrête de nouveau, pleure et rit tour à tour, et fait mille gestes plus ridicules et plus absurdes les uns que les autres.

Tout n'est pas confusion cependant dans ce pêle-mêle de phénomènes et de symptômes qu'on observe chez le maniaque ; et si son geste, sa parole, sa voix, ses mouvements, son défaut d'attention, son absence révèlent en lui l'anéantissement de la volonté, du libre arbitre et de la raison et l'absence de coordination des idées, l'homme reste pourtant, à certains égards, ce qu'il était auparavant, et se retrouve encore, au milieu de son délire, avec le cortége de ses passions, de ses occupations habituelles et de ses idées.

La forme et l'impression générale de la manie, quelle qu'en soit l'intensité, varient, en effet, suivant le sexe, et traduisent assez ordinairement le caractère et les habitudes antérieures. — Impétueuse et violente chez l'homme, brutale surtout chez l'homme inculte et grossier que dominent ses sensations et ses instincts ; elle est plus bruyante, plus extérieure chez la femme.

et traduit, dans le délire le plus aigu, les préoccupations habituelles de la personne.

Tel maniaque qui a vécu de la vie légère et sacrifié à la table et aux plaisirs, crie à tue-tête et chante des chansons bachiques et obscènes. Tel autre, orgueilleux et vain de sa force athlétique et de sa robuste constitution, parle haut, la menace et l'injure à la bouche, vante sa force et sa puissance, et menace de pulvériser le monde si on ne lui rend sa liberté. — Un autre encore, avare et cupide, passe son temps à démolir silencieusement, à l'aide de ses ongles et des objets qui peuvent lui tomber sous la main, le mur de sa loge qui contient de l'or, objet de sa convoitise et de ses désirs. — Ailleurs est un militaire qui s'imagine que le soleil, sur lequel il fixe toute la journée un regard de mépris, le provoque de la voix et du geste. Un autre se tient toute la journée prosterné devant un idiot qu'il prend pour un empereur sur son trône. Un autre enfin pense qu'il importe fort peu qu'un homme périsse sous ses coups, puisqu'il est doué du pouvoir de le ressusciter immédiatement, en lui procurant pour l'éternité des jouissances ineffables, et devient la terreur de tous ceux qui l'entourent et qui l'approchent.

Et c'est ainsi que le plus souvent, dans les formes spéciales de leur délire, se manifestent les préoccupations antérieures des infortunés que la raison a délaissés.

On croit assez généralement que les maniaques, en proie à une chaleur intérieure qui les dévore, peuvent supporter, sans inconvénient et sans danger, le froid le plus rigoureux. Il est vrai que la plupart, souffrant d'une ardeur de sang considérable, regardent comme un supplice d'être enfermés dans un appartement ou emprisonnés sous des couvertures, et recherchent l'eau froide avec ardeur. — Mais il est vrai aussi qu'un froid rigoureux les agite beaucoup, et que, pendant l'hiver, surtout à la fin des accès, ils souffrent et meurent, si on n'a pas soin de les garantir des rigueurs de la saison.

On dit aussi que les maniaques peuvent supporter pendant longtemps la privation d'aliments et la soif. Mais la plupart mangent beaucoup et avec voracité et paraissent souffrir d'une soif ardente ; et s'ils refusent parfois les aliments qu'on leur offre, c'est qu'ils n'ont pas conscience de leurs besoins impérieux et ne se rendent pas compte de ce qui pourrait les satisfaire.

La période aiguë de la manie n'a pas de limites précises, et se termine très diversement. Certains maniaques, affaiblis par l'excès de leur agitation et l'exaltation de leur délire, meurent par épuisement de forces. Amaigris et faibles jusqu'à la syncope, on les voit tomber dans l'insensibilité, rester pelotonnés dans leur lit, incapables de mouvement et repoussant ceux qui les approchent... ; ils ont le pouls faible et déprimé, les extrémités froides et violettes, et le moindre accident de froid peut, dans cet état, déterminer leur mort.

D'autres succombent dans la violence du délire, par une sorte de sidération du système nerveux, et sans que leur cerveau présente des lésions qui puissent expliquer ce dénoûment inattendu. Mais le plus souvent, après un temps de maladie qui peut aller de quelques jours à plusieurs mois, le malade revient brusquement ou graduellement à la santé.

Lorsque la manie est de courte durée, qu'elle cesse brusquement, les récidives sont à craindre ; et chez certains maniaques il s'établit une certaine périodicité de crises et de retours qui se répètent pendant des années entières dans des conditions identiques. Toutefois, les terminaisons complétement heureuses et les guérisons définitives sont extrêmement rares ; et dans la plupart des cas on voit, après une série d'accès, ou à la suite d'un accès prolongé, le maniaque tomber dans la démence paralytique ; abîme profond que la science et la nature ne sauraient combler, et qui marque le dernier terme de l'anéantissement de l'être et de la raison.

IV

Les causes de la manie, comme celles de la folie en général, sont physiques et morales. — Au nombre des premières, la plupart des auteurs signalent l'ivresse et l'alcoolisme, l'insolation prolongée, les coups et blessures, la suppression brusque d'affections chroniques, l'onanisme enfin et les excès qui peuvent modifier puissamment l'organisme ; chez la femme, la suppression des menstrues, les suites de couche et l'âge critique.

Ils signalent aussi, parmi les causes morales, les chagrins domestiques, les revers de fortune, la misère, l'amour contrarié, la jalousie, la colère, la frayeur, etc.

Ces causes sont très réelles, en effet, et les premières, agissant directement sur le cerveau, peuvent déterminer par elles-mêmes et sans le concours d'aucune autre, un délire furieux, accompagné de visions, d'erreurs et d'hallucinations, ainsi que le constatent des exemples sans nombre.

Le capitaine Hollwell raconte, dans ses Mémoires de la guerre des Indes, qu'ayant été fait prisonnier, avec un détachement d'une centaine d'hommes qu'accompagnaient un grand nombre de femmes et d'enfants, et enfermé dans une grotte pourvue d'une étroite fenêtre, la plupart de ses compagnons moururent au bout du second jour par manque d'air respirable, et que plusieurs furent atteints d'une manie furieuse. Tel fut aussi le sort des derniers survivants de la *Méduse*, que la soif, la faim, le désespoir et quelques verres d'eau-de-vie précipitèrent dans un accès de manie furieuse, à laquelle plusieurs succombèrent, et celui aussi d'un grand nombre de nos soldats de l'expédition d'Égypte, qui éprouvèrent alors, à l'exemple des phalanges de Caton, les pernicieux effets d'un soleil brûlant répercuté sur une plage de sable, et présentèrent tous les symptômes d'un délire furieux.

Les causes morales à leur tour, les revers de fortune, les nouvelles brusques et inattendues, l'amour contrarié, etc., ont aussi pour effet d'ébranler le cerveau, d'amener une circulation plus active, de déterminer de l'exaltation ou de la stupeur, d'appeler un trouble dans les idées et d'entraîner la folie après elles ; mais on aurait tort de supposer que ces causes morales et physiques diverses la produisent nécessairement et engendrent l'aliénation mentale par une sorte de vertu interne, très analogue à celle de la belladone, du datura de la jusquiame, dont l'action excitante sur le cerveau est constante et se manifeste invariablement la même dans des conditions identiques.

Pour qu'il en fût ainsi, il faudrait que la misère, le chagrin, l'insolation ou toute autre cause entraînassent nécessairement le délire de la folie après elles, et c'est ce qui n'est pas. Il est d'expérience vulgaire, en effet, que sur cent individus exposés à ces divers ordres de causes, plusieurs résistent victorieusement à l'influence ou n'éprouvent qu'un trouble passager bien vite surmonté, tandis que d'autres éprouvent un véritable transport au cerveau, suivi de l'inflammation de ses membranes et de la désorganisation de sa substance, et qu'un petit nombre enfin est atteint d'un délire général chronique, c'est-à-dire d'un véritable accès d'aliénation mentale.

Toute folie réelle suppose donc, dans celui qui en est l'objet, une certaine aptitude organique, ou prédisposition psychocérébrable, en dehors de laquelle les causes que nous avons signalées n'ont pas leur effet ; l'amitié et la rapidité des symptômes qu'elles déterminent mesurent en quelque sorte l'intensité de la prédisposition.

Jusqu'ici, et par une préoccupation qu'explique seul l'état de la science médicale, où les causes extérieures et mécaniques tiennent une si large place, on a tenu peu de compte de ces faits réellement importants, quand il s'agit d'apprécier le mécanisme de cette redoutable affection et de la guérir. Pourtant, et grâce aux travaux remarquables de quelques savants aliénistes, parmi lesquels nous citerons MM. Falret, Morel et Ferrus en France; MM. Guislain, Ideler et Schubert en Belgique et en Allemagne, la lumière commence à se faire sur la question fondamentale des prédispositions, et l'on peut tenir pour certain que tout acte de folie ou de manie, alors qu'il paraît éclater brusquement, est en réalité précédé de longue date par une série de phénomènes physiques et de désordres intellectuels et moraux qui révèlent un mal profond, ou l'incendie couvant sous la cendre, et cette influence est tellement prépondérante dans la production de ce mal, qu'il est jusqu'ici sans exemple qu'une organisation forte et parfaitement équilibrée ait été frappée de folie.

Nous n'insisterons pas sur les signes qui annoncent cette prédisposition. Ce que nous pourrons dire des causes qui la préparent et l'engendrent, des malaises physiques qui l'accompagnent, de la mobilité ou de la versatilité des idées et des affections, du défaut de synergie des facultés morales et intellectuelles, de l'activité désordonnée et bruyante et sans motifs plausibles, de l'irritation facile et de la susceptibilité extrême et de tous les phénomènes qui la révèlent, ne suffisent point à les faire connaître et apprécier ; nous nous bornerons à dire que cette prédisposition, élément primitif et fondamental de tout accès d'aliénation mentale, est héréditaire ou acquise.

Cinquante fois, soixante et soixante-dix fois sur cent, les maniaques, ainsi qu'il est constaté par les statistiques officielles, comptent des épileptiques ou des fous dans leur famille ou dans leurs ascendants médiats ; et le fait n'a rien que de très naturel ; car s'il est parfaitement établi et d'une expérience vulgaire que les parents transmettent à leurs enfants leur organisation physique et certaines aptitudes morales ; et s'il est vrai aussi que par le sang sont transmis les germes de plusieurs maladies, il est aisé de comprendre que par cette voie doivent être transmises certaines aptitudes morales, et l'organisation centrale qui prédispose à la folie et qui l'engendre.

Il est des cas pourtant où la folie maniaque ou autre peut se manifester en dehors de l'influence héréditaire ; et dans ce cas cette affection ne se produit pas autrement que beaucoup d'autres maladies, telles que la fièvre typhoïde, la phthisie, le cancer, dont les éléments se forment peu à peu, s'engendrent les uns les autres sous des influences spéciales et s'évolutionnent, couvant sourdement et se dérobant aux investigations superficielles, prêts à faire explosion au moindre choc et brisant violemment l'organisme. C'est ainsi que fréquemment cette maladie s'engendre à la suite de désordres moraux et physiques qui, répétés de loin en loin, impriment, la volonté étant absente, ou déviée, ou faible, une direction vicieuse à l'organisme ; et qu'enfin, après une série de crises et d'orages, où la raison, égarée par des passions désordonnées, se perd et se retrouve pour disparaître encore, un accident suprême brise l'harmonie fondamentale de l'être, les rapports de l'âme et du corps, et ôte à celui qui est ainsi victime de lui-même et de ses égarements, le sentiment de sa personnalité et la conscience de ses actes.

Mais le plus souvent aussi la folie s'engendre et s'élabore beaucoup plus lentement ; et la manie, pour se manifester, semble devoir le concours d'une série de générations qui s'abandonnent sans résistance aux entraînements pernicieux du cœur et de l'esprit ; et cette longue élaboration de ses éléments fondamentaux explique assez pourquoi la folie héréditaire est sujette à tant de récidives et si difficile à guérir.

V

Mécanisme intime et nature de la folie ou de la manie.

Quel est le mécanisme de la folie, quelle est sa nature, et en quoi consiste la mystérieuse opération ou la lésion secrète qui la constitue essentiellement ? Telles sont les questions aussi ardues qu'intéressantes qui viennent naturellement à l'esprit, qu'on se pose journellement dans le monde, et que les savants ont vainement essayé jusqu'ici de résoudre. Toutefois, et s'il n'est pas encore résolu, le problème est plus nettement posé de nos jours qu'il ne l'a jamais été, et nous croyons qu'en s'aidant des notions désormais acquises sur la physiologie du cerveau, on peut, sans sortir des faits, jeter quelque lumière sur cette grave et difficile question.

Et d'abord il est hors de doute, dès à présent, que tout acte de folie, quels qu'en soient la forme et le nom, suppose l'intervention d'un double élément, l'élément cérébral ou physique, l'élément psychologique, et réclame, pour être approfondi dans sa cause : 1° la connaissance intime et profonde de l'un et de l'autre de ces éléments, 2° celle de leurs rapports.

Or, la science démontre, d'une part, relativement au cerveau, que cet organe, centre du système nerveux et instrument de l'intelligence, est constitué par un amas de fibres et de canaux en nombre infini et infiniment déliés, qui vont, viennent, s'entrecroisent, s'enchevêtrent, manifestent ici des renflements, ailleurs des dépressions, et se groupent diversement sans qu'on puisse leur assigner un centre et des fonctions spéciales (1). Et la psychologie constate à son tour que

(1) L'hypothèse de Gall, qui consiste à admettre dans les hémisphères cérébraux des siéges spéciaux pour les diverses directions des facultés de l'esprit et pour les diverses passions, ne présente point d'impossibilité en elle-même ; mais il n'y a pas un seul fait qui prouve, même de la manière la

l'homme, dont la pensée, la raison ou l'âme, constituent l'essence et la nature spécifique, peut être métaphysiquement considéré comme un assemblage de conceptions, d'idées, de volitions, actives, éparses ou associées, parfaitement liées entre elles, du reste coordonnées à un certain point de vue et dans un ordre déterminé.

Quel est maintenant le rapport intime de ces notions ou idées, et des fibres ou réseaux qui constituent la substance cérébrale et leur servent de support? C'est ce qu'on ne saurait dire ni concevoir clairement, mais ce que l'on sait d'une manière positive, et ce qui résulte d'un grand nombre de faits, c'est que l'action de la pensée sur la fibre organique est considérable; c'est que le travail intellectuel amène un afflux de liquide, une circulation plus active dans la substance; qu'elle tonifie la fibre cérébrale nerveuse, la fortifie, développe

plus éloignée, ni qu'elle soit vraie en la considérant sous un point de vue purement général, ni que les applications qu'on cherche à en faire soient exactes. On ne peut point assigner de provinces du cerveau dans lesquelles la mémoire, l'imagination, aient leur siége; et l'histoire des plaies de tête s'élève contre leur existence Non-seulement les plaies, en quelque lieu qu'elles surviennent, ne portent pas atteinte aux facultés supérieures et inférieures de l'intelligence, telles que la pensée, l'imagination, la mémoire, mais on a souvent remarqué que les différentes parties des hémisphères peuvent aider à l'action des autres dans les fonctions intellectuelles; et plus d'une fois on n'à vu survenir aucun changement dans les capacités morales de l'intelligence de sujets chez lesquels on avait été forcé d'enlever des portions de la surface des hémisphères. (F. Muller.)

des circuits de réseaux, et organise physiquement le cerveau comme elle s'organise elle-même.

Et ce fait, quelque surprenant qu'il paraisse de prime abord, n'a rien de plus étrange que celui de l'influence du mouvement, d'un exercice réglé et de la gymnastique en général sur le développement de certaines parties de l'organisme. Qui n'a pu constater le développement spécial par un exercice fréquemment répété des muscles, des bras et des jambes de l'ouvrier boulanger et de la danseuse de ballets? Il est donc naturel qu'une gymnastique intellectuelle développe le cerveau, l'approprie de plus en plus à sa fonction, et le modifie diversement, et que cet organe soit en quelque sorte la représentation plastique ou l'image photographique de la pensée.

Mais s'il en est ainsi, et les faits concourent à fortifier cette manière de voir, on comprend qu'une idée dominante, qu'une certaine direction intellectuelle, longtemps poursuivie, puisse créer dans un organisme, ou dans une série d'individus, une organisation spéciale de telle ou telle partie du cerveau qui se transmette par voie de génération, et entraîne après elle une série d'aptitudes et de mouvements passionnels ou affectifs déterminés.

Toutefois, entre ces aptitudes ou leur représentation organique et la folie il y a un abîme, c'est-à-dire l'intervalle qui sépare la maladie de la santé ; et de même que la maladie suppose primitivement un désordre lentement ou brusquement survenu dans les rapports de l'organisme avec son milieu naturel et une absence ou un dérangement d'équilibre entre les diverses fonctions de l'organisme, la folie, qui n'est qu'une maladie mentale, suppose le même désordre dans les rapports de l'homme avec son milieu, et cette même rupture d'équilibre entre la pensée et son organe.

Tout animal, tout être, pour vivre en santé et conformément à sa nature, doit en effet, sous peine de malaise et de destruction, s'harmoniser avec son milieu ; et l'homme ne saurait échapper à cette règle universelle. Tout homme est, en effet, obligé, sous peine de déchéance physique et morale, de s'harmoniser avec son milieu et de coordonner ses actes au triple point de vue de sa nature physique, intellectuelle et morale ; et, de même que chaque espèce vivant dans son milieu spécial, trouve sans efforts dans son organisme la loi générale de ses rapports naturels, l'homme trouve aussi en lui-même, mais non sans efforts, le principe de la coordination de ses actes, avec cette différence, qu'il est conscient de lui-même et de ses actes, libre et éminemment perfectible ; et ce principe n'est autre que celui de l'unité de son être et des rapports hiérarchiques de l'âme et du corps. Tout homme qui agit a la conscience, en effet, que l'être qui agit est lui-même et non pas un autre, et sent tout aussi énergiquement que le bras, qui se meut sous l'influence de la volonté, est l'instrument, l'organe de la pensée qui conçoit et ordonne : chacun de nous enfin trouve primitivement en lui-même la notion d'essence et de fonction ; et telle est le double principe qui lui permet de s'organiser en lui-même et par rapport à son milieu social. Tout homme, en effet, en quelque lieu qu'il ait vécu, et à quelque civilisation qu'il appartienne, est nécessairement fonction de cette civilisation, comme il est, à d'autres titres, fonction de l'univers.

Cette fonction, ignorée d'abord ou vaguement entrevue, peut varier sans doute à l'infini ; et, suivant les enseignements (1), elle peut n'être d'abord qu'une simple fonction de conservation et de paternité, et s'élever plus tard à celle de famille, de patrie ou d'humanité ; mais, à tous les degrés de l'échelle, cette notion constitue sa loi souveraine ; et c'est par elle qu'il progresse, se développe et se fabrique en quelque sorte un organisme de plus en plus parfait. C'est par elle aussi qu'il prend conscience de lui-même et de sa haute destinée ; qu'il s'élève au-dessus des préoccupations d'ambition et de fortune qui tourmentent les âmes vulgaires, et réalise matériellement, dans tout son être, le suprême équilibre de l'âme et du corps qu'on retrouve sur ses traits et dans ses actes.

L'idée de fonction est donc la loi suprême et nécessaire de son être ; et il ne saurait y échapper ou s'y

(1) Louis Cruveilhier suit ici M. Buchez. Il y aurait lieu de chercher peut-être si l'enseignement joue le rôle capital qu'il semble lui assigner. Mais ce point discutable n'est qu'un détail de la théorie générale dont l'idée première, si profondément modifiée par lui, est empruntée à un travail de MM. Morel et Morin.

soustraire sans que son organisation psycho cérébrale et sa santé en soient affectées gravement. Cela étant, il est permis de concevoir, et les exemples en sont malheureusement trop fréquents, qu'un individu, au lieu d'organiser sa pensée et ses actes conformément à sa fonction supérieure et divine, dévie de sa route et s'abandonne à ses instincts grossiers ou se fasse volontairement le centre de sa propre activité; dès lors, et dans ce dernier cas surtout, tous ses actes intérieurs et extérieurs : sentiments, idées, volitions, prennent bientôt une physionomie spéciale et se coordonnent à un point de vue nouveau, celui de l'ambition, par exemple, de la fortune, de l'amour et de l'orgueil, et créent, par ces préoccupations dominantes, en vertu des rapports établis entre la pensée et son instrument, une organisation cérébrale qui, développée puissamment chez un même individu ou transmise par voie de génération, grandit de plus en plus et dispose à l'avance le double élément de la folie. Toutes choses paraissent dès lors, en effet, tendre à cette fin douloureuse et terrible : idées étroites et exclusives, d'une part, enchaînement vicieux des idées et des faits, jugements erronés, organisation vicieuse, de l'autre ; et il suffira bientôt que le centre directeur ou de coordination soit atteint pour que cette maladie se manifeste sous l'influence des causes occasionnelles que nous avons signalées.

Qu'un fait énergique, brutal et sans réplique surgisse, en effet, et frappe dans sa base et renverse l'échafaudage dressé ; que l'homme, qui a voulu uniquement et exclusivement la fortune, soit définitivement et impitoyablement ruiné, l'ambitieux déçu ; que la femme qui s'est adonnée à un amour étroit et exclusif soit frappée cruellement dans cet amour même, et que l'idée mère, autour de laquelle ont été groupées ses idées, soit brutalement renversée ; alors l'être tout entier est frappé au cœur, et le centre de coordination cérébrale étant modifié dans sa substance intime, il semble que l'âme, expulsée du lieu où elle prenait conscience d'elle-même, dans sa volonté, errante désormais au milieu de ce dédale d'idées, de combinaisons et de rapports dont le lien est rompu, cherche à le retrouver elle-même sans y parvenir, et essaye vainement de renouer le fil et la trame de cet inextricable réseau que le désordre physiologique, une circulation plus active et exagérée, viennent compliquer et embrouiller encore. Alors l'homme a littéralement perdu sa raison ; et le cerveau, surexcité, résonne sous l'influence des impressions extérieures et des idées acquises comme un instrument brisé et décordé dans les mains de l'artiste, ou d'un piano sous les doigts de l'enfant.

Telle est, suivant nous, la véritable cause et le vrai mécanisme de la manie ; et l'on conçoit à ce point de vue que, par exemple, la profession des armes, qui, d'une part, brise la volonté, fait de l'homme un être passif, une véritable machine, et exagère, de l'autre, le sentiment de l'autorité sans examen et sans contrôle; on conçoit, disons-nous, que la noble profession des armes prédispose à la folie, et que le despotisme notamment soit fatal à la raison de celui qui l'exerce. — Que d'exemples, sans parler des Nabuchodonosor et des César, des Romanoff et des Ivan, prouvent en effet que le despotisme, qui soustrait l'homme aux lois de sa nature, qui étouffe en lui la notion de ses devoirs et de sa responsabilité, et le livre pieds et poings liés à tous les entraînements de l'égoïsme et de l'orgueil, à tous les débordements du vice et de la passion, est mortel à la raison humaine et conduit fatalement à l'aliénation!

Quoi qu'il en soit de cette explication ou de cette hypothèse, qui peut n'être pas sans objections et laisse encore bien des choses inexpliquées, nous nous résignons d'avance à son sort; mais il reste désormais acquis : 1° que tout accès de folie est précédé de symptômes avant-coureurs qui s'annoncent longtemps à l'avance; 2° que ces symptômes, indices certains de la prédisposition organique spéciale, doivent fixer au plus haut point l'attention du médecin et des familles.

VI

Le traitement doit être à la fois curatif et préventif. Curatif, il doit atteindre un autre but, celui de calmer l'excitation cérébrale du maniaque et de rétablir par des moyens appropriés l'équilibre de ses facultés.

Préventif, il sait, convenablement dirigé, arrêter l'évolution de la maladie et empêche ou éloigne les récidives.

Nous n'insisterons pas sur le traitement médical de la folie. Mille moyens, mille substances ont été prônés, vantés, abandonnés, repris et délaissés tour à tour. Nous nous bornerons à signaler les bons effets de l'isolement et de la séquestration, l'intervention salutaire des bains froids prolongés avec irrigations sur la tête, et l'utile emploi de la belladone, du datura, de la jusquiame, du musc, qui ont depuis longtemps fait leurs preuves, et calment admirablement, lorsqu'ils sont judicieusement administrés, toute surexcitation cérébrale. Quant au traitement moral que connurent les anciens, il fut longtemps d'usage, en Europe et en France, d'enchaîner, de frapper et de battre les maniaques. On supposait que la douleur et la crainte pouvaient calmer leur délire et réveiller leur attention. — Pinel, chargé par la Convention du service des aliénés de Bicêtre, eut le mérite et l'honneur de briser leurs chaînes; et ces procédés barbares, vieux débris du moyen âge et de la croyance aux possessions, ont été depuis lors abandonnés. On ne saurait nier toutefois qu'on ne puisse retirer, dans les cas de manie proprement dite, quelques bons effets d'une sévérité judicieusement employée. — La manie consistant essentiellement dans un désordre général avec absence de point de vue ou de coordination, son traitement, le calme physique étant rétabli, doit consister surtout à s'emparer de l'attention du malade, à le faire valoir, à le discipliner en un mot; or, l'expérience constate que les maniaques, quelque audacieux et violents qu'ils soient, se laissent facilement dominer; et la crainte exerce sur eux un tel empire, qu'ils sont timides, tremblants et soumis devant les personnes qui savent leur imposer; mais il n'est pas donné à tous de manier, comme Esquirol et Leuret, cet instrument de guérison, et son application ne convient pas à tous les maniaques.

Il est aujourd'hui généralement reçu d'ailleurs qu'un médecin d'aliénés ne doit que très rarement, et dans des cas exceptionnels, chercher à inspirer la crainte à ses malades. Il doit s'attacher, au contraire, à gagner leur estime et leur confiance; à ménager avec adresse les occasions dans lesquelles il se montre bienveillant et protecteur; à se faire pour eux un consolateur et un ami; allier, en un mot, la fermeté et la bonté; et, s'il est obligé de recourir à la crainte, il doit avoir sous ses ordres des individus qui se chargent de cette tâche pénible et, n'agissant que sous son inspiration, puissent au besoin être opposés à la force, à l'impétuosité et à la violence des maniaques.

Le traitement préventif doit être à la fois médical, hygiénique et moral et consiste : 1° à réprimer, par l'emploi d'agents actifs et directs, mais atténués, tout symptôme de surexcitation et de transport central; 2° à répartir sur tout l'organisme, par un exercice réglé, la vitalité qu'une fâcheuse prédisposition a accumulée vicieusement dans le cerveau; 3° enfin et surtout à diriger avec tact et discernement l'activité spirituelle et morale et les penchants du sujet.

Cette œuvre est laborieuse, comme on voit, et réclame le triple concours du médecin, de la famille et du précepteur; mais elle est, dans bien des cas, indispensable et peut exceller en bons résultats. J'ai connu, pour mon compte, un certain nombre de jeunes hommes irritables, versatiles et sérieusement atteints, qu'une discipline intelligente et forte a complétement redressés; et quelques autres qu'une prédisposition vicieuse héréditaire, et manifestée dès l'enfance, a conduits à la folie, et qu'un traitement préventif eût certainement protégés. Or, ces faits, plus fréquents et plus nombreux qu'on ne le croit généralement, car chaque aliéniste a les siens qu'il pourrait citer, doivent donner l'éveil et servir d'exemple.

HYGIÈNE ET LIBERTÉ.

I

Singulier titre! dira-t-on, et j'entends déjà plusieurs de mes lecteurs se demander de la meilleure foi du monde ce qu'il peut y avoir de commun entre la possibilité de penser, de vouloir et d'agir, entre la sainte et divine liberté qu'invoquent les politiques, que rêvent les poëtes et les sages, et l'art prosaïque de vivre et de se conserver en santé, qui constitue toute l'hygiène ou sa meilleure part.

Je suis loin d'être surpris pour mon compte qu'un semblable rapprochement étonne de prime abord et froisse plusieurs de nos préjugés traditionnels et autoritaires. Ce que je puis dire, c'est qu'il ne s'agit point ici d'une fantaisie littéraire ou scientifique, et que le rapport qui lie entre eux ces deux termes est fondé sur ce que la science moderne a de mieux acquis et de plus irrésistiblement démontré.

Les anciens, qu'il serait bon parfois de consulter, eurent le sentiment profond de la merveilleuse influence de la liberté sur le développement physique des individus et des races. Platon la célébra à ce point de vue dans son divin langage. La plupart des philosophes ne pensèrent pas autrement que Platon, et la science grecque, systématisant cette intuition première, crut pouvoir expliquer par elle l'infériorité marquée des races asiatiques depuis longtemps courbées sous le joug d'un despotisme énervant.

Il est vraisemblable, dit Hippocrate à ce sujet, que le climat contribue à rendre les habitants de l'Asie timides, lâches et débiles, mais leur débilité physique et morale tient surtout aux gouvernements despotiques qui les régissent.

Un moderne n'eût pas mieux dit.

Six siècles plus tard, Juvénal et Tacite, indignés, déploraient avec amertume et stigmatisaient la dégradation croissante des Romains abrutis par la tyrannie de César, et l'on sait que les descendants corrompus des Catons et des Gracques, lâchement asservis, en vinrent à ce point de décrépitude physique vers les derniers temps, que l'empire, que Rome, dont les enfants avaient naguère conquis le monde, incapable désormais de s'armer pour sa propre défense, dut emprunter aux barbares un secours étranger.

Telles furent, dans l'antiquité, les conséquences logiques de la servitude, patiemment et lâchement subie.

Je n'entreprendrai pas d'énumérer ici tous les prodiges qu'a enfantés la liberté dans les temps modernes, et le bien qu'en ont recueilli les populations; il suffirait d'en appeler au premier traité venu d'économie politique et d'histoire, et la preuve de ce grand fait est aujourd'hui si généralement admise et si notoire, qu'affirmer gravement que le progrès et la liberté sont solidaires pourrait à bon droit passer pour une banalité.

« La république française, dit un jour dans une de ses meilleures inspirations le vainqueur d'Arcole aux plénipotentiaires de Campo-Formio, la république n'a pas besoin d'être reconnue; elle est comme le soleil. Malheur à qui ne la voit pas! »

Nous pourrions en dire autant de la liberté.

Il est pourtant un fait qu'on oublie beaucoup trop volontiers en France, et qu'il importe de signaler. C'est que la liberté, qui paraît de prime abord n'avoir d'autre but que des satisfactions morales, est encore le meilleur et le plus sûr instrument des progrès matériels.

La véritable richesse des peuples, l'histoire le prouve, a pour fondement la liberté, et c'est ce qui fait que la révolution française, en inaugurant le règne de la justice et des lois, de la liberté et du droit, a plus fait peut-être pour le bien-être physique des populations que n'eussent fait dix siècles d'honnête servitude.

Qui ne sait que la durée de la vie moyenne, qui est la mesure la plus exacte et la plus sûre du degré de prospérité d'un peuple, s'est accrue de dix années depuis la fin du siècle dernier?

Et qui ne sait encore qu'elle est actuellement de 43 ans 1/2 dans la vieille et libre Angleterre, tandis qu'en Russie, pays de servage et d'autocratie, cette moyenne atteint à peine le chiffre de 25 ans, qu'elle avait en France à la fin du dix-septième siècle?

La possibilité de vivre a ses conditions indispensables et nécessaires en effet, et l'aisance et le bien-être qu'enfante la liberté, sont la préface obligée de l'hygiène et de ses pratiques.

Voilà ce que proclament hautement et sans contradiction possible l'économie politique et l'histoire; et nul ne saurait contester désormais, je pense, que l'hygiène touche du moins indirectement à la liberté.

Ceci posé, il appartenait à la science d'aller au delà et de démontrer qu'en vertu d'une loi inhérente à notre nature, la liberté, en tant qu'elle implique le libre développement de nos facultés supérieures, ne procure pas seulement la vie suffisante, mais qu'elle agit directement sur l'organisme; qu'elle assure l'équilibre de notre être et l'harmonie de ses fonctions; qu'elle est enfin le moyen le plus efficace et le plus sûr de l'énergie de résistance vitale et de la santé physique.

Examinons, en effet, et procédons par ordre.

II

Parmi les propositions qu'on trouve énoncées dans la science des êtres organisés, plusieurs, que l'expérience de chaque jour vérifie et que l'habitude a rendues familières sont admises, sans difficulté.

Telle est celle notamment que chaque organe a son stimulant spécial et se développe par l'exercice.

L'œil a pour excitant naturel la lumière ; le poumon, l'air qui dilate ses cellules ; l'estomac, l'aliment ; les muscles, le mouvement et l'exercice ; et l'on sait que tout individu qui reste longtemps plongé dans l'obscurité supporte avec peine la clarté du jour et distingue mal les objets, tandis que l'enfant du désert, habitué dès son jeune âge à supporter le rayonnement et la réverbération des sables, à plonger son regard dans l'infini d'un horizon sans limites, distingue les objets à des distances surprenantes.

Quelle mère ignore ce que deviennent les membres d'un enfant que d'étroites bandelettes condamnent à l'immobilité, et ce qu'on obtient dans le jeune âge par le mouvement et l'exercice ?

Or, ce qui est vrai de l'œil, du poumon, des muscles et des membres de l'enfant, et des organes en général, est vrai aussi du cerveau, qui a pour excitant naturel la pensée ; et, de même que les muscles de tout autre organe, il s'accroît et se fortifie par un exercice approprié, ou reste à l'état d'aptitude et s'étiole dans le vide des sentiments et des idées.

L'enfant, avons-nous dit ailleurs, auquel a manqué dans des circonstances exceptionnelles la double et salutaire influence du sentiment maternel uni à l'action nécessaire pour faire éclore en lui la parole, reste muet, et ce muet d'un nouveau genre, dont le cerveau reste à l'état embryonnaire, laisse, comme l'autre, tomber sa tête, qui fléchit sur sa poitrine sans développement et sans souffle, et se dégrade peu à peu si l'éducation ne vient pas stimuler en lui la pensée qui sommeille, et développer par elle ses facultés physiques.

Le cerveau de l'homme qui ne pense pas ou pense peu, privé de son excitation normale, ne s'évolutionne pas, perd peu à peu son excitabilité et se fossilise en quelque sorte, tandis que, chez celui dont les facultés intellectuelles et morales se développent librement et intégralement, cet organe acquiert, sous l'influence d'une circulation et d'une nutrition plus active, plus de volume et de densité.

Tête de linotte ou d'oiseau ! dit-on vulgairement d'un esprit superficiel, léger et incapable de réflexion ; et le rapport que cette expression présuppose a plus de réalité qu'on ne pense.

Je ne prétends point ici, bien entendu, qu'un moindre volume du cerveau implique nécessairement une infériorité morale et intellectuelle. La substance cérébrale, ainsi que le constatent les anatomistes, peut être à divers degrés imprégnée de graisse, d'albumine ou d'eau, et sa masse ne mesure pas exactement dans ce cas celle de la substance nerveuse proprement dite, qui seule est active ; mais on peut affirmer du moins que jamais la véritable intelligence ne fut logée dans l'étroite cervelle d'un imbécile ou d'un crétin.

Je dirai plus, et je ne veux sur ce point d'autre témoignage que celui de la science contemporaine : il est légitime d'admettre que le cerveau est fait à l'image de la pensée, dont il est l'exacte représentation, et que sa constitution physique est d'autant plus parfaite que les hautes facultés de notre être sont plus largement développées et mieux assises ou équilibrées.

« Il est incontestable, dit à ce sujet un de nos meilleurs anatomistes, M. Pierre Gratiolet, que l'exercice accroît le volume du cerveau en même temps qu'il en améliore la forme. Le crâne des hommes distingués par l'esprit et les mœurs, celui des artistes habiles, de ceux qui pensent et imaginent beaucoup, est, en général, plus grand et surtout plus beau que le crâne des hommes qu'on ramasse dans la populace. Rien n'est plus rare qu'un beau crâne dans nos amphithéâtres d'anatomie, car ce n'est pas parmi les parias de la civilisation que se place la beauté, cette expression vivante de l'intelligence et de la vertu. Réciproquement, au grand développement de la vertèbre frontale correspondent une plus grande rectitude du profil de la face et en même temps une réduction relative des os qui la composent; et le peu de saillie de la face, exprimant un plus grand développement du crâne, est un signe de beauté, car la beauté n'est rien autre chose que la perfection rendue intelligible par la forme. »

Il est donc évident que le cerveau, comme tout organe, se développe sous l'influence de son excitant spécial, et que l'exercice réitéré de la pensée accroît son volume et améliore sa forme ainsi que celle du crâne. Et si la démonstration n'était pas suffisante, nous pourrions la compléter encore par ce fait, tout expérimental, que le volume de cet organe s'accroît dans certains cas jusqu'à la vieillesse, et qu'il subit, chez ceux qui ont abdiqué dès longtemps toute vie spirituelle et dont l'âme est restée constamment penchée sur les choses de la matière, un visible mouvement de retraite.

J'ai connu, pour mon compte, certains individus dont l'organisation cérébrale promettait beaucoup, et dont le crâne comme les idées sont aujourd'hui visiblement rétrécies.

III

La pensée, avons-nous dit, est aussi nécessaire à la nutrition générale qu'au développement normal du cerveau. J'ajouterai que cet organe n'est solidement constitué qu'à la condition d'un développement intégral et libre des facultés dont il est le siége.

Toute pensée crée en effet dans le cerveau et provoque, nous le savons maintenant, une circulation plus active, une action moléculaire plastique plus intense, qui s'expriment à la longue par une augmentation de volume. Réciproquement, les départements du cerveau que le vide des sentiments et des idées laisse habituellement sans stimulant perdent leur excitabilité, restent stationnaires et parfois s'étiolent et se flétrissent comme le muscle condamné à l'immobilité.

De là résultent un développement anormal, une inégale répartition de forces et une inégale action de ses diverses parties, qui troublent peu à peu l'harmonie nécessaire des fonctions de cet organe et modifient profondément le plan de son organisation.

Il n'appartient pas à l'homme, en effet, de s'isoler et de s'enfermer dans un cercle d'idées nettement circonscrit sans qu'il en souffre doublement, au physique et au moral.

Tout spécialisme exagéré et exclusif est l'indice certain d'un esprit faible et d'un cerveau mal équilibré. Tout ce qui tend à mutiler la volonté et la pensée, à lui imposer certaines babitudes toujours les mêmes, tend à dénaturer la nutrition du cerveau.

C'est là ce qui explique sans doute pourquoi certaines professions, le fonctionarisme exclusif notamment, qui emprisonnent l'esprit dans un cercle d'habitudes étroites et mesquines, qui dépouillent l'homme de sa volonté et le mécanisent en quelque sorte, sont vraiment redoutables à l'intelligence et à la vie du cerveau.

Les plus intelligents et les plus énergiques échappent sans doute à leur désastreuse influence, et d'ailleurs toute règle a ses exceptions : mais le plus grand nombre ne résiste pas au courant, et lorsque l'homme, abdiquant toute initiative et toute volonté, consent à n'être plus qu'un des simples rouages d'un immense mécanisme, il est impossible qu'il ne passe pas lui-même à l'état de machine et de cerveau mal équilibré.

Les effets ne sont pas visibles tout d'abord, mais ils se prononcent avec le temps et avec l'âge, et l'expérience acquise, aussi bien que la théorie, autorisent à penser que la plaie du fonctionarisme développée de père en fils devrait fatalement aboutir, si elle n'était heureusement combattue par l'esprit de résistance et d'opposition, au rachitisme intellectuel et moral.

Comparez d'ailleurs l'homme indépendant et libre, qui ne doit ce qu'il est qu'à lui-même, et qui vit d'initiative, à celui dont l'avancement ou l'existence ont toujours été subordonnés à l'agrément ou au bon plaisir d'un chef. Entendez-les l'un et l'autre parler, raisonner sur n'importe quel sujet général, voyez-les agir, mettez-les surtout en présence des difficultés de la vie, voire même de la maladie, et vous comprendrez ce que peut chez l'homme l'esprit d'indépendance ou de servitude ; vous comprendrez surtout ce que pèse sur l'âme d'un peuple ce mécanisme administratif qui règne et gouverne en France depuis soixante ans.

Les musiciens savent par expérience, et les physiciens démontrent que plusieurs cordes sonores en parfait accord diffèrent bien vite de tonalité si l'on frappe longtemps quelques-unes d'entre elles à l'exclusion des autres, et que la discordance de l'une suffira à amener celle des autres. Qui ne sait ce que produit, dans le concert le plus harmonieux, la discordance d'un seul instrument?

L'harmonie des sons est, à quelques égards, compaparable à celle des facultés et des fonctions cérébrales, et l'absence de vibration ou la discordance d'une seule des parties du cerveau est une note fausse qui suffit à troubler son équilibre.

On conçoit à ce point de vue que l'organisation physique de cet organe doit être d'autant plus parfaite que les facultés de l'être ont reçu leur développement intégral et sont mieux équilibrées.

Forte tête, dit-on de celui dont la pensée est vaste et la volonté énergique, et cette expression est vraie au physique et au moral.

Or, la pensée qui stimule et entretient la vie du cerveau a besoin d'air et d'espace, et ne saurait être systématiquement limitée. Elle vit essentiellement de spontanéité, d'initiative et de liberté, et quand cette liberté, quelle qu'en soit la cause, n'existe plus, l'esprit s'en ressent fatalement, et l'organe cérébral se trouve par cela même dégradé et amoindri.

La liberté de penser importe donc à la vie du cerveau et à son organisation.

IV

Deux faits essentiels paraissent désormais acquis. Nous avons démontré, d'une part, que la pensée vivifiait l'organe cérébral, et nous avons établi, de l'autre, que l'équilibre et la bonne constitution du cerveau correspondaient à un libre développement des facultés intellectuelles et morales qui n'est possible qu'avec la liberté. Une dernière proposition reste à prouver, celle des rapports et de l'harmonie nécessaires du cerveau et de l'organisme.

Nous le ferons en peu de mots.

Il n'est personne qui ne connaisse vaguement l'action prépondérante du cerveau dans l'économie. J'ajouterai uniquement qu'il est le moteur et le régulateur suprême de l'organisme. De lui partent et vers lui convergent les actions diverses dont cet organisme est le siége. Il est, en un mot, le représentant par excellence de la vie particulière et générale des organes, dont il conserve en quelque sorte le plan, et comme toutes choses s'harmonisent dans l'être humain, il en résulte que tout désordre, toute déviation des fonctions cérébrales, c'est-à-dire toute modification du plan générateur, implique une déviation parallèle des forces organiques et plastiques.

Cette relation a ses limites naturelles sans doute, et il serait absurde de supposer que le libre développement des facultés supérieures, correspondant à un libre développement du cerveau, met à l'abri du choléra, de la fluxion de poitrine, de la goutte ou du typhus ; mais l'expérience démontre clairement que l'énergie de résistance vitale, soit qu'on compare entre elles les nations et les races, soit qu'on compare entre eux des individus, est toujours en raison du degré de civilisation, c'est-à-dire de l'organisation intellectuelle et morale de chacun deux.

Elle démontre aussi que la langueur, l'inertie et la passivité de l'âme, qu'engendre le despotisme, constituent des prédispositions fâcheuses en présence des mille causes de maladies qui nous entourent et nous assiégent, et ces faits nous paraissent décisifs.

« J'ai toujours pensé, a dit à cet égard un physiologiste illustre, Sœmmering, que la culture des facultés intellectuelles augmentait la vitalité des organes, ainsi que leur résistance. » Et Maine de Biran après lui : « L'exercice habituel des hautes facultés amoindrit la part de la mort, et fait participer l'organisme à la jeunesse éternelle de l'âme. »

Nous sommes de l'avis de Sœmmering et de Maine de Biran.

V

Je n'insisterai pas davantage, et la preuve que j'avais à fournir me paraît faite désormais.

En effet, s'il est vrai que la liberté, qui fait la grandeur véritable des peuples, apporte avec elle l'aisance, la richesse et le bien-être, qui rendent l'hygiène possible ;

S'il est vrai en outre que l'énergie de résistance vitale qui touche directement à la santé soit dans un rapport constant avec le développement intellectuel et moral qui a pour condition la liberté ;

Il me paraît impossible de ne pas admettre, 1° que la santé et la liberté sont solidaires ; 2° que l'hygiène, prise dans son acception la plus haute, a pour condition nécessaire la liberté. .

Et cette conclusion nous suffit, comme elle suffira, nous n'en doutons pas, à nos lecteurs, pour les fortifier dans leur amour de la liberté.

FIN.

TABLE DES MATIÈRES

PARIS. — IMPRIMERIE DE DUBUISSON ET Ce, RUE COQ-HÉRON, 5.

En vente chez le même Éditeur :

ŒUVRES
DE
EUGÈNE PELLETAN

Profession de foi du XIXe siècle. 4e édition, 1 vol. in-8 3 fr. 50

Heures de Travail, 2 vol. in-8. 7 fr.

Les Droits de l'Homme, 1 vol in-8. 3 fr 50

Les Rois Philosophes, 1 vol. in-8. 3 fr. 50

La Naissance d'une Ville, 1 vol. in-8. 3 fr. 50

Histoire des Trois Journées de Février 1848, 1 vol. in-8. 1 fr. 50

Les Morts inconnus. — Le Pasteur du Désert. 2e édition, 1 vol. in-18 jésus. 1 fr. 50

Le Monde marche. 2e édit., 1 vol. in-18 jésus. 1 fr. 50

Décadence de la Monarchie française. 2e édit., 1 vol. in-16. 50 c.
— 3e édition, considérablement augmentée, 1 vol. in-8. 5 fr.

La Nouvelle Babylone, 1 vol in-18 jésus. 2 fr. 50

MÉMOIRES SUR CARNOT
PAR SON FILS

2 Volumes in-8, de 600 pages, publiés en quatre Parties.

CHAQUE VOLUME : 7 fr. — CHAQUE PARTIE : 3 fr. 50

HISTOIRE
DE LA
REVOLUTION DE 1848
Par GARNIER PAGÈS

L'**HISTOIRE DE LA RÉVOLUTION DE** 1848 se compose de QUATRE PARTIES, dont voici les titres :

LA RÉVOLUTION DE 1848 EN EUROPE . . .	3 vol.
CHUTE DE LA ROYAUTÉ	1 vol.
24 FÉVRIER 1848	1 vol
GOUVERNEMENT PROVISOIRE	3 vol.

Chaque volume, format in-8, imprimé avec luxe sur papier cavalier vélin glacé et satiné, se vend séparément : 6 fr.

Paris, imp. de Dubuisson et Ce, r Coq-Héron, 5 4219

www.ingramcontent.com/pod-product-compliance
Ingram Content Group UK Ltd.
Pitfield, Milton Keynes, MK11 3LW, UK
UKHW012005240726
13965UKWH00001B/176